Martha Rogers

Theoretische Grundlagen der Pflege

Eine Einführung

Lambertus

Das Originalwerk „An Introduction to the Theoretical Basis of Nursing" ist in englischer Sprache bei F. A. Davis Compagny, Philadelphia, erschienen. Der Beitrag „Science of Unitary Human Beings" ist dem 1986 im Verlag Appleton & Lange, Norwalk/Connecticut, verlegten Buch „M. Malinski (ed.): Explorations on M. Rogers' Science of Unitary Beings" (dort S. 5 ff.) entnommen, der Beitrag „Nursing: Science of Unitary, Irreducible, Human Beings: Update 1990" dem 1990 vom Verlag National League for Nursing, New York/NY, verlegten Buch „A. M. Barret (ed.): Visions of Rogers' Science-Based Nursing" (dort S. 3 ff.).
Die Übersetzung des Buches „An Introduction to the Theoretical Basis of Nursing" besorgte Rainer Michael Ammende, Berlin; die Beiträge „Science of Unitary Human Beings" (S. 172 ff.) und „Nursing: Science of Unitary, Irreducible, Human Beings: Update 1990" (S. 181 ff.) übersetzte Susanne Wied, Berlin.

Die Deutsche Bibliothek – CIP-Einheitsaufnahme

Rogers, Martha: Theoretische Grundlagen der Pflege : eine Einführung / Martha Rogers. [Die Übers. besorgte Rainer Michael Ammende]. – Freiburg im Breisgau : Lambertus, 1995
Einheitssacht.: An introduction to the theoretical basis of nursing <dt.>
ISBN 3-7841-0752-4

Alle Rechte vorbehalten
© 1995, Lambertus-Verlag, Freiburg im Breisgau
Umschlaggestaltung: Christa Berger, Solingen
Umschlagfoto: Uwe Stratmann, Wuppertal
Satz: ARGUS DTP, Schliengen-Liel
Druck: Druckerei Franz X. Stückle, Ettenheim
ISBN 3-7841-0752-4

Inhalt

7	VORWORT ZUR DEUTSCHEN AUSGABE
	Hilde Steppe
19	VORWORT
21	PROLOG
27	Teil 1
	DER HINTERGRUND DER HEUTIGEN PFLEGE
28	Einführung
30	1. Die Anfänge der Menschheit
35	2. Die Entwicklung der Kultur der Menschheit
42	3. Der Aufstieg der modernen Wissenschaft
48	4. Der Evolutionsgedanke
54	5. Der Weg ins zwanzigste Jahrhundert
61	Weiterführende Literatur zu Teil 1
65	Teil 2
	DAS PHÄNOMEN MENSCH: DAS ZENTRALE ANLIEGEN DER PFLEGE
66	Einführung
68	6. Der Mensch: ein einheitliches Ganzes
74	7. Der Mensch: ein offenes System
81	8. Die Unidirektionalität des Lebens
88	9. Muster und Organisation des Lebens
94	10. Der Mensch: ein fühlendes, denkendes Wesen
101	Weiterführende Literatur zu Teil 2

105	Teil 3
	DAS KONZEPTIONELLE SYSTEM DER PFLEGE
106	Einführung
108	11. Die Ziele der Pflegewissenschaft
115	12. Das konzeptionelle Modell der Pflege
122	13. Homöodynamik: die Prinzipien der Pflegewissenschaft
131	14. Verifikation der Konzepte
140	15. Formulierung überprüfbarer Hypothesen
151	16. Umsetzung in die Praxis
160	17. Skizzen zur Bedeutung des Modells
167	Weiterführende Literatur zu Teil 3
169	EPILOG
	NACHTRÄGE
172	Wissenschaft vom einheitlichen Menschen
181	Pflege – die Wissenschaft vom einheitlichen, nicht-reduzierbaren Menschen Aktualisierung 1990
	ANHANG
190	Lebenslauf von Martha E. Rogers
192	Anmerkungen zur Übersetzung, Glossar, neuere Literatur
197	STICHWORTVERZEICHNIS

Vorwort zur deutschen Ausgabe

Hilde Steppe

Es ist in den letzten Jahren unübersehbar geworden, daß sich das Berufsfeld „Pflege" nun auch in Deutschland – allerdings mit einer im Vergleich zu anderen Ländern fast hundertjährigen Verspätung – auf dem Weg befindet, sich die wissenschaftlichen Grundlegungen zu verschaffen, wie sie für andere Handlungsbereiche längst gegeben sind. Äußere Anzeichen dieses Prozesses sind die vielfältigen derzeit zu beobachtenden Professionalisierungsbestrebungen, von denen hier nur die Einrichtung von Hochschulstudiengängen, die Förderung von Pflegeforschungsvorhaben oder die Forderungen der Berufsgruppe selbst nach stärkerer fachlicher Autonomie genannt seien. Ob und in welchem Ausmaß die Pflege in Deutschland aufgrund ihrer spezifischen Entwicklung und Struktur überhaupt professionalisierungsfähig ist (siehe dazu: Axmacher 1991; Schaeffer 1994), wird unter vielen anderen Faktoren auch davon abhängen, ob es gelingt, einen eigenen wissenschaftlichen Gegenstandsbereich zu formulieren, nachzuweisen und zu begründen.
Eine solche Festlegung eines eigenständigen Gegenstandsbereichs „Pflege" erfolgt insbesondere über theoretische Beschreibungen und Erklärungen dessen, was Pflege ist oder sein sollte.
Die theoretische Auseinandersetzung mit einem bestimmten Phänomen oder seinen Erscheinungsformen im Sinne eines wissenschaftlichen Erkenntnisprozesses setzt üblicherweise ein wissenschaftliches Umfeld voraus, also die Einbindung in universitäre oder dementsprechende Strukturen. Da diese sich für den Pflegebereich in Deutschland bis auf einzelne Ausnahmen gerade erst zu formen und zu etablieren beginnen, ist ein Blick über die Grenzen Deutschlands hinaus erforderlich und geboten, wenn man prüfen will, ob der Ertrag der dort bereits seit langem laufenden einschlägigen Bemühungen von Nutzen sein kann. Der Blick auf internationale Trends, Entwicklungen und Erfahrungen haben im übrigen nicht nur einen hohen Informationswert für die in Deutschland noch sehr junge pflegewissenschaftliche Diskussion. Er ist auch geboten angesichts des zusammenwachsenden Europa und in Anbetracht der wohl unbestreitbaren Tatsache, daß gerade eine personenbezogene Dienstleistung wie die professionelle Pflege ihre jeweils spezifische Ausformung durch gegebene gesellschaftliche und kulturelle Traditionen und Normen erfährt.
Die längste Tradition im pflegetheoretischen Diskurs haben die USA, sowohl bezogen auf die Entwicklung ganz unterschiedlicher theoretischer Vor-

stellungen über den Gegenstandsbereich Pflege als auch im Prozeß der Klärung und Systematisierung von Begriffen, also der Gestaltung einer eigenen pflegewissenschaftlichen Terminologie (siehe dazu: Steppe 1993). Gerade am Beispiel der USA kann sehr gut die Parallelität verschiedener Ebenen wissenschaftlicher Erkenntnisprozesse beobachtet werden, nämlich die Klärung des Gegenstands (Was ist Pflege?), die Frage nach den diesem Gegenstand angemessenen Methoden (Wie kann Pflegeleistung beschrieben, begründet, untersucht und nachgewiesen werden?) und die Diskussion um die Vermittlung der gewonnenen Erkenntnisse (Wie und wo wird Pflege auf wissenschaftlicher Basis gelernt, gelehrt und ausgeübt?).

Ein Diskurs um den Gegenstand von Pflege und um die Methoden der Pflegewissenschaft kann auch im deutschsprachigen Raum seit einigen Jahren ausgemacht werden (siehe z. B. Käppeli 1988; Schröck 1989; Steppe 1989; Bartholomeyczik 1991; Krohwinkel 1993), im Hinblick auf terminologische Fragen ist festzustellen, daß bisher überwiegend die angloamerikanische Debatte rezipiert wird (z. B. Käppeli 1986 und 1987; Krohwinkel 1988), was den noch nicht ausreichend vorhandenen wissenschaftlichen Ressourcen und der sich eben erst entwickelnden „scientific community" der Pflege im deutschsprachigen Raum geschuldet ist.

Im Rahmen eines Vorworts können die Desiderate und die Diskussionsergebnisse der Bemühungen um eine Gegenstandsbeschreibung von Pflege nicht einmal annäherungsweise nachgezeichnet werden, sind doch in diesem Zusammenhang eine ganze Reihe philosophischer, erkenntnis- und wissenschaftstheoretischer Reflexionen vorzunehmen. Deshalb will ich mich im folgenden zunächst auf die bisher im deutschen Sprachraum am häufigsten verwendete Terminologie für diese theoretischen Bemühungen beschränken.

1. Terminologischer Diskurs

Grundsätzlich kann festgestellt werden, daß es nicht nur zahlreiche, sondern auch ganz unterschiedliche Vorschläge zur Definition und Abgrenzung von Begriffen wie „Theorie", „Modell" und „Konzept" gibt.

Ein Konsens besteht allenfalls in der ganz allgemeinen Aussage, daß *Theorien* einen Sinnzusammenhang bezüglich eines oder mehrerer pflegespezifischer Phänomene herzustellen haben, also den Gegenstand der Pflege auf theoretischer Ebene abbilden. Theoriebildung, das meint die Art und Weise, wie wissenschaftliche Erkenntnisse erlangt werden, kann auf zwei Arten erfolgen: induktiv und deduktiv. Induktive Theoriebildung schließt vom Besonderen auf das Allgemeine; Ausgangspunkt ist die beobachtbare, erfahrbare (empirische) Realität, die systematisch untersucht und geordnet wird. Aus diesen Ergebnissen werden dann (häufig, aber nicht zwingend) Vorschläge zur Verallgemeinerung entwickelt. Im Unterschied dazu ist der Ausgangspunkt deduktiver Theoriebildung eine abstrakte Erkenntnis, Behauptung oder Annahme, die auf den Einzelfall bezogen durch entsprechende Forschung bewiesen werden muß (oder auch aufgrund ihres Abstraktionsniveaus gar nicht bewiesen werden kann); es wird also vom Allgemeinen auf das Besondere geschlossen.

Was macht aber nun eine theoretische Vorstellung von Pflege zu einer *Pflegetheorie*? Nach Jacqueline Fawcett (1978) muß eine Pflegetheorie Aussagen zu den wichtigsten Schlüsselkonzepten der Pflege enthalten. Unter Schlüsselkonzepten oder Metaparadigmen (Krohwinkel 1988) werden abstrakte Begriffe oder Konzepte verstanden, über deren Bedeutung für den Gegenstandsbereich Pflege Einigkeit herrscht. Dies sind für die Pflege unwidersprochen seit 1971 (Steppe 1993, S. 181): Person, Umgebung, Gesundheit und Pflege. Das heißt also, daß eine Theorie der Pflege zumindestens implizit Aussagen über das zugrunde liegende Menschenbild, die Bedeutung der engeren und weiteren sozialen Bezüge, den Gesundheitsbegriff und die Aufgaben der Pflege enthalten muß. Eine Pflegetheorie ist demnach ein „relativ spezifisches und konkretes Gebilde von Konzepten und Aussagen, welches Phänomene, die für die Pflege von Bedeutung sind, erklären oder charakterisieren soll" (Fawcett 1989, S. 23).

Konzepte stellen in diesem Kontext der induktiven Theoriebildung die erste Abstraktionsstufe von konkreten und beobachtbaren Phänomenen dar (Käppeli 1987, S. 44). Diese Konzepte – beispielsweise Angst, Selbstpflegefähigkeit, Hilflosigkeit – müssen jeweils sehr genau beschrieben und definiert werden, damit ihre Bedeutung im Rahmen einer bestimmten Theorie erkennbar wird. Als kleinste Bausteine einer Theorie gewinnen sie ihre eigentliche Bedeutung also erst in einem größeren Zusammenhang, wenn nämlich mehrere Konzepte zueinander in Beziehung gesetzt werden (Krohwinkel 1988, S. 9). Die Aussagen über diese Beziehungszusammenhänge werden als Propositionen bezeichnet. Eine auf diesem Wege entwickelte Pflegetheorie läßt also immer noch den Bezug zum Konkreten, zur empirischen Welt (und damit die Möglichkeit ihrer Überprüfung durch Forschung) erkennen.

Auf einer höheren Abstraktionsebene sieht Fawcett hingegen die *konzeptuellen Modelle* angesiedelt, welche Behauptungen und Erkenntnisse in ein allgemeineres und globales Bezugssystem einordnen und die einer empirischen Überprüfung nicht mehr zugänglich sind (Bartholomeyczik 1991, S. 89). Der Begriff „konzeptuelle Modelle" wird synonym zu dem Begriff „grand theories" (umfassende Theorien) verwandt und meint immer den höchsten Grad an Komplexität und Abstraktion, den eine Darstellung des Gegenstandsbereichs Pflege aufweisen kann (Krohwinkel 1988, S. 9).

Der *Begriff* „*Modell*" wird in diesem Zusammenhang unterschiedlich gebraucht. Zum einen wird ein Modell als eine graphische oder symbolische Darstellung von bestimmten Phänomenen bezeichnet (Käppeli 1987, S. 44), also quasi als Hilfsmittel zum besseren Verständnis einer Theorie. Andererseits werden im Zusammenhang mit dem Begriff „konzeptuelle Modelle" Modelle im Unterschied zu Theorien (die konkrete Phänomene beschreiben) als abstrakter und weniger spezifisch bezeichnet (Powers/Knapp 1990, S. 89).

Dieser knappe Einblick in die angloamerikanische Debatte um die pflegewissenschaftliche Terminologie sollte vor allem aufzeigen, daß spätestens mit der Aufnahme der Pflege in die Gemeinschaft der Wissenschaften Abschied von der Vorstellung der einen, einzigen und richtigen Definition genommen werden muß. Vielfalt und Vielfältigkeit, Suche nach Klarheit und Erkennen von Irrtümern, mehr Fragen als Antworten und das Aushalten von Widersprüchen, kontinuierliche Veränderung und Weiterentwicklung prägen das Bild von Pflege als Wissenschaft, denn die Suche nach der Erkenntnis ist ein Weg, der zwar eine bestimmte Richtung und ein spezifisches Ziel verfolgt, aber diejenigen, die ihn beschreiten, nie endgültig ankommen läßt.

2. Vom praktischen Nutzen der Theoriearbeit der Pflegewissenschaft

Für die weitere Entwicklung im deutschsprachigen Raum muß zum jetzigen Zeitpunkt, da der Weg sich überhaupt erstmals breiter öffnet, nicht so sehr der terminologische Diskurs als vielmehr die inhaltliche Präzisierung und Klärung des Gegenstandsbereichs „Pflege" im Vordergrund stehen. Die Entwicklung einer spezifischen pflegewissenschaftlichen Terminologie ist natürlich auch in diesem Zusammenhang von großer Bedeutung, sie setzt jedoch gewisse Vorarbeiten theoretischer Art voraus, die erst einmal erreicht, erarbeitet und kommuniziert werden müssen. Der Blick auf die Entwicklung der Pflegewissenschaft (Theoriebildung, Forschungsmethoden, Terminologie) in den USA zeigt, daß sich dort eine produktive Vielfalt an Ansätzen herausbilden konnte. Auch in etlichen europäischen Ländern mit entsprechender Tradition zeichnen sich bereits ähnliche Entwicklungen ab, was auch für die spezielle deutschsprachige Situation im Pflegebereich hoffen läßt.

Was nützt nun einem so sehr am praktischen Handlungsvollzug ausgerichteten Berufsfeld wie der Pflege die Beschäftigung mit Theorien und abstrakten

Vorstellungen? Diese Frage läßt sich am besten mit den sich verändernden Ansprüchen an Pflege beantworten und so mit den in den letzten Jahren erhobenen Forderungen der Berufsgruppe nach Eigenständigkeit und Professionalisierung verknüpfen. Unbestreitbar ist pflegerische Leistung im Gesamten längst nicht mehr weisungsabhängiges und fachlich korrektes Ausführen von Einzeltätigkeiten, sondern ist ein komplexes Geflecht von Beziehungen und Handlungen, in dem individuell und bedarfsorientiert geplant, zielgerichtet vorgegangen und ergebnisorientiert evaluiert werden muß.

Um dieses auch tun zu können, ist es notwendig, pflegerisches Wissen und Können sinnvoll zu ordnen und die effektive pflegerische Leistung nachzuweisen. Dies ist nicht möglich ohne einen Fundus an systematisch erworbenen Kenntnissen über Pflege. Vereinfacht gesagt: Wenn es sinnvoll ist, zu wissen, warum was mit welchem Ziel in der Pflege getan werden soll, ist ein Fundus an entsprechend gesichertem Wissen notwendig – und aus so geschaffenem Wissen wird Wissenschaft.

Dieser Wissenschaft sind viele verschiedene Arten von Wissen zuzuordnen: Erkenntnisse über die Effektivität einzelner pflegerischer Interventionen, Wissen über die Organisation und Struktur pflegerischer Dienste, Erkenntnisse über die historische Entwicklung des Berufs, Wissen über die Vermittlung pflegerischer Inhalte und Aufgaben und ein theoretischer Rahmen, der Pflege in einen größeren Zusammenhang von Kultur und Gesellschaft einordnet. Diesen Sinnzusammenhang zu beschreiben und damit den eigenständigen Beitrag pflegerischer Dienstleistung transparent zu machen, ist das Ziel von (konzeptuellen) Modellen und Theorien der Pflege, von denen bislang in den USA weit über 20 verschiedene publiziert worden sind (siehe dazu: Marriner-Tomey 1992).

3. Der Ansatz von Martha E. Rogers

Die Reflexion und Auseinandersetzung mit diesen Modellen und Theorien ist eine Abenteuerreise durch die Landschaft der Pflege: abwechslungsreich, vielfältig, manchmal gefährlich und unübersichtlich, aber immer neue Perspektiven eröffnend. Der Ansatz von Martha Rogers repräsentiert in dieser Landschaft für mich so etwas wie einen Aussichtspunkt auf dem Gipfel eines hohen Berges, von dem aus weit über das Land geblickt werden kann – die Vielfalt der Welt fügt sich zu einem harmonischen Ganzen für die Betrachter, wobei konkrete Details zu einem Gesamtbild zusammenfließen und einzeln nicht mehr auszumachen sind.

Das grundlegende Werk von Rogers aus dem Jahre 1970 liegt nun endlich ungekürzt auch in deutscher Übersetzung vor und ist damit für alle an der

Pflegewissenschaft Interessierten verfügbar. Die in den Jahren danach von ihr selbst vorgenommene Fortschreibung ihres Ansatzes werden mit zwei Aufsätzen dokumentiert, mit denen sie unter Verwendung neuerer wissenschaftlicher Erkenntnisse und Theorien ihr konzeptuelles Modell fortwährend aktualisiert hat. Leider ist wegen des Todes von Rogers im März 1994 kein weiterer internationaler Austausch mit ihr persönlich mehr möglich.
Völlig unbestritten wird Rogers Ansatz der Pflege den umfassenden Theorien (grand theories) oder „konzeptuellen Modellen" auf höchster Abstraktionsstufe zugeordnet. Sie gilt als eine der wichtigsten Theoretikerinnen, deren Werk die wissenschaftliche Grundlegung der Pflege entscheidend geprägt hat. Ihr deduktiv gebildeter Ansatz hat sowohl begeisterte Zustimmung als auch ablehnende Distanzierung gefunden (Botschafter/Moers 1992, S. 117). Die Befürworter schätzen insbesondere den weit über den berufsfeldspezifischen Raum hinausgehenden Ansatz, der im Grunde eine „Theorie des menschlichen Lebens und seiner Dynamik" darstellt. Ihre Kritiker verweisen insbesondere auf das hohe Abstraktionsniveau und die fehlenden Handlungsanweisungen für die Praxis. Dabei scheint die Gruppe der Anhängerinnen Rogers, die „Rogerianer", die größere zu sein, jedenfalls dann, wenn die Anzahl der Publikationen als Kriterium für die Akzeptanz einer Theorie angesehen wird (siehe z. B. Sarter 1988; Barrett 1990). Rogers hat mit ihrem Modell viele Folgearbeiten angeregt, und etliche jüngere Pflegewissenschaftlerinnen beziehen sich in ihren Theorien und Modellen explizit auf ihre Arbeiten (z. B. Margaret E. Newman und Rosemarie Rizzo Parse; Botschafter/Moers 1992, S. 117).
Und in einem Punkt sind sich alle Befürworterinnen und Gegnerinnen einig: in der Wertschätzung des einzigartigen Menschen Martha Rogers, die als humorvoll, kreativ, radikal, visionär, unbequem und charismatisch im positiven, mitreißenden Sinne beschrieben wird (Marriner-Tomey 1992, S. 582).
Im Zentrum des Ansatzes von Rogers steht das Leben und das Verständnis vom Menschen als ein offenes, vier- (bzw. pan-)dimensionales Energiefeld, das ständig mit seiner Umgebung (Materie und) Energie austauscht, sich auf einer Raum-Zeit-Achse vorwärtsbewegt und sich durch jeweils spezifische Organisationsstrukturen und Muster auszeichnet. Das Schlüsselkonzept dabei ist Bewegung, Leben und Menschsein bedeutet Dynamik, Entwicklung, Veränderung im evolutionären Sinne, ist also vorwärtsgerichtet und unumkehrbar.
Rogers verwendet und kombiniert in ihrer Grundlegung der Pflege Erkenntnisse und Theorien aus ganz unterschiedlichen Wissenschaftsbereichen; sie integriert biologische, physische, soziale, psychologische und spirituelle Elemente unter Verwendung systemtheoretischer Ansätze in ihr Modell des

„Menschen als ganzheitlicher Einheit", dessen komplexe Ganzheit nicht aus den einzelnen Teilen abgeleitet werden kann, weil das Ganze mehr und anders ist als die Summe seiner Teile. In ihren Ausführungen lassen sich Elemente der Gestaltpsychologie, der elektrodynamischen und sozialpsychologischen Feldtheorie, der Systemtheorie und der Relativitätstheorie finden, die sie in ihrer Theorie des menschlichen Lebens zu einem eigenständigen und neuen Ganzen verknüpft.

Das wissenschaftliche Interesse von Rogers gilt der deduktiven Modellbildung auf hohem Abstraktionsniveau; sie wollte einen allgemeingültigen konzeptuellen Rahmen für die Pflege schaffen und nicht Handlungsanweisungen für die Praxis geben. Ihre Ausführungen sind eingebunden in eine Kulturgeschichte der Menschheit, aus der sie ein evolutionäres Verständnis des Lebensprozesses entwickelt und daraus die spezifischen Prinzipien der Pflege als Wissenschaft ableitet.

Pflege ist für sie ein Dienst am Menschen und – in ihrer professionellen Form – eine Wissenschaft und Kunst, wobei sie genau zwischen beiden Ebenen unterscheidet. Danach hat Pflege als Wissenschaft die Aufgabe, durch Forschung und Analyse einen Bestand an kohärentem und systematisiertem Wissen zu schaffen, während die Kunst der Pflege in der kreativen Umsetzung dieses Wissens in die Praxis besteht.

Aus den allgemeinen Erkenntnissen über den Lebensprozeß leitet Rogers fünf Annahmen ab, die ihr als Grundlage der Wissenschaft der Pflege dienen:

(a) Der Mensch ist ein einheitliches Ganzes, der eine eigene Integrität und Charakteristika besitzt, die mehr sind und sich von der Summe seiner Teile unterscheiden.

(b) Mensch und Umwelt tauschen kontinuierlich (Materie und) Energie miteinander aus.

(c) Der Lebensprozeß entwickelt sich unumkehrbar (und unidirektional) entlang des Raum-Zeit-Kontinuums.

(d) Muster, Organisation und Innovation kennzeichnen den Menschen und spiegeln seine innovative Ganzheit.

(e) Der Mensch ist dadurch gekennzeichnet, daß er die Fähigkeit zur Abstraktion und Metaphorik, Sprache und Denken, Sinneswahnehmung und Gefühl besitzt.

Die Gesetzmäßigkeiten des Lebensprozesses werden von Rogers in vier „Prinzipien der Homöodynamik" beschrieben (die später zu drei zusammengefaßt werden):

(a) Das Prinzip der Wechselwirkung („reciprocy"), welches die Untrennbarkeit von Mensch und Umwelt sowie ihre ständige Interaktion postuliert,
(b) das Prinzip der Gleichzeitigkeit („synchrony"), welches die Einmaligkeit

und Unwiederholbarkeit jedes Ereignisses und Zustands im Hier und Jetzt begründet,
(c) das Prinzip der Spiralität („helicy"), welches eine ständige Innovation und Zunahme an Komplexität im Lebensprozeß annimmt und
(d) das Prinzip der Resonanz („resonancy"), welches alle Veränderungen im Lebensprozeß sich in der Bewegung von rhythmischen Wellen vollziehen sieht.

Die Funktion der Pflege in diesem grundsätzlich offenen und nichtstatischen System ist, zur Erhaltung der individuellen Rhythmen und Muster beizutragen, um so den Lebensprozeß in für den einzelnen Menschen positiver Weise zu unterstützen. Die Pflegeperson ist also ein Teil der Umgebung des pflegebedürftigen Menschen, mit der er ständig interagiert und Energie austauscht. Da jeder Mensch für Rogers trotz der Gemeinsamkeiten des Menschseins einmalig und unvergleichlich ist, können auch die Begriffe „Gesundheit" und „Krankheit" nur relativ betrachtet werden. Sie sind aufgrund kultureller Normen und gesellschaftlicher Zuschreibungen entstanden, bedeuten aber subjektiv für jeden Menschen etwas anderes. Das heißt auch, daß alle allgemeinen Erkenntnisse z. B. über Entwicklungsstufen des menschlichen Lebens oder über das Ideal von Gesundheit als Abwesenheit von Krankheit immer auf die konkrete Situation hin betrachtet und bewertet werden müssen, wenn sie wirklich verstanden werden wollen. Dies ist keine grundsätzliche Absage an alle Verallgemeinerungen, sondern lediglich eine Relativierung angeblich richtiger und absoluter Erkenntnisse.

Das konzeptuelle Modell der Pflege von Rogers erscheint für viele auf den ersten Blick schwer verständlich und nur mühsam nachvollziehbar. Zum einen enthält es keine direkt und unmittelbar in die Pflegepraxis übertragbaren Handlungsanweisungen, zum anderen verlangt es zum vollen Verständnis seiner Aussagen zumindest gute Grundlagenkenntnisse in den Wissenschaften, auf denen es basiert. Beide Merkmale stellen für die Pflegenden im deutschsprachigen Raum besonders hohe Hürden dar, weil auch theoretische Arbeiten zur Pflege hierzulande immer noch fast ausschließlich aus der Praxis heraus betrachtet und bewertet werden und fundierte wissenschaftliche Kenntnisse aufgrund der pflegerischen Bildungsstrukturen nicht immer vorausgesetzt werden können.

Darüber hinaus unterscheidet sich die Betrachtungsweise des Menschen als vier- (bzw. pan-)dimensionales und offenes Energiefeld grundsätzlich von dem letztlich auf der Zellularpathologie basierenden krankheitsorientierten Gesundheitswesen der westlichen Industrieländer, wobei allerdings in den letzten Jahren gerade hier auch Brüche und Durchlässigkeiten zu sogenannten „alternativen" Heilmethoden zu verzeichnen sind.

Das könnte bedeuten, daß die deutsche Übersetzung, die jetzt erst, fast ein Vierteljahrhundert nach der Originalausgabe, vorliegt, nicht mehr, wie diese auch in den USA als „der Zeit um Jahre voraus" (Marriner-Tomey 1992, S. 595) betrachtet wird, sondern vielleicht gerade rechtzeitig erscheint.

Rogers hat ihr konzeptionelles Modell der Pflege aus ihrem persönlichen kulturellen und zeitgeschichtlichen Hintergrund heraus entwickelt. Die erste Landung eines Menschen auf dem Mond war gerade erfolgt und die Erschließung des Weltraums durch den Menschen schien in greifbare Nähe gerückt; die Zerstörung der Umwelt durch den Menschen wurde in ihren Folgen noch nicht so dramatisch eingeschätit wie heute. Trotz der mehrfachen Benennung von Risiken durchzieht ihr Modell eine positive Grundhaltung zum technischen Fortschritt. Auch die dem konzeptionellen Modell immanente Vorstellung von kontinuierlicher Steigerung und Zunahme des Tempos und der Komplexität menschlicher Entwicklung müßte eigentlich immer schon die Frage nach den Grenzen des Wachstums aufwerfen.

Auch die spezifische (vor allem systemtheoretisch geprägte) Terminologie des Rogersschen Modells ist ein Spiegelbild der Zeit und des Orts seiner Entstehung. Etliche Begriffe im Original muten heute sehr fremd an und widersetzen sich eigentlich einer adäquaten Übersetzung. Außerdem kann eine Übersetzung das Original nicht ersetzen, sondern sie muß versuchen, sich in Intentionen und Sprachgebrauch so einzufühlen, daß diese möglichst echt und unverfälscht wiedergegeben werden.

Die Übersetzer dieses Buches haben diese schwierige Aufgabe, wie ich meine, sehr gut gelöst; beide sind vom Fach und durch langjährige Auslandsaufenthalte auch in fremder Sprache zuhause, so daß Rogers theoretische Vorstellungen von Pflege ihre Faszination und Originalität auch in unserer Sprache bewahrt haben.

Für den sich nun auch im deutschsprachigen Raum entwickelnden wissenschaftstheoretischen Diskurs über den Gegenstand der Pflege ist dieses Grundlagenwerk eine enorme Bereicherung, denn es kann eine neue Dimension in der Debatte für viele Ebenen eröffnen:

(a) für die Ausbildung, indem festgefügte Normen hinterfragt werden können,

(b) für die Praxis, indem neue Handlungsfelder und bislang unübliche Pflegemaßnahmen erprobt werden können und

(c) für die wissenschaftliche Theoriebildung und Forschung, indem wichtige theoretische Ansätze nun vollständig übersetzt vorliegen und damit auch besser überprüfbar und verfügbar werden.

Für mich ganz persönlich gehören Martha Rogers Publikationen zu den interessantesten und originellsten theoretischen Denkansätzen im Zusammenhang mit Pflege. Das soll nicht heißen, daß alle ihre Behauptungen meine uneingeschränkte Zustimmung finden, aber mich fasziniert ihre Kreativität, ihr „Querdenken" und ihr Mut, vieles an angeblich so sicher und für immer und ewig einbetonierten Überzeugungen einfach auf den Kopf zu stellen und Pflege quasi ganz neu zu denken – als ein dynamischer und integrierter Teil des menschlichen Lebens, der sich bewegt, verändert, weiterentwickelt und sich relativieren kann und nicht starr und perfekt ist, der sich in Frage stellt und die Einmaligkeit und Integrität jedes Lebewesens akzeptiert, kurz gesagt: der Pflege im Kontext von menschlichen Lebensprozessen Lebendigkeit zutraut und dazu ermuntert, diese wahrzunehmen und umzusetzen.

Pflege als professionelle personenbezogene Dienstleistung wird in ihrer Einmaligkeit von Rogers sowohl gesehen als auch relativiert – und damit in ein Gesamtbild integriert, welches der Komplexität des Lebens, der Gleichzeitigkeit von Glück und Leid entspricht.

In diesem Sinne kann Martha Rogers den hiesigen Diskurs um das, was Pflege ist oder sein könnte, nur bereichern.

Literatur

Axmacher, D. (1991): Pflegewissenschaft – Heimatverlust der Krankenpflege? In: Rabe-Kleberg, U. u. a. (Hrsg.): Dienstleistungsberufe in Krankenpflege, Altenpflege und Kindererziehung: Pro Person. KT-Verlag, Bielefeld, S. 120 ff.

Bartholomeyczik, S. (1991): Zur Konzeption praxisbezogener Pflegeforschung. In: Pflege, 2, S. 86 ff.

Botschafter, P./Moers, M. (1992): Pflegemodelle in der Praxis. 11. Folge: Martha Rogers – Pflege als Wissenschaft vom einheitlichen Menschen. In: Die Schwester/Der Pfleger, 2, S. 110 ff.

Fawcett, J. (1978): The „What" of theory development. In: Theory development: What, Why, How? National League for Nursing, New York, S. 17 ff.

Fawcett, J. (1989): Analysis and evaluation of conceptual models of nursing. F. A. Davis, Philadelphia, 2. Auflage

Käppeli, S. (1986): Was ist ein Konzept? In: Krankenpflege/Soins infirmiers, 10, S. 74 ff.

dies. (1987): Konzepte, Theorien, Modelle – wo liegt der Unterschied? In: Krankenpflege/Soins infirmiers, 1, S. 43 ff.

dies. (1988): Pflege und Pflegetheorien. In: Krankenpflege, 1, S. 5 ff.

Krohwinkel, M. (1988): Konzeptuelle Modelle und Theorien der Pflege. In: Krankenpflege, 1, S. 9 ff.

dies. (1993): Zur Entwicklung einer praxisintegrierenden Pflegewissenschaft. In: Pflege, 3, S. 183 ff.

Mannhart Barrett, E. A. (1990): Visions of Rogers' Science-Based Nursing. National League for Nursing, New York

Marriner-Tomey, A. (1992): Pflegetheoretikerinnen und ihr Werk. Recom, Basel

Powers, B. A./Knapp, Th. R. (1990): A dictionary of nursing theory and research. Sage, Newbury Park u. a.

Sarter, B. (1988): The Stream of Becoming: A Study of Martha Rogers's Theory. National League for Nursing, New York

Schaeffer, D. (1994): Zur Professionalisierbarkeit von Public Health und Pflege. In: Schaeffer, D./Moers, M./Rosenbrock, R. (Hrsg.): Public Health und Pflege. edition sigma, Berlin, S. 103 ff.

Schröck, R. (1989): Forschung als Grundlage für das Lernen und Lehren in der Krankenpflege. In: Pflege, 1, S. 5 ff.

Steppe, Hilde (1989): Pflegetheorien und ihre Bedeutung für die Praxis. In: Die Schwester/Der Pfleger, 4, S. 255 ff.

dies. (1993): Entwicklung der Pflegewissenschaft – am Beispiel USA. In: Fachhochschule Frankfurt am Main (Hrsg.): Pflege auf dem Weg zur Hochschule. Fachhochschulverlag, Frankfurt a. M., S. 159 ff.

Vorwort

Zentrales Anliegen der Pflege ist der Mensch. Die Pflege als Wissenschaft hat sich zur Aufgabe gemacht, den Lebensprozeß im Menschen zu beschreiben sowie das Wesen und die Richtung dieses Prozesses zu erklären und vorauszusagen. Die hypothetischen Überlegungen und ganzheitlichen Prinzipien der Pflege sind aus dem abstrakten Denken innerhalb des konzeptionellen Systems der Pflege entwickelt und werden durch wissenschaftliche Forschung und logische Analyse verifiziert. Mit Hilfe eines konzeptionellen Modells des Menschen wird es möglich, den Lebensprozeß wahrzunehmen; es bildet die Grundlage für die kontinuierliche Entwicklung relevanter Forschung und ist für die Anwendung von Untersuchungsergebnissen bedeutsam.

Die Pflege ist eine humanistische Wissenschaft, die sich ganz der Aufgabe widmet, die Gesundheit zu erhalten und zu fördern, Krankheit zu verhindern und kranke und behinderte Menschen zu pflegen und zu rehabilitieren. Der Mensch, dem die Pflege dienen möchte, ist ein ganzheitliches Wesen, ein synergetisches System, dessen Erklärbarkeit sich nicht im Wissen über seine Einzelteile erschöpft. Tiefgreifende Veränderungen globalen Ausmaßes unterstreichen die Kreativität des Lebens; sie fordern die kühnsten Denker heraus, die zukünftige Entwicklung zu deuten. Die Ziele, Gesundheit und Wohlbefinden für die Menschen zu erlangen, nehmen – seit sich die erdgebundene Vergangenheit der Menschheit mit der weltraumorientierten Zukunft verbindet – ungeahnte Dimensionen an.

Die Arbeit an diesem Buch wurde zutiefst durch die Überzeugung motiviert, daß die praktische Pflege zum Nutzen der Menschheit unbedingt einer umfassenden Wissensgrundlage bedarf.

Der Inhalt dieses Buches besteht aus drei Teilen: *Teil 1* befaßt sich mit der Geschichte der Entwicklung des Menschen seit Anbeginn. Mit Hilfe dieses Rückblicks sollen die zeitgenössischen Gedanken und Theorien über den Menschen untersucht werden können. *Teil 2* enthält die wesentlichen Thesen, die dem konzeptionellen System der Pflege zugrunde liegen. In *Teil 3* wird das abstrakte konzeptionelle System der Pflege entwickelt. Ich formuliere richtungsweisende Prinzipien zur Veranschaulichung des Entstehungsprozesses des Lebens, lege verifizierende Belege für die Richtigkeit der Annahmen vor und benenne potentiell fruchtbare und wichtige Bereiche zur weiteren Erforschung; und schließlich wird sichtbar gemacht, wie bedeutsam es für die Gesellschaft ist, wenn der wissenschaftlich-theoretische Teil der Pflege in der Pflegepraxis Anwendung findet.

Die Rasanz der wissenschaftlichen und technologischen Fortschritte erzwingt ein neues Verständnis des Menschen und seiner Welt. Die herkömmlichen Gesundheits- und Wohlfahrtseinrichtungen sind nicht mehr länger zeitgemäß. Im Rahmen der großen Aufgabe, Gesundheits- und Wohlfahrtseinrichtungen zu planen und zu schaffen, die mit den sich verändernden Zeiten und den menschlichen Bedürfnissen in Einklang stehen, trägt die Pflege eine Verantwortung mit Signalwirkung. Das Potential der Pflege für eine sinnvolle, menschliche Dienstleistung und deren Umsetzung basiert auf dem Zusammenwirken von Theorie und Praxis.

Ich hoffe, daß die in diesem Buch vorgelegten Ideen zu einer Grundlage für ein umfassendes kritisches Denken und für eine weitere Entwicklung des wissenschaftlichen Systems der Pflege werden. Dessen Stichhaltigkeit muß im Bereich der praktischen Pflege unter die Lupe genommen und fortlaufend überprüft werden. Nur die Zukunft kann zeigen, in welchem Maß diese Ziele realisiert werden können.

Martha E. Rogers

Prolog

Die Geschichte der Pflege ist ein großartiges Epos vom Dienst an der Menschheit. Während ihrer gesamten Entwicklung von den Anfängen bis zum heutigen Tage war die Pflege im weitesten Sinne ein allgegenwärtiges und zentrales Anliegen des Homo sapiens. Zwar waren die pflegerischen Kenntnisse häufig unzureichend und einschlägige Maßnahmen oft unwirksam, doch die Anstrengungen, Menschen in ihrem Überlebenskampf zu unterstützen, haben überdauert. Viele Jahrhunderte lang regierten Geheimlehren und Aberglaube uneingeschränkt. Man schrieb die Erdbeben und Kometen, das massenhafte Auftreten von Fröschen oder Krankheiten, den Tod und die Unglücksfälle ursächlich dem Zorn Gottes zu. Die Aktivitäten des täglichen Lebens waren von Tabus umgeben. Handfeste Hilfsmittel zur Behandlung vielfältiger gesundheitlicher Störungen konkurrierten mit Beschwörungsformeln und Stammesriten. Die Betreuung der Kinder, der Kranken und der behinderten Menschen blieb in der Regel Aufgabe der Stammesfrauen. Mit ihren umfassenden, überlieferten Naturkenntnissen schufen sie eine stattliche Reihe seltsam anmutender Mixturen und brachten diese zur Anwendung. Zwar schränkten Aberglaube und die Unerbittlichkeit der Natur die Frauen in ihrem Tun ein, doch sie gingen mit den wundersamen Mysterien der Geburt, des Lebens und des Todes nach bestem Wissen um. Mit sanfter Geschicklichkeit versuchten sie, die Schmerzen und Leiden der Menschen zu lindern.

In dem Maß, in dem das Wissen des Menschen um die Natur zunahm, wurde auch die Pflege kompetenter und komplexer: Die Entstehung der antiken Hochkulturen eröffnete im Streben nach Gesundheit neue Dimensionen. Die ägyptischen Hygiene-Regeln waren Vorläufer der Mosaischen Gesetze, die wiederum die moderne Hygiene vorwegnahmen. Die Töchter von Asklepios, des Gottes der Heilkunst, und von Epigone gehörten zu den Göttinnen des antiken und klassischen Griechenlands. Im griechischen Mythos spiegeln sich das Aufgabengebiet und die Kunst des Pflegens in den Namen dieser Jungfrauen wieder: Hygieia, die Göttin der Gesundheit, Panacea, die Wiederherstellerin der Gesundheit, Ägle, die Lichtgeberin der Sonne, Meditrina, die Erhalterin der Gesundheit, und Iaso, die Heilerin von Krankheit. Tempel der Heilkunde, Häuser für die kranken Armen und viele andere Einrichtungen bildeten wichtige Grundlagen für das fortwährende Streben des Menschen nach Wohlbefinden.

Mit dem Erscheinen des Christentums wurde die Sorge um die Kranken zur christlichen Pflicht. Theodoret von Cyrus (um 393–466 n. Chr.), ein griechischer Theologe, erzählt, wie Placilla, die Frau des Kaisers Theodosius I (gestorben 395 n. Chr.), die Krankenhäuser (Xenodochien) der Kirchen in Konstantinopel besuchte „... und die Bettlägerigen mit ihren eigenen Händen versorgte, selbst mit Töpfen hantierte, ihre Suppe vorkostete, ihnen ihre Eßschälchen reichte, ihr Brot brach und ihnen kleine Stückchen reichte, ihre Tassen abwusch und all die anderen Dinge tat, die eigentlich als Arbeit von Sklaven oder Dienerinnen angesehen wurde"(Seymer 1939, S. 30). In der Urkirche waren es insbesondere die Diakoninnen, die den christlichen Gemeinden dienten und sich der Alten, Schwachen und Kranken annahmen. Dennoch spricht eine große Anzahl von Hinweisen dafür, daß an diesen pflegerischen Tätigkeiten weit mehr Menschen teilhatten.

Im frühen Mittelalter erfuhr die Gelehrsamkeit einen Niedergang. Nur zum Teil konnten die humanitären Organisationen, die durch die Kreuzzüge berühmt wurden, diesen Mangel an Wissenschaftlichkeit ausgleichen. Die militanten Bruderschaften – allesamt männliche Pflegekräfte – zeichneten sich vor allem durch ihre Tapferkeit, ihren Mut und ihre Ehre aus.

Eine sprunghafte Entwicklung der Philosophie und der Wissenschaften verzeichnen wir in der Zeit der Renaissance. Die gesellschaftlichen Sichtweisen und Auffassungen veränderten sich grundlegend. Die industrielle Revolution nahm ihren Anfang. Die Gesellschaft wurde sensibler für das bestehende menschliche Elend.

Um die Mitte des neunzehnten Jahrhunderts wurde Sairey Gamps (berühmt geworden durch Charles Dickens) zum Sinnbild für den schlimmen Zustand, in dem sich die Pflege damals befand. Zwar wurden Reformversuche unternommen, doch das starre Festhalten am Ordenskonzept war einer der Hauptgründe, der einen durchgreifenden Erfolg dieser Bemühungen verhinderte. Große Anerkennung gebührt Pastor Theodor Fliedner (1800–1864) und seiner Diakonissenanstalt zu Kaiserswerth für das Wiederaufleben der Pflege. Fliedners Anstalt leistete nicht nur einen großen Beitrag für die vielen Menschen, die deren Dienste direkt in Anspruch nahmen; Kaiserswerth spielte auch eine bedeutende Rolle in der Entwicklung des modernen Pflegeberufs. Florence Nightingale (1820–1910) überdachte und bekräftigte dort ihren Entschluß, einen wesentlichen Teil ihres Lebens der Pflege zu widmen.

Die Geburt der modernen Pflege war umwälzend. Nightingale focht in ihrem Kampf für die Menschenrechte gegen Unwissenheit, Vorurteile und Traditionen. Mit unfehlbarer Brillanz und tiefem menschlichen Mitgefühl schuf sie für die Pflege ein Fundament von weitreichender Bedeutung, dessen soziale Kraft in der weiteren Entwicklung dazu bestimmt war, ein integraler Bestandteil des Lebens von heute zu werden. Als Philosophin, Staatsfrau, Wissenschaftlerin, Gelehrte, Pflegedirektorin, Hygienikerin, Pflegekraft und fleißige Schriftstellerin war sie schon Zeit ihres Lebens eine Legende.

Über die Pflege schrieb sie: „Kein System kann überleben, das sich nicht weiterentwickelt." Ihre vehementen Attacken gegen die gefährlichen Unzulänglichkeiten laienhafter Güte und unqualifizierter Wohltätigkeit als Grundlage für praktische Krankenpflege brachten ihr harsche Anschuldigungen von vielen Pflegekräften, Ärzten und anderen ein. Trotz der offensichtlichen Überlegenheit der nach den Vorstellungen von Nightingale ausgebildeten Pflegekräfte wurden ihre gewissenhaften Anstrengungen zum Aufbau von Ausbildungsstätten für Pflegekräfte durch das kurzsichtige Verhalten der etablierten Kräfte beharrlich unterminiert und bekämpft.

Die Entwicklung der Pflege in Amerika vollzog sich vor dem Hintergrund der industriellen Revolution, dem „viktorianischen Zeitalter", in einer Zeit, in der Krankenhäuser wie Pilze aus dem Boden schossen, sich das humanitäre Gedankengut ausbreitete und eine aktive feministische Bewegung ihren Anfang nahm. Mit der Errichtung von Krankenpflegeschulen in den Vereinigten Staaten wurde aber ein wichtiger Grundsatz aufgegeben, auf dem die Nightingale-Schulen beruhten und der da lautete: Eine Schule für Pflegekräfte muß autonom und von anderen Aufgabenbereichen deutlich getrennt sein. Dieser Zufall der Geschichte, der die Krankenpflegeschulen in Amerika den Krankenhäusern unterstellte, wird erst jetzt korrigiert. Trotz der durch unzulängliches Management bedingten Einschränkungen gab es immer wieder Führungskräfte in der Pflege, deren Visionen und unentwegte Wachsamkeit die weitere Entwicklung konstruktiv voranbrachten. Gegen Ende des neunzehnten Jahrhunderts war die organisierte Pflege Wirklichkeit geworden. Wie lebendig und kreativ das Interesse am Wohlergehen des Menschen war, belegt die 1901 ins Leben gerufene „Instructive Nursing Association of Boston" und deren Schwangerenbetreuung, die das erste Angebot dieser Art in Amerika war.[1] Soziale Verantwortung zeigte der Gesetzgeber sehr bald auch dadurch, daß er zum Schutze der Bevölkerung für die Zulassung von praktizierenden Pflegekräften gesetzliche Regelungen erließ.[2]

---

[1] Rogers bezieht sich hier auf den Gesundheitsfür- und -vorsorgeunterricht durch Pflegekräfte im Rahmen der Gemeindepflege („public health nursing") in Boston durch einen eigens dafür gegründeten Verein. Solche private, gemeinnützige Vereine wurden um diese Zeit überall in den USA gegründet und verbesserten das unzureichende öffentliche Gesundheitswesen (M. A.).

[2] 1897 gründeten Pflegekräfte in den USA und Kanada die „Association Alumnae of Trained Nurses" (heute: American Nurses Association). Ziel dieser Organisation war es, eine einheitliche Ausbildung in der Pflege zu erreichen. Zwischen 1898 und 1902 formulierten die organisierten Mitglieder die für notwendig gehaltenen gesetzlichen Regelungen. Mit öffentlicher Unterstützung gelang es diesen Pflegekräften,

In den vergangenen 50 Jahren fanden zwei Weltkriege statt. Unvereinbare Ideologien bedrohen bis heute den unsicheren Frieden. Die Gegenwart ist geprägt durch ein ständig anwachsendes wissenschaftliches Wissen, durch atemberaubende technologische Fortschritte, durch eine wachsende Interdependenz der Nationen und durch sich verändernde Auffassungen über die Verantwortung für den Mitmenschen. Mit dem Erscheinen des Menschen im Weltraum haben sich die zukünftigen Dimensionen seiner Welt ins Unvorstellbare ausgedehnt. Rasch zunehmende Befunde zwingen zu neuen Erklärungen des Lebens und dessen Beziehung zum Universum. Die bisherigen Rollen und Verantwortungsbereiche der Mitarbeiter im Gesundheitswesen sind für die Zukunft bedeutungslos. Die Pflege befindet sich in einer Phase rapider Umwälzungen.

Heute ist das Interesse der Pflege am Menschen größer als jemals zuvor, denn Wissen zieht verbesserte Fähigkeiten für sinnvolles Handeln nach sich. Das Potential der Pflege, zur Gesundheit des Menschen und dessen Wohlbefinden einen Beitrag zu leisten, hat neue Dimensionen angenommen. Die professionelle Ausbildung von Frauen und Männern an den Colleges und Universitäten des Landes ist ein Ereignis von großer Reichweite, da sie mit ihrem umfassenden wissenschaftlichen Können die Grundlage einer der heutigen Welt angemessenen, sicheren Pflege schaffen. Erfahrung kann nicht mehr länger mit Bildung gleichgesetzt werden. Die Ausbildungen zur „technical nurse" und zur nicht universitär ausgebildeten Pflegekraft[3] sind

---

1903 die erste Gesetzgebung für die Pflege zu erlangen. Das Registrierungsgesetz schützte die Berufsbezeichnung „registered nurse", beinhaltete Prüfungsrichtlinien und regelte den Registrierungsmodus für praktizierende Pflegekräfte. Die ersten Staaten, die dieses Gesetz verabschiedeten, waren North Carolina, New Jersey, New York und Virginia (1903). 1917 hatten alle die der Föderation USA damals angehörigen 45 Staaten das Gesetz verabschiedet (M. A.).

[3] Martha Rogers war eine der engagiertesten politisch denkenden und handelnden Pflegekräfte dieses Jahrhunderts. Sie verfocht den Standpunkt, daß die Pflege eine Grundlagenwissenschaft ist. Diese Grundlagen definierte sie und bestand in diesem Zusammenhang darauf, daß alle Pflegekräfte an Universitäten ausgebildet werden müssen. Sie bekämpfte die Vorstellungen der meisten Pflegeverbände in den USA, die für die technischen Pflegekräfte (technical nurses) eine andere Ausbildung vorsahen als für die professionellen Pflegekräfte (professional nurses) und entsprechende Ausbildungsrichtlinien initiierten. Die „technical nurses" sind Pflegekräfte mit zweijähriger Ausbildung, die den „registered nurses" unterstehen. „Professional nurses" sind Pflegekräfte im Besitz eines „baccalaureate degree" (Abschluß eines vierjährigen Ausbildungsstudienganges) und daran anschließende akademische Abschlüsse. Martha Rogers setzte sich mit aller Kraft dafür ein, das „baccalaureate degree" auf fünf Jahre auszulegen, eine gesonderte Registratur von universitär ausgebildeten

fragile Produkte, die ohne eine qualifizierte Anleitung in der Praxis Gefahren in sich bergen können. Den intellektuellen Fähigkeiten kommt bei der Umsetzung der grundlegenden wissenschaftlichen Erkenntnisse der Pflege eine entscheidende Bedeutung für die professionelle Pflegepraxis zu.

Zu einem Theoriegebäude verbundene wissenschaftliche Erkenntnisse, die Pflegewissenschaften, nehmen gerade erst erkennbare Formen an. Grundlagenkenntnisse, die menschliches Verhalten beschreiben, erklären und voraussagen, schälen sich erst langsam heraus. Jetzt, wo sie von einem Grundbestand an eigenen wissenschaftlichen Erkenntnissen getragen wird, entwickelt die Kunst des Pflegens neue Dimensionen fachlichen Könnens. Das Pflegepersonal von morgen wird sich vom heutigen in dem Maße unterscheiden wie das heutige von dem vergangener Zeiten.

Der Auszubildende, der heute die Pflege als Beruf ergreift, kann zwischen zwei Laufbahnen wählen: zwischen der „professional nurse" oder der „technical nurse".[4] Dieses Buch wurde für die Auszubildenden geschrieben, die sich für eine professionelle Karriere in der Pflege entschieden haben. Es soll die Lernenden in die theoretischen Grundlagen einer professionellen, praxisorientierten Pflege einführen und ihnen einen Teil der wissenschaftlichen Erkenntnisse, die zum Dienst am Menschen genutzt werden können, vermitteln.

Dieses Buch handelt von Menschen, – davon, wie sie geboren werden, wie sie leben und wie sie sterben, in Gesundheit und Krankheit, in Freude und Leid. Es handelt vom Wandel der Zeiten und von neuem Wissen. Die Vergangenheit und die Zukunft berühren einander, wenn Lernende darin unterstützt werden, die grundlegenden Zusammenhänge der Evolution des Menschen und seines Weges zur Selbstverwirklichung zu verstehen. Das biologische, naturwissenschaftliche, sozialwissenschaftliche, psychologische und spirituelle Erbe des Menschen wird zu einem unteilbaren Ganzen in dem Maße, wie wissenschaftliche Fakten und menschliche Wärme miteinander verschmelzen – mit dem Ziel, für die Menschheit eine bessere Gesundheit zu erreichen.

Die revolutionären Entwicklungen, die damals die moderne Pflege hervorbrachten, legten auch die Grundlagen für die nicht weniger tiefgreifenden Veränderungen in unseren Tagen. Denjenigen, die auf der Suche nach weiterem pflegerischen Wissen für den Dienst am Menschen sind, tut sich ein riesiges Gebiet unerforschter Möglichkeiten auf. Die Lernenden von heute

---

Pflegekräften einzurichten und Übergangsregelungen für Nachqualifikationsmöglichkeiten zu schaffen (Barrett/Malinski 1994, S. 117–193) (M. A.).

[4] Siehe Anmerkung 3.

stehen an der Schwelle zu einer neuen Entwicklungsepoche der Pflege, die sich seit uralten Zeiten für die menschliche Gesundheit und Wohlfahrt einsetzt.

Literatur

Barret, E. A. M./Malinowski, V. M. (Hrsg.): Martha E. Rogers: Her Life and Her Work. F. A. Davis, Philadelphia 1994
Seymer, L. R.: A General History of Nursing. The Macmillan Co., New York 1939 (deutsch: Geschichte der Krankenpflege).

Teil 1
Der Hintergrund der heutigen Pflege

„Gibt es so etwas wie eine unparteiische Geschichte? Und was ist Geschichte? Sie ist die geschriebene Darstellung vergangener Ereignisse. Aber was ist ein Ereignis? ... Ein Ereignis ist eine bemerkenswerte Tatsache. Wie soll aber der Historiker entscheiden, ob eine Tatsache bemerkenswert ist oder nicht? Er entscheidet dies eigenmächtig, gemäß seinem Charakter und seinen Neigungen, nach Lust und Laune ... in einem Wort: als Künstler ..."
(Anatole France)

Einführung

Wie hat das Universum angefangen? Hatte es überhaupt einen Anfang? Ist seine Ausdehnung endlich oder unendlich? Wie entstand dieser Planet, den wir unser Zuhause nennen? In welcher dunklen Vorzeit begann das Leben? Aus welcher verborgenen Zeit ging das Menschengeschlecht hervor, um auf eine Zukunft hinzudeuten, die eines Tages über die Sterne hinausgreifen wird?

Der Mensch ist schon mehr als eine Million Jahre zu Gast auf diesem Planet. Paläontologische Funde, die in Kenia von dem kenianisch-britischen Paläontologen Dr. Louis Seymour Bazett Leakey (1903–1972) ausgegraben wurden, belegen seiner Ansicht nach, daß die entwicklungsgeschichtlichen Anfänge des Menschen schätzungsweise 19 Millionen Jahre zurückliegen. Ewigkeiten trennen somit die Anfänge der Menschheit von den Mythen und Legenden des vorgeschichtlichen Zeitalters, der Zeit vor Beginn schriftlicher Überlieferungen. Mit der Entwicklung der Geschichtsschreibung gesellte sich zu den bestehenden Fähigkeiten des Menschen eine weitere, nämlich die Kluft zwischen Vergangenheit und Gegenwart zu überbrücken. Die Herausbildung des menschlichen Geistes, seine unstillbare Neugierde und seine Fähigkeit, über sich selbst hinauszuwachsen, kennzeichnen seine Entwicklungsgeschichte.

Der Mensch steht heute vor einer verlockenden Zukunft. Moderne Theorien erfassen neue Größenordnungen. Die Fortschritte in Wissenschaft und Technologie haben neue Wege eröffnet, mit denen viele ethische Fragen im Hinblick auf das zukünftige Schicksal der Menschheit verbunden sind. Die Geschichte der Menschheit und ihrer wachsenden Wissensbestände und Einsichten zu kennen, ist eine notwendige Voraussetzung, um fruchtbare Erkenntnisse dafür zu gewinnen, wie wir den Menschen heute sehen.

Das Bemühen des Menschen um Gesundheit und Wohlbefinden ist uralt und untrennbar mit den Strukturen seiner Entwicklung verwoben. Ob und inwieweit dieses Bemühen eingelöst wird, ist eng mit denen verknüpft, die für die Verbesserung des menschlichen Wohlergehens eine besondere Verpflichtung übernommen haben. Heute sind es Fachleute aus verschiedenen Bereichen, die – jeder gemäß seines Wissens und seiner Zielsetzungen – den Gesundheitsbedürfnissen der Menschen zu dienen bemüht sind.

Die Pflege beschäftigt sich mit dem Menschen in seiner Gesamtheit und Ganzheit. Das Theoriegebäude der Pflegewissenschaft versucht, den Menschen zu beschreiben, ihn zu erklären und Voraussagen über ihn zu machen. Diese Pflegewissenschaft entwickelt sich nicht aus dem Nichts. Sie stellt vielmehr eine wissenschaftliche Erweiterung des Jahrhunderte alten Interesses des Menschen am Leben und seinen vielen Erscheinungsformen dar. Die Vergangenheit der Menschen zu kennen, ist eine notwendige Grundlage für das heutige Verständnis seiner selbst und dient der Entwicklung von Theorien und Prinzipien zur Anleitung der praktischen Pflege.

Mit Teil 1 dieses Buches ist beabsichtigt, die Spuren der menschlichen Entwicklung von der vorgeschichtlichen Zeit bis in die Gegenwart hinein zu verfolgen. Es soll damit ein Hintergrund für den konzeptionellen Rahmen der Pflege geschaffen werden.

1. Die Anfänge der Menschheit

Vor 35.000 Jahren schufen Menschen im Gebiet der heutigen Tschechoslowakei Objekte mit astronomischen Angaben, die man als Kalender identifiziert hat. Diese zeigen die Mondzyklen auf eine präzisere Art, als man dies in wesentlich jüngeren Kalendern vorgefunden hat (New York Times 1964). Ausgrabungen in Les Eyzies in Frankreich haben Behausungen von Familiengröße mit Feuerstellen ans Tageslicht gebracht, die etwa 30.000 Jahre alt sind; das 20.000 Jahre alte Skelett einer Frau war so beschaffen, daß – laut Hallam L. Movius, Jr., Professor für Anthropologie in Harvard und Leiter dieser Ausgrabungen – „man sie in New York höchstwahrscheinlich für eine ‚Debütantin' hätte halten können" (Nursing Science 1964, S. 427). Aus der Felsschlucht Olduvai in Afrika stammt der Nachweis, daß der Mensch schon vor über einer Million Jahren auf diesem Planeten in Erscheinung getreten ist. Einige Zeit später konnten mittels radioaktiver Isotope (mit Hilfe der Carbon-14-Datierungsmethode) die Anfänge der Eiszeit, des Zeitraums, in dem der Mensch in Erscheinung trat, auf drei Millionen Jahre vor unserer Zeit datiert werden. Die ältesten, verläßlich datierten Funde menschenähnlicher Überreste sind laut Beschreibung wohl 1,8 Millionen Jahre alt – ein Zeitraum, der das jüngste Drittel der Eiszeit umfaßt (Scientific American 1965, S. 50–51).

Vor etwas über einem Jahrhundert war der Kalender des irischen Erzbischofs James Uscher (1580–1656; herausgegeben 1655), der die Schöpfung auf das Jahr 4.004 vor Christus festlegte, noch in Gebrauch. Gleichzeitig stellte der britische Zoologe Thomas Huxley (1825–1895) 1863 die Frage: „Wo müssen wir dann den Urmenschen suchen?". Und er kommentierte: „Die Zeit wird es zeigen. Sollte die Lehrmeinung von der fortschreitenden Entwicklung korrekt sein, müssen wir aber die großzügigsten Schätzungen, die bis jetzt über das Alter der Menschheit gemacht wurden, um große Zeitabschnitte verlängern" (Huxley 1959, S. 184).

Die Entdeckung der Carbon-14-Datierungsmethode durch den amerikanischen Physiker und Chemiker Willard Frank Libby (1908–1980) im Jahre 1946 und ihre Anwendung auf langlebigere Isotopen haben Wissenschaftler in die Lage versetzt, mit einer bisher unerreichten Genauigkeit die Zeitabfolge von Geschehnissen zu bestimmen, die weit in die Vergangenheit der Menschheit zurückreichen.

Archäologen, Paläontologen, Anthropologen und viele andere versuchen unermüdlich, das verborgene Erbe des Menschen ans Licht zu bringen. Die Gegenwart ist immer nur eine Verlängerung des Gestern, und das Morgen ist die Verheißung des Heute. Über zahllose Jahrhunderte hinweg waren die

Geheimnisse des Lebens und des Universums Anlaß für verwundertes Staunen des Menschen. Tausende und aber Tausende versuchten unermüdlich, die Fäden der menschlichen Existenz zu entwirren. Zu allen Zeiten haben Menschen nach Wissen und Verständnis gesucht und so neue Türen und weiterführende Perspektiven mit bisher nie dagewesenen Möglichkeiten eröffnet.

Enorme Zeitspannen trennen uns heutige Menschen von der vorgeschichtlichen Phase. In einer „dunklen Vergangenheit" beginnend nimmt die Geschichte des Erscheinens des Menschen auf diesem Planeten langsam Konturen an:

Über die erste Phase der Entwicklung des Menschen in der älteren Altsteinzeit (etwa 1.000.000 v. Chr. bis 50.000 v. Chr.) ist wenig bekannt. Das Klima war insgesamt sehr rauh; Eis und Schnee waren die typischen Kennzeichen für den größten Teil dieses Zeitalters. Im Laufe der Zeit knüpften sich die wirtschaftlichen Lebensgrundlagen immer enger an die großen Rentierherden der sumpfigen und karg bewachsenen, unfruchtbaren Tundra. Es gab Perioden, in denen diese Menschen, deren Existenz ein einziger Kampf war, in eisfreien Zeiten mit einem Überfluß an Pflanzen und Tieren lebten. Diese Menschen der Frühzeit wußten, wie man Gegenstände als Werkzeuge benutzte, und nach kurzer Zeit hatten sie auch gelernt, solche herzustellen. Die sozialen Formationen setzten sich zu Anfang wahrscheinlich aus nicht mehr als zwei bis drei Familien zusammen; in dem Maße, wie sie die Vorteile gegenseitiger Unterstützung erkannten, bildeten sich dann größere Gruppen und Verbände heraus. Der sogenannte „Peking-Mensch" (um 400.000 v. Chr.) benutzte bereits das Feuer, und man vermutet, daß eine seiner Delikatessen auf dem Speiseplan gebratenes Menschenhirn war.

Hinweise auf Beerdigungsriten belegen, daß die Menschen um ihre Zukunft besorgt waren. In Schweizer Höhlen wurden aus Bärenschädeln gefertigte Schreine gefunden. Mit dem Bewußtwerden der eigenen Sterblichkeit, gepaart mit der Erfahrung erschreckender Naturgewalten, brachten die Menschen religiöse Vorstellungen und Riten hervor. Der Kampf ums eigene Überleben muß einen wesentlichen Teil des Lebens des frühzeitlichen Menschen bestimmt haben.

Im Laufe der Jahrhunderte lernte der Mensch, die natürlichen Ressourcen besser zu nutzen. Höhlen boten ihm Schutz vor den Naturgewalten; er entwickelte die Fähigkeit, Leder zu gerben und Bergbau zu betreiben sowie verbesserte Werkzeuge, wie etwa Handäxte und Speere, herzustellen.

Auf die ältere Altsteinzeit folgte die jüngere Altsteinzeit (ungefähr 50.000 v. Chr. bis 12.000 v. Chr.). Der Homo sapiens läßt sich in dieser Phase eindeutig als solcher identifizieren. Die Formen des Zusammenlebens wurden komplexer. Menschen schlossen sich zu Clans und Stämmen zusammen,

nicht nur um des Überlebens willen, sondern auch um ihre sich entwickelnden Kulturen zu bewahren.
Die Menschen dieser Zeit lebten in Höhlen, Zelten, unterirdischen Behausungen und Hütten aus Ästen und Reisig. Mit dem Rückzug der Eisdecke nach der letzten Eiszeit wurde die Nahrung reichhaltiger; die Menschen erlernten den Fischfang. Möglicherweise verfügten einige schon über Pfeil und Bogen zum Jagen. Viele Nadeln wurden gefunden, – stumme Zeugen dafür, daß der Steinzeitmensch Kleidung trug, ohne daß man über das damalige Herstellungsverfahren Näheres weiß. Kunstgegenstände von hohem Niveau, die keinen Vergleich zu scheuen brauchen, wurden in der jüngeren Altsteinzeit in großer Zahl hergestellt. Malereien, Skulpturen und Gravurarbeiten, die von Magie, Jagd und Fruchtbarkeit erzählen, bildeten die hauptsächlichen Themen. Auf die kunstvoll geformten Griffe von Gebrauchsgegenständen mögen viele der Stammesfrauen stolz gewesen sein. Die Menschen entwickelten und befolgten Hochzeits- und Bestattungsriten. Sie verehrten Naturgottheiten und Stammesväter; letztere waren Menschen mit großer Wahrnehmungsgabe und hochentwickelten künstlerischen und ästhetischen Fähigkeiten.
Der Altsteinzeit folgt die Mittelsteinzeit (ca. 12.000 v. Chr. bis 7.000 v. Chr.): Mit Sicherheit kannten die Menschen damals Pfeil und Bogen; die Männer fischten mit Haken und Schnur. Das Kanu kam in Gebrauch. Die Flußläufe waren eine Nahrungsquelle und boten zudem Möglichkeiten zum Transport. Tiere wurden domestiziert, vor allem Hunde. Mit den verbesserten Werkzeugen konnte man leichter Bäume fällen. Einfaches Steingut, Körbe und mit geheimnisvollen Zeichen bemalte Steine zeugen von der geistigen Entwicklung jener Menschen. Gedächtnis und intellektuelle Abstraktion, Sinn für Werte und spirituelle Phänomene bildeten die Voraussetzung für die nächste Entwicklungsstufe des Menschen.
Die Jungsteinzeit (7.000 v. Chr. bis 3.000 v. Chr.) brachte so weitgehende Veränderungen im Leben des Menschen mit sich, daß dieser Übergang oft auch als „neolithische Revolution" bezeichnet wird: Die Menschen begannen, ihre Nahrungsmittel anzubauen, anstatt sie nur zu sammeln. Sie siedelten nun in Dörfern und betrieben Landwirtschaft; Rinder, Ziegen, Schafe, Schweine und Hunde wurden Teil des dörflichen Lebens. Sie lernten die Töpferscheibe (wahrscheinlich vor dem Wagenrad erfunden) zur Herstellung von Schüsseln, Krügen und anderen Gegenständen zu nutzen und beherrschten das Spinnen und Weben; aus Flachs wurde Leintuch hergestellt. Die astronomischen Berechnungen und Voraussagen wurden verfeinert und waren erstaunlich präzise. Technische Meisterleistungen manifestierten sich in riesigen Monumenten mit Säulen, gewölbten Gängen und Kammern, die aus unbearbeitetem Stein zusammengefügt wurden. Die Menschen wurden

zunehmend seßhafter. Mächtige Götter, aus der Natur – so glaubten sie – erschaffen und in einer Art „Familie" lebend, beteten sie an und brachten ihnen Opfer dar. Das Leben war von vielfältigen Tabus und einem verwirrend komplizierten Aberglauben geprägt. Ihre Priester und Stammesältesten waren mit Macht ausgestattet; sie verkörperten in den Augen der damaligen Menschen die Weisheit.

Die landwirtschaftliche Produktionsweise ermöglichte „(arbeits-)freie Zeiten". Wissenschaft, Kunst und Religion brachten gemeinsam neue Erfindungen und noch glänzendere Kunstwerke hervor und führten dazu, daß sich die Menschen zunehmend ihrer Mitmenschen gewahr wurden. Die Mütter waren nicht mehr länger gezwungen, ihre Neugeborenen zu töten, weil sie auf den nomadischen Wanderzügen keine weiteren Kinder versorgen konnten. Die Bevölkerung nahm zu. Fast gleichzeitig tauchten auf dem gesamten Planeten solche einfachen neolithischen Kulturen auf. Holzhäuser, deren Dächer mit Stroh bedeckt, deren Wände mit Lehm verputzt und deren Böden mit Holzdielen belegt waren, machten das Leben komfortabler. Die Menschen trugen eine einfache Kleidung, wahrscheinlich lose Tuchgewänder; möglicherweise wurden Umhängetücher über die Schulter getragen. Ihre Haut bemalten sie, ähnlich wie die Frau von heute. Die Rollen von Frau und Mann wurden klarer voneinander abgegrenzt. Ohne Zweifel verfügten die Frauen jener Zeit bereits über ein umfangreiches Wissen zur Herstellung von Arzneimitteln und zur Behandlung von Kranken und Verletzten. Auch wenn sie an launenhafte Geister glaubten und sie sich durch die Naturgewalten bedroht sahen – Tatbestände, die im Leben jener einfachen Menschen viele strenge Tabus hervorbrachten –, so verfügten sie doch schon über empirisches Wissen über die reichhaltigen Ressoucen der Natur, das ihnen half, eine Vielzahl von Krankheiten zu behandeln.

Die Menschen gaben sich Namen, die einen wesentlichen Teil ihres Selbst ausmachten; Neugeborene erhielten in der Regel Namen mächtiger und abscheulicher Tiere, um Dämonen fernzuhalten, die ihnen vielleicht schaden könnten. Um sich vor gefährlichen und bösen Geistern zu schützen, wurden die eigenen Namen auch oft als großes Geheimnis gewahrt.

Der Mensch begriff sich als Mittelpunkt des Universums und sah sich nur von seinen Göttern übertroffen. Er hatte bis zur Jungsteinzeit Jahrhunderte voller Mühsal und katastrophaler Ereignisse überlebt. Die „Herrschaft der Muskelkraft" war nun von der „Herrschaft des Verstandes" abgelöst worden. Und als die Jungsteinzeit zu Ende ging, stand der Mensch an der Schwelle zu neuen Erfindungen, die wiederum seine Zukunft grundlegend umgestalteten: Die Anfänge der antiken Kulturen zeichneten sich ab. Kupfer und Bronze sollten bald die Tempel schmücken und erneut der menschlichen Genialität Ausdruck verleihen. Seither geben schriftliche Quellen, verschriftlichte

Sprache, Zeugnis von der Evolution des Menschen und seiner sozialen und kulturellen Entwicklung, von der sich zusehends entfaltenden Wissenschaft und Technologie sowie von seinen sich verändernden philosophischen und religiösen Vorstellungen.

Es ist schwierig, die Jungsteinzeit von den Anfängen der antiken Kulturen zu trennt. Ungleichzeitigkeiten in den kulturellen und wissenschaftlichen Entwicklungen kennzeichnet die Völker dieser Erde. Es kann durchaus möglich sein, daß der zivilisierte Mensch viel älter ist, als wir annehmen. Jedenfalls war die Zeit, Geschichtsschreibung zu betreiben, gekommen.

Literatur

Huxley, Th. H.: Man's Place in Nature. The University of Michigan Press, Ann Abour, Michigan 1959 (das Original wurde im Januar 1863 unter dem Titel „Evidence as to Man's Place in Nature" veröffentlicht)
New York Times, Ausgabe vom Samstag, 7. November 1964
Nursing Science, Band II, Nr. 5, Oktober 1964
Scientific American, Nr. 212, Mai 1965.

2. Die Entwicklung der Kultur der Menschheit

> „… der eigentliche Sinn des menschlichen Lebens liegt in der Verwirklichung von Werten und Vorsätzen, die sich aus Zusammenhängen der Vergangenheit ergeben, und von einer sich fortwährend entwickelnden Zukunft bestimmt sind." (Lewis Mumford)

Vor über 5.000 Jahren entfaltete sich im Land Babylon eine blühende Kultur, deren religiösen und geistigen Gehalte fast alle Menschen des Nahen Ostens, die Hebräer und Griechen eingeschlossen, tief beeinflußte und letztendlich auch die moderne zivilisierte Welt durchdrangen. Hinsichtlich ihrer Rechtsgrundlagen, Religion, Wissenschaft und Literatur verdanken die Hochkulturen in Ägypten, Mesopotamien, Persien und anderen Regionen den *Sumerern* sehr viel. Dieses Volk besaß hochentwickelte wirtschaftliche, politische und soziale Strukturen. Sie hinterliessen den nachfolgenden Generationen eine große und wunderschöne Literatur, überwiegend in Form von Gedichten; Epen, Mythen, Klagelieder, Hymnen, Sprichwörter und Schriften weiser Menschen zeugen vom reichen Erbe des menschlichen Verstandes und Geistes.

Die Sumerer erfanden die Keilschrift. Auch schufen sie die ersten schriftlichen Aufzeichnungen, in denen die Zeit in Jahre, Monate und Tage eingeteilt war (ca. 3.500 v. Chr.). Ihren Vorstellungen entsprechend bestand das Jahr aus zwölf Monaten von je 30 Tagen, wobei jeder Tag in zwölf „Danna" unterteilt wurde (eine Danna = ungefähr zwei Stunden nach heutiger Zeiteinteilung) (Dangin 1932). Laut sumerischer Schöpfungsgeschichte entstand das Universum aus dem Urmeer. Dieses Urmeer brachte das kosmische Gebirge hervor, das aus der Einheit „Himmel und Erde" bestand. Die Götter erhielten eine menschliche Gestalt. „An", der Himmel, war männlich, und „Ki", die Erde, weiblich. Sie zeugten „Enlil", den Gott des Äthers, der Himmel und Erde voneinander trennte. An entführte den Himmel, und Enlil nahm Ki, seine Mutter (die Erde) mit sich. Es war Enlil, der „den guten Tag der Schöpfung" herbeiführte und den Entschluß faßte, daß „die Erde fruchtbar sein" und Fülle, Überfluß und Reichtum im Land herrschen soll (Kramer 1961, S. 40). Die Religion der Sumerer war polytheistisch; sie ordneten der Sonne, dem Mond, den Sternen und Planeten, dem Wasser, dem Äther, dem Getreide und vielem anderen jeweils eine eigene, entsprechende Gottheit zu. In einer anderen Legende werden die Gefahren der Unterwelt beschrieben. Darin tötet Gilgamesh, ein großer sumerischer Held und Vorgänger des griechischen Herakles, eine Schlange, „die keinen Zauber kannte".

In den meisten antiken Mythen wird der Ursprung der Erde auf ein flüssiges Element zurückgeführt. Ägyptische und hebräische Schriften gehen ebenfalls von dieser Vorstellung aus. In Polynesien finden wir die Legende des Gottes „Tangora", der die Welt vom Grunde des Ozeans angelte; da aber seine Angelschnur zerriß, blieben nur Teile, nämlich die Südseeinseln, über den Meereswellen.

Die Entstehungsphasen der kulturellen Entwicklung der Menschheit zeigten in verschiedenen Regionen der Erde auch bei weit voneinander entfernt lebenden Völkern eine ähnliche Abfolge; die Fortschritte erfolgten offensichtlich unabhängig voneinanden und auch zu unterschiedlichen Zeiten.

Die antiken Hochkulturen entfalteten sich in den Flußtälern und bewässerten Gebieten. Über einen Zeitraum von 2.500 Jahre hinweg (von 3.000 v. Chr. bis 525 v. Chr.) war Ägyptens Kultur von einer erstaunlichen Stabilität. Schreibgriffel und Papyrus vereinfachten – im Vergleich zur schwerfälligeren Keilschrift der Sumerer – die Dokumentation von Vorgängen wie auch der geschichtlichen Abläufe. Mathematik und Astronomie blühten auf. Den Ägyptern gelangen architektonische und technische Meisterleistungen von großer Schönheit und Präzision.

Das Land der Pharaonen brachte auch das erste in der Weltgeschichte bekannte Genie hervor: Imhotep, Wesir des Königs Djoser in der dritten Dynastie. Er wurde als Astronom, Architekt, Schriftsteller, Weiser und Arzt gefeiert. Das gewaltige Monument, daß wir heute als Stufenpyramide kennen, war sein Werk. Der ägyptische Totenkult und ihre bis heute unübertroffene Einbalsamierungskunst förderten die Entwicklung der Medizin und der Chirurgie. Ärztliche Kunstfehler mußten aber teuer bezahlt werden, bestimmten die babylonischen Gesetze (Gesetzbuch des Hammurabi – um 1.900 v.Chr.) doch, daß „Chirurgen die erfolgreich operiert haben, in Silber zu zahlen seien, und daß solchen, die den Tod des Patienten verursachten, die Hände abgeschnitten werden sollen".

Daß man sich um das Altern sorgte, läßt sich aus dem „Smith"-Papyrus (etwa 3.000 bis 2.500 v. Chr.) in einer „Anleitung zur Verwandlung eines alten Mannes in einen Jüngling" ersehen. Diese beschrieb die Herstellung der in einem Gefäß aus Halbedelstein zu verwahrenden Salbe und gab dazu folgende Gebrauchsanweisung: „Man reibe einen Mann damit ein. Sie entfernt die ‚Falten' am Kopf. Wenn das Fleisch damit eingerieben ist, verschönert sie die Haut, beseitigt ‚Unreinheiten' und alle ‚Schwächen' des Fleisches. Es hat schon unzählige Male gewirkt." (Grant 1963, S. 443–478)

Ein anderes Beispiel handelt von unsozialem Verhalten; in einem Unschuldsbekenntnis aus dem alten Ägypten heißt es: „Ich habe von keinem Unterdrückten Eigentum erschwindelt; ich habe das, was die Götter mit Abscheu sehen würden, unterlassen; ich habe die Tempel nicht um ihre Opfergaben betrogen; ich habe das Vieh nicht von den Weiden der Götter getrieben...; ich habe der Menschheit nichts böses zugefügt; ich habe keine

Schmerzen verursacht; ich habe weder einen Mord begangen, noch habe ich andere zum Mord angestiftet." (Easton 1964, S. 14)

Zur gleichen Zeit wie das alte Ägypten hatte im Hindustal in *Westindien* ein lange unbeachtetes Reich Bestand. Über einen Zeitraum von 1.000 Jahren hinweg (ca. 2.500 v. Chr. bis 1.500 v. Chr.) erlebte das Volk der Harappa bis zu seinem Untergang eine Blütezeit. Die zwei Städte dieses Volkes waren mit mathematischer Präzision geplant. Die Häuser waren aus gebrannten Ziegeln gebaut und enthielten Badezimmer mit Abwasserleitungen nach draußen; die Innenwände waren verputzt. Das Volk der Harappas besaß eine voll entwickelte Schrift, die der sumerischen in keiner Weise ähnelte.

Vor etwa 3.500 Jahren konstruierte der Steinzeitmensch im heutigen England ein astronomisches Observatorium von erstaunlicher Komplexität, das wir heute als Stonehenge kennen (Hawkins 1965). Seine Konstrukteure waren ausgezeichnete Astronomen, die mit den Mondzyklen und deren Vorhersage bestens vertraut waren.

Hochkulturen entwickelten sich in jener Zeit parallel auch in Indien, China, Persien, Mesopotamien, Zentralamerika und anderen Regionen.

Katastrophen bedrohten immer wieder die Existenz des Menschen. Die aus der Bibel bekannte Flut wurde von William Whiston, Nachfolger von Isaak Newton in Cambridge, beschrieben „als gravitationsbedingtes Nebenprodukt eines vorüberziehenden Kometen, der alles Wasser auf der Erdoberfläche der Erde zusammenzog, welches sich dann über das Festland ergoß" (Toulmin/Goodfield 1965, S. 94–95). Obwohl Whistons Theorie von seinen Kollegen als recht absurd angesehen wurde, blieb er bis heute nicht der einzige mit der Vermutung, daß ein vorüberziehender Komet große Auswirkungen auf diesen Planeten haben könnte. Zu Lebzeiten von Moses und Josua (um 1.500 v. Chr.) muß es zu einem katastrophalen Ereignis gekommen sein. Felsen fielen vom Himmel; im Wasser bildeten sich enorme Flutwellen; es regnete Feuer vom Himmel und die Flüsse waren voller Blut; die Erde bebte und die Sonne stand still. Die bisher entdeckten Zeugnisse anderer Hochkulturen sprechen von ähnlichen, zeitgleich auftretenden Katastrophen auf dem ganzen Planeten. 1950 äußerte der Wissenschaftler und Gelehrte Immanuel Velikovsky den Verdacht, daß die Venus zu dieser Zeit ein Komet gewesen sei, der „Amok lief", was zu enormen Kataklysmen führte, d. h. zur Vernichtung der Tier- und Pflanzenwelt durch Naturkatastrophen. Die Erde sei vom Schweif des Kometen erfaßt worden. Erst später wäre die Venus zu einem Planeten geworden. Das Chaos muß beträchtlich gewesen sein. Ferner verzeichnet die Geschichtsschreibung weitere weltweite Katastrophen. Velikovsky rekonstruierte übrigens in einer sehr umfangreichen Dokumentation und mit großer literarischer Begabung eine Vielzahl bisher unerklärter Ereignisse (Velikovsky 1950). Seine Argumentation ist überzeugend; jedenfalls sind seine Theorien bisher nicht widerlegt worden, weder von Untersuchungen des Planeten Venus noch durch die zunehmend ausgefeiltere Astronomie und Weltraumforschung. Wurden die südafrikanischen Goldminen durch einen Kometen geschaffen? Ging der legendäre Kontinent Atlantis in einem Seebeben durch eine Kollision der Erde mit der Venus im Meer unter? Wurden dem Planeten Mars Gase entzogen, als auch er den Weg der aus der Bahn geratenen Venus kreuzte? Wie stabil sind die Umlaufbahnen der Himmelskörper?

Die hebräische Kultur brachte dem abendländischen Menschen (und auch der Welt des Islam) die monotheistische Religion. Wenngleich die frühen hebräischen Schöpfungsgeschichten und die Hinweise auf den Ursprung des Menschen in der Bibel sich von vielen anderen Kosmologien des Nahen Ostens nicht unterschieden, so wich das Bild von einem alleinigen, allmächtigen Gottes doch grundlegend von den bis dato entwickelten Vorstellungen ab. Mit der Übernahme des alten Testaments wird das Christentum später diese Vorstellungen sich zu eigen machen.

Der hebräische Monotheismus fand keinen Eingang in die griechische Kultur. Sieht man von den griechischen Göttern ab, so läßt sich die westliche Zivilisation als eine Weiterentwicklung griechischer Philosophie, Politik und Regierungsformen, des Humanismus und anderer Facetten der griechischen Kultur ansehen. Die Griechen waren große Erneuerer. Charakteristisch für ihre sozialen und politischen Gebilde waren Stadtstaaten. Demokratien entwickelten sich. Philosophen, Dichter, Staatsmänner, Mathematiker und andere Wissenschaftler trugen dazu bei, daß das Wissen anwuchs und neue Ideen entwickelt wurden, indem sie die Wirklichkeit beschrieben und durch Theoriebildung ergänzten.

Der Mensch jener Zeit suchte nach dem Grundstoff, aus dem alle Dinge geschaffen sind. Drei Männer aus Milet (etwa sechstes Jahrhundert v. Chr.) glaubten die Antwort zu haben: Thales hielt ihn für eine klare Flüssigkeit, Anaximenes sagte, es sei ein farbloses Gas, Anaximander ging von einer grenzenlosen und unvergänglichen Substanz aus.

Das einzige, verbindende Prinzip, das die Natur des Lebens erklärt, aufzufinden, beschäftigte diese frühen Wissenschaftler und Philosophen. Wenig später stellte Heraklit von Ephesus die These auf, das Grundlegende des Lebens sei die Veränderung; Lucippus und Demokrit postulierten winzige, unteilbare Substanzen, die sie Atome nannten; Pythagoras glaubte weniger an eine Substanz als an ein harmonisches System von Zahlen, das dem Universum Ordnung verleihe.

Die erste bekannte, nicht-geozentrische Theorie des Universums stellten die Pythagoräer (um 400 v. Chr) auf. Sie vertraten die Auffassung, die Sonne und die Planeten drehten sich um ein „zentrales Feuer". Anaximander entwarf eine Evolutionstheorie, Empedekles von Sizilien vermutete hinter der Verbindung der Elemente Anziehungs- und Abstoßungskräfte. In den Schriften des Hippokrates (um 460–370 v.Chr.) finden wir ein Bild vom Menschen, das ihn als integralen Teil seiner Umwelt sah: „... Gesundheit hängt vom Zustand des Gleichgewichts zwischen den zahlreichen inneren Faktoren ab, die die Funktionen des Körpers und des Geistes steuern; dieses Gleichgewicht wiederum wird nur dann erreicht, wenn der Mensch in Harmonie mit seiner Umwelt lebt."

Die großen Bibliotheken in Alexandria und die Vielzahl astronomischer Beobachtungen der mesopotamischen Priester schufen Grundlagen für die Bildung von Theorien. Die Erde wurde als Kugel beschrieben, und Aristarchus, obwohl wenig beachtet, behauptete, die Erde drehe sich um die Sonne.

Die griechische Religion wird allgemein als eine anthropomorphe bezeichnet, d. h. den Göttern wurden menschliche Gestalt und Charakteristika zugeschrieben. Auch betrachteten die Griechen ihre Götter nicht unbedingt als unsterblich. Die frühen Griechen hinterließen ein reiches Erbe an Mythen und Legenden. Darin werden aus vorgeschichtlichen Zeiten überlieferte Tabus beschrieben. Zum Beispiel durfte generell kein Eisen an die heiligen Stätten der Griechen gebracht werden. Demeter, die Frau des Zeus und Mutter von Persephone, wurde manchmal als „Nährmutter der Ähren" bezeichnet, was auf das uralte Thema der Fruchtbarkeit zurückzuführen ist.

Die klassische griechische Kunst und Architektur, Ausdruck von selten erreichter Schönheit, Harmonie und Vorstellungskraft, ist uns bis heute erhalten geblieben.

Die Entstehung und der Aufstieg der römischen Republik verlief über einen großen Zeitraum hinweg parallel zu der Entwicklung der griechischen Kultur. Es waren zumeist einige wohlhabende Männer, die die Staatsführung innehatten; die öffentlichen Ämter wurden ausschließlich vom römischen Adel bekleidet. Julius Cäsar (100/2–44 v.Chr) führte nach seiner Rückkehr nach Rom im Jahr 45 v.Chr. als Alleinherrscher innenpolitische Reformen durch, die denen von heute durchaus vergleichbar sind. So veranlaßte er zum Beispiel eine Volkszählung, ließ kostenloses Getreide an Bedürftige und an Menschen, die sich durch Verdienste ausgezeichnet hatten, verteilen; Besiedlungsprogramme wurden begonnen, Arbeitsbeschaffungsmaßnahmen in Form von Straßenbau und ähnlichem geschaffen und ein geregeltes System jährlicher Besteuerung eingeführt. Damit nahm das römische Reich seinen Anfang.

Das Aufkommen des Christentums markiert einen neuen Abschnitt in der Entwicklung der Menschheit. Zu Anfang des vierten Jahrhunderts schon die wichtigste Religion im römischen Reich, wird es gegen Ende desselben Jahrhunderts von Kaiser Theodosius zur alleinigen Staatsreligion erklärt. Später, mit den beginnenden Kreuzzügen, wurden die Christen aufgerufen, an der Eroberung anderer Völker und Staaten teilzunehmen. Der Erfolg des ersten Kreuzzugs mehrte zunächst das Ansehen des Papstes, sank später, mit nachlassender religiöser Motivation für diese kriegerischen Auseinandersetzungen jedoch wieder ab, denn in der sich entwickelnden mittelalterlichen Welt dominierte die Kirche. Die Theologie bildete einen zentralen Faktor für den Aufbau von Universitäten. Die Wiederentdeckung der Schriften des Aristoteles behinderte zwar die Entfaltung des mittelalterlichen Denkens, gleichzeitig erzeugten sie aber Konflikte innerhalb der weitverbreiteten Weltanschauung jener Zeit. Thomas von Aquin (1225–1274) versuchte, durch eine ausgefeilte Logik die beiden konträren Standpunkte miteinander in Einklang zu bringen und überzeugte die Kirchenführung davon, daß sich beide Positionen ergänzten.

Das späte Mittelalter (vierzehntes und fünfzehntes Jahrhundert) gilt als Inbegriff des Niedergangs des religiösen, kulturellen und politischen Lebens. In diesen zwei Jahrhunderten waren in der westlichen Welt fast keine Neuerungen zu verzeichnen – bis auf die Vorboten der modernen Wissenschaften gegen Ende dieser Epoche: Nikolaus Kopernikus (1473–1543) und Galileo Galilei (1564–1642) mit ihren revolutionären wissenschaftlichen Entdeckungen und Johannes Gutenberg (um 1400–1468) mit der Erfindung des (Buch-)Drucks mit beweglichen, gegossenen Lettern.

Traditionelle Auffassungen verloren (wenn auch nicht ohne erbitterte Auseinandersetzungen) ihre Gültigkeit, als das heliozentrische Weltbild durch unwiderlegbare Beweise zur Gewißheit wurde. Das Zeitalter der Erfindungen war geboren. Weltweit operierende kommerzielle Unternehmen schufen für viele Menschen Arbeitsmöglichkeiten. Christoph Kolumbus (1451–1506) entdeckte die „neue Welt", die zunehmend kolonialisiert wurde. Unter den italienischen Intellektuellen entstand in der Renaissance der „Kult des klassischen Altertums". Heftige Religionskriege entbrannten, als Menschen gegen den zunehmenden Krämergeist der römischen Kirche, gegen deren erdrückende Besteuerung und brutalen Umgang mit Kirchenmännern und anderen, die von der offiziellen Lehre abwichen, opponierten. Die protestantische Reformation nahm ihren Anfang. Andreas Vesal (1514–1564), Professor an der Universität zu Padua, begründete die Anatomie als Wissenschaft. Um 1770 wurden die ersten Auswirkungen der industriellen Revolution spürbar. Sie wurden durch Veränderungen in der politischen Philosophie beschleunigt, deren Väter Jean-Jacques Rousseau (1712–1778), David Hume (1711–1776) und Voltaire (1694–1776) waren. Der Zusammenbruch der mittelalterlichen philosophischen Sichtweisen schritt voran. „... Descartes kennzeichnet mehr als jeder andere Zeitgenosse des siebzehnten Jahrhunderts den Übergang vom Mittelalter in die Neuzeit" (Eaton 1927,

S. V). Wissenschaft, Philosophie und Religion, die Regierungsformen und das politische System sowie der Wertekanon der Menschen veränderten sich drastisch. Weitere Versuche, den Menschen und die Welt, in der er lebt, zu erklären, sollten schon bald folgen und grundlegende, sich aber offensichtlich widersprechende Auffassungen hervorbringen und auf das Denken des Menschen über sich selbst großen Einfluß haben.

Literatur

Dangin, F. T.: Equisse d'une Historie Sexagesimal. Geuthner, Paris 1932
Easton, S. C.: A Survey in Ancient, Medieval and Modern History. Barnes and Noble Inc., New York 1964
Eaton, R. M.: Descartes Selections. Charles Scribner's Sons, New York 1927
Grant, R. L.: „Concepts of Aging: An Historical Review". In: Perspectives in Biology and Medicine, Band 4. The University of Chicago Press, Chicago 1963
Hawkins, G.: Stonehenge Decoded. Doubleday and Co. Inc., Garden City, N. Y., 1965 (deutsch: Merlin, Märchen und Computer: Das Rätsel Stonehenge gelöst)
Kramer, S. N.: Sumerian Mythology. Harper and Brothers, New York 1961
Toulmin, S./Goodfield, J.: The Discovery of Time. Harper Torchbooks, New York 1965
Velikovsky, I.: Worlds in Collision. Doubleday & Co., Garden City, N. Y. 1950 (deutsch: Das kollektive Vergessen: Verdrängte Katastrophen der Menschheit).

3. Der Aufstieg der modernen Wissenschaft

> „Wissenschaftliches Wissen ist nur eine Ansammlung von Aussagen über Gewißheiten verschiedenen Grades – manche sind äußerst unsicher, manche fast sicher, keine ist völlig sicher."
> (Richard Feyman)

Im siebzehnten Jahrhundert zeichneten sich die Fundamente der modernen Wissenschaften bereits deutlich ab: William Harvey (1578–1657) entdeckte den Blutkreislauf; Blaise Pascal (1623–1662) erfand die Wahrscheinlichkeitsrechnung und maß den atmosphärischen Druck; Robert Boyle (1627–1691) beschrieb die Beziehung zwischen Druck und Volumen von Gasen. Johannes Kepler (1571–1630) zog aus seinen Beobachtungen die epochalen Schlußfolgerung, daß alle Planeten sich um die Sonne bewegten, und zwar in Ellipsen und nicht in Kreisen, wodurch er den Zusammenhang zwischen der überholten Spekulation und dem neuen Wissen gut illustrieren konnte. Kepler konnte sich auf die Arbeiten von Tycho Brahe (1546–1601), den er „Phönix der Astronomen" nannte, und dessen äußerst genauen und vielfältigen Beobachtungen und Messungen berufen und diese zur Grundlage seiner eigenen Untersuchungen machen. Aber die hier genannten waren nicht die einzigen Genies in der sich ausweitenden Welt der Wissenschaften.
In dieser berauschenden Atmosphäre der *Entdeckungen* schossen die Ideen wie Pilze aus dem Boden. Jedes enthüllte Geheimnis führte zu weiterer Wahrheitssuche. Die Brücke vom siebzehnten ins achtzehnte Jahrhundert bildete Sir Isaac Newton (1642–1727), der die Bewegungs- und Gravitationsgesetze formulierte. Alfred North Whitehead (1926) wird später feststellen, daß die Arbeiten von Galilei, Newton, Descartes und Christiaan Huygens (1629–1695) „mit Recht als der größte intellektuelle Erfolg, den die Menschheit jemals errungen hat, angesehen werden muß". Den Sauerstoff entdeckten der Engländer Joseph Priestley (1733–1804) und der Franzose Antoine Lavoisier. Der schwedische Botaniker Carolus Linnaeus (1743–1794) entwickelte ein System zur Klassifikation von Pflanzen und Tieren, das heute noch angewendet wird.
Auf dieser gewaltigen Woge der Kreativität, die sich über England und den europäischen Kontinent ergoß, entwickelten auch die *schönen Künste* entsprechende Ausdrucksformen. Die Gemälde von Peter Paul Rubens (1577–1640) und Rembrandt (1606–1669) hinterließen einen unauslöschlichen Eindruck im Geiste der Menschheit. Die Barockmusik erfuhr in den Werken von Georg Friedrich Händel (1685–1759) und Johann Sebastian Bach (1685–1750) ihre höchste Ausdrucksform. Wolfgang Amadeus Mozart (1756–1791), Ludwig van Beethoven (1770–1827) und Frédéric Chopin

(1810–1849) schenkten der Welt großartige Werke hinreißender Melodien, voller tiefer Gefühle und im Geiste der Romantik. Die Gedichte John Miltons (1608–1674) mit ihrer kraftvollen Sprache und ihren majestätischen Visionen berührten die Seelen der Menschen. Molières (1622–1673) Komödien brachten den Menschen zum Lachen, die Tragödien Jean Racines (1639–1699) zum Weinen. Die westliche Welt erlebte das Zeitalter des Barock und des Rokoko und die Epoche der Romantik.

Die Philosophie der zweiten Hälfte des sechzehnten Jahrhunderts war noch von der traditionellen mittelalterlichen Weltanschauung geprägt. Ihr Lehrgebäude arbeitete mit der Vorstellung „wie oben, so auch unten", wobei man die religiösen Glaubenssätze und die Vorstellungen über die gegenständliche Welt als sich ergänzend ansah. In die Philosophie jener Tage konnten daher nur jene Interpretationen physikalischer Erkenntnisse Eingang finden, die auch dem religiösen Dogma entsprachen. In der Folge finden wir eine starre Ritualisierung des Denkens vor, das die Sicherheit des Kompromisses und der Verallgemeinerung der Auseinandersetzung mit der Wahrheit vorzog.

Trotzdem verbreitete sich im religiösen Denken Ende des sechzehnten Jahrhunderts ein zunehmender Pessimismus; ein wachsender Skeptizismus machte sich in den intellektuellen Vorstellungen breit. Die Schlüsselfigur, die diesen veränderten Vorstellungen westlichen Denkens den Anstoß gab, war René Descartes (1596–1650). Descartes war entschlossen, die Lehren der Antike zu überwinden, alles anzuzweifeln und einen erneuten Anfang zu wagen, um die Grundlagen der Natur in einem System zu erklären. Descartes schuf damit auf Anhieb eine Naturphilosophie, die bis heute unser Denken beeinflußt. Es wird berichtet, Descartes habe eines Nachts eine erstaunliche Vision gehabt, die sein Denken so nachhaltig beeinflussen sollte, daß er sich bis zum Ende seines Lebens an das Datum erinnerte. Es soll der 10. November 1619 gewesen sein (Bronowski 1953, S. 34), als ihm offenbar wurde, daß der Schlüssel zu den Geheimnissen des Universums in deren mathematischer Ordnung lag. Descartes setzte diese Einsicht in seinen rationalen und seinen deduktiven Leitsätzen um und schuf so im Grunde die Fundamente der modernen Philosophie, die diese zwei Möglichkeiten als die einzigen ansieht, bei der Suche nach Wissen Fehler bis auf einen Zufallsfaktor auszumerzen.

Descartes war vom Erfolg der Naturwissenschaft, insbesondere der später „Physik" genannten, tief beeindruckt. Er traf die Entscheidung, seine Theorien von geistigen und spirituellen Begriffen frei zu halten, und dies nicht nur hinsichtlich der Planeten und anderen physischen Phänomenen, sondern auch dort, wo es darum ging, das Verhalten von Tieren und körperliche Vorgänge im Menschen zu erklären. War er sich in der Anschauung der Tiere als Maschinen sicher, so verriet er bei seinem Menschenbild die Logik seines

Ansatzes, indem er sich gegenüber den überkommenen Anschauungen der Kirche ehrerbietig zeigte. Der „kartesianische Dualismus" ward geboren, indem er den „Geist" und die „Materie" als zwei grundsätzlich verschiedene „Substanzen" begriff. Und so kam es, wie es kommen mußte: Nicht einmal das Verhalten von Tieren ließ sich in zwei verschiedene, klar unterscheidbare „Substanzen" trennen. Es überrascht daher nicht, daß Wissenschaftler, die Descartes Vorstellungen übernahmen, später den mechanistischen Ansatz fortführten und zu dem Schluß gelangten, daß auch der Mensch eine Maschine sei, die durch physikalische Gesetze erklärt werden könne. Etwa um 1700 trennten sich die Wege der „Wissenschaften von der Materie", der „Wissenschaft vom Leben" und der „Wissenschaft des Geistes"; die Chemie, die Physiologie und die Psychologie entwickelten sich in drei unterschiedliche Richtungen (Toulmin/Goodfield 1966, S. 169).

Descartes glaubte, der Mensch sei Herr über die Kräfte der Natur und mit einem freien Willen ausgestattet. Gleichzeitig folgte Descartes in seiner Vorstellung darüber, wie der Mensch Wissen erwirbt und es verifiziert, dem griechischen Philosophen Plato. Dieser betonte den Unterschied zwischen wissenschaftlichem Faktum (episteme) und einer bloßen Meinung (doxa). Nach Plato „müssen wir uns ausschließlich mit den Objekten beschäftigen, durch die unser Geist in der Lage zu sein scheint, Wissen zu erwerben, das ebenso sicher wie unanfechtbar ist", und dadurch auch die Grenzen deutlich zu formulieren, die uns unser Menschsein setzt (Bunge 1962, S. 3). In diesem Sinne reduzierte Descartes die menschliche Intuition zum alleinigen vernunftbestimmten Vorgang, in dem bestimmte Wahrheiten fast mit derselben Selbstverständlichkeit vorhanden sind wie Axiome in der Mathematik. Diese naive Auffassung des Begriffs „Intuition" wurde später von Denkern wie James Hopwood Jeans (1877–1948) widerlegt; er zeigte auf, daß bestimmte mathematische Konstrukte, wie zum Beispiel die Arithmetik, durch bestimmte Annahmen bedingt werden, auf die die Bedeutung der ganzen Zahl aufgebaut ist (Margenau 1961). Wie Jeans' Beispiel zeigt, haben einige Theoreme keinen Bestand; so fließen etwa Wassertropfen an einer Fensterscheibe willkürlich zusammen und verhalten sich nicht wie eine arithmetische Reihe. Wahrscheinlich ließ sich Descartes' Naivität nicht vermeiden, ohne die Entdeckungen Isaac Newtons (1643–1727) vorwegzunehmen.

Newtons Arbeiten Mitte des achtzehnten Jahrhunderts beruhten auf außergewöhnlichen mathematischen Konstrukten. Newton erfand rechnerische Verfahren zur Stundenzählung und Winkelmessung, für die anscheinend sonderbare Gleichungen wie $12 + 1 = 1$ und $360 + 1 = 1$ der Grund waren (Bunge 1962, S. 4). Descartes berühmtestes Axiom, daß zwei Dinge, die einem dritten gleichen, sich gegenseitig gleichen, wurde kurz nach seinem Tod durch die populär gewordene Entwicklung des Mikroskops widerlegt, das Abweichungen in den Strukturen der Organismen ans Licht brachte, die noch nie zuvor mit dem bloßen Auge gesehen worden waren. Dennoch wurde die Philosophie Descartes aufgrund seines brillanten mathematischen Verstandes zum Klassiker.

Descartes entwickelte zusammen mit Pierre de Fermat (1601–1665) eine der großartigsten Neuerungen in der Mathematik, nämlich die analytische Geometrie. Sie ist in Wirklichkeit eine algebraische Darstellung der Geometrie, die auf eine besondere Art analytisch ist. Sie nimmt das Unbekannte (X), als ob es tatsächlich bekannt wäre, und arbeitet sich dann mit festgelegten und kontrollierten Manipulationen von Gleichungen zum Ausgangspunkt zurück. Es entstand, wie David Hawkins es nannte, ein „Lexikon, mit dem man geometrische Probleme in algebraische übersetzen kann" (Hawkins 1964). Zu beachten ist, daß diese Methodologie, die Analyse, sich antithetisch zur Synthese verhält. Dies ist ein wirklicher Entdeckungsprozeß, obwohl Descartes' analytische Geometrie auf die uralten Werkzeuge Lineal und Kompaß zur Lösung eines geometrischen Problems verzichten konnte.

Darüber hinaus führte Descartes – zusammen mit Thomas Hobbes (1588–1679) – das Konzept von Ursache und Wirkung ein; dieses trug dazu bei, die weit auseinanderstrebenden und hochspezialisierten Wissensgebiete Mitte des siebzehnten Jahrhunderts zu integrieren. Zusammen mit Newton, der sogar Kausalitäten der himmlischen Umlaufbahnen aufzeigte, trugen diese beiden zur völligen Neuformulierung der Naturgesetze bei, indem sie die Vorstellung des menschlichen Willens als bestimmende Kraft durch die von Ursache und Wirkung ersetzten (Bronowski 1953, S. 95).

Noch zu Lebzeiten Descartes' wurden zwei Akademien gegründet, um die kritischen Gedanken, die gegen die Bollwerke der sinnentleerten mittelalterlichen Tautologien anrannten, voranzubringen und für die grundlegenden Veränderungen der nachfolgenden wissenschaftlichen Revolution eine Brücke zu sein: Die „Académie des sciences de France" und die „Royal Society of England".

Etwa zur gleichen Zeit, als Descartes das deduktive System als offensichtlich notwendiges Mittel zur Entdeckung der Wahrheit entwickelte, hob Francis Bacon (1561–1626) die Induktion als Erkenntnismethode hervor. Der kartesianisches Ansatz, vom Bekannten zum Unbekannten und vom Allgemeinen zum Spezifischen vorzugehen, fand in Bacon einen gewandten Gegner, der es für angemessener hielt, vom Einzelnen zum Allgemeinen vorzugehen. Bacon betonte die Notwendigkeit umfassender Experimente in der wissenschaftlichen Forschung. Doch im siebzehnten Jahrhundert dominierte das kartesianische Denken die wissenschaftliche Welt. Es dauerte bis ins achtzehnte und neunzehnte Jahrhundert hinein, bis bei der kritischen Untersuchung der menschlichen Umwelt die Logik des Baconschen Ansatzes zum

Zuge kam. Erst im zwanzigsten Jahrhundert erkannten die Menschen den Wert beider Methoden für die wissenschaftliche Forschung.

Bacon wies mit Nachdruck darauf hin, wie notwendig gut geplante Experimente sind, um die damals schlecht durchdachten und zufälligen Untersuchungen zu ersetzen. Er bestand darauf, die Experimente zu dokumentieren. Von den Experimenten muß man seiner Meinung nach allgemeingültige Aussagen ableiten können, die dann den Weg zu neuen Experimenten weisen. In seinen Augen bedurften gerade die uns so vertrauten und als selbstverständlich angesehenen Dinge besonders solcher Untersuchungen.

Bacon glaubte, die Wissenschaft müsse die gewöhnliche Welt der allen selbstverständlichen Phänomene überschreiten. Zu nah am konkreten Gegenstand verbleibende Verallgemeinerungen waren in seinen Augen unbrauchbar. Zugleich aber waren Induktionen der höchsten Art für ihn unerreichbar, Gott und den endgültigen Ursachen zu nahe. Damit – so schlug er vor – sollten sich die Philosophen beschäftigen.

Obwohl die Sichtweise „der Mensch ist eine Maschine" an Popularität gewann, hat es immer auch Vertreter gegeben, die das im Rahmen der Physik und Chemie nicht erklärbare Verhalten von lebenden Dingen zu erhellen suchten. Sie gingen dabei von der Existenz eines feinen, immateriellen Stoffes aus, der der physischen Materie überlegen und von ihr verschieden sei. Zur Unterscheidung von Lebendem und Nicht-Lebendem wurde ein Lebenskraft-Prinzip vorgeschlagen.

Der Hauptbeitrag des Vitalismus, wie man diese Auffassung nannte, lag im Hinweis darauf, daß zur Erhellung der Grundlagen des Lebens physiochemische Gesetzmäßigkeiten nicht ausreichten. Die Annahme eines „lebendigen Geistes" vermochte jedoch einer konsequenten und schonungslosen wissenschaftlichen Untersuchung nicht standzuhalten; man konnte ihn in keinem Reagenzglas einfangen, und seine immaterielle Natur gab wenig Aufschluß über seine angenommenes, kausales Wesen. Um 1770 schlug der britische Anatom und Chirurg John Hunter (1728–1793) vor, den Vitalismus und die Schwerkraft analog zu sehen, ein Vergleich, der viele faszinierte und deshalb um 1800 in den Arbeiten von Physiologen immer wieder zitiert wurde (Toulmin/Goodfield 1966, S. 324).

Hans Driesch (1867–1941), einer der ersten Forscher auf dem Gebiet der Embryonalentwicklung, war der Meinung, durch sein klassisches Experiment mit den Anfangsphasen der Blastula der Seeigel die Antwort auf die Position der Mechanisten gefunden zu haben. Kurz nach der ersten Einschnürung, die sich entlang der Lebensachse zwischen den beiden Polen des Eies vollzieht, teilte Driesch die Probe, indem er sie genau entlang der Achse auseinanderschnitt. Entgegen seinen Erwartungen, daß aus den zwei Teilen nur lebensunfähige halbe Seeigel entstehen würden, wuchsen zwei voll ent-

wickelte Organismen von Seeigeln heran. Daraus schloß er, daß der Lebensprozeß durch andere als die physikalisch-chemischen Gesetze gesteuert sei und dieser Prozeß wie die Vorwegnahme eines Ziels ablief, dessen Bedeutung innerer Natur sei. Driesch nannte dieses Konzept „Entelechie", womit er ausdrücken wollte, daß es einen Sinn im Lebensprozeß gibt.
Driesch und spätere Zeitgenossen waren von dem Sachverhalt, daß Embryonen *equipotentielle Systeme* sind, d. h. daß jeder Teil eines Organismus einen vollständigen Organismus hervorzubringen vermag, tief beeindruckt. Driesch wies jedoch auf die Bedeutung des Zeitfaktors in der Entwicklung eines Embryos hin. Dieser Faktor legt nämlich den Embryo zunehmend fest, bis schließlich – nach Erreichen bestimmter Reifegrade – entscheidende Entwicklungsstadien nicht mehr beeinflußt werden können. Trotzdem ließ sich eine Zielgerichtetheit von Organismen und Arten in deren Selbsterhaltung und Funktion nicht mehr verleugnen.
Die mittleren Jahrzehnte des achtzehnten Jahrhunderts waren für die Menschen eine Zeit wachsender Unruhe. In der Landwirtschaft und Industrie waren revolutionäre Entwicklungen zu verzeichnen. Maschinenbau, Massenproduktion und Dampfmaschine verursachten für die Regierungen, die Politik, die Wirtschaft und den Arbeitsmarkt große Probleme. Die Arbeiterklasse verlangte nach Sozialleistungen und forderte Reformen ein. Zahlreiche utopische Programme wurden entwickelt, und es fehlte nicht an Versuchen, sie auch umzusetzen. Völker und Nationen versuchten, sich aus restriktiven und unterjochenden Machtstrukturen zu befreien. Noch immer war der Konflikt zwischen Wissenschaft und Religion von großer Bedeutung, obwohl der statischen Sichtweise der Natur durch neues Wissen immer weiter die Grundlagen entzogen wurde.

Literatur

Bronowski, J.: Common Sense of Science. Random House, New York 1953
Bunge, M.: Intuition and Science. Prentice and Hall Inc., Englewood Cliffs/NJ 1962 (deutsch: Kausalität, Geschichte und Probleme)
Hawkins, D.: The Language of Nature. W. H. Freeman & Co., San Francisco 1964
Margenau, H.: Open Vistas. Yale University Press, New Haven 1961
Toulmin, S./Goodfield, J.: The Architecture of Matter. Harper Torchbooks, New York 1966
Whitehead, A. N.: Science and the Modern World. The Macmillan Company, New York 1926 (deutsch: Wissenschaft und moderne Welt).

4. Der Evolutionsgedanke

„Die Besonnenen werden, von den blindmachenden Einflüssen herkömmlicher Vorurteile einmal befreit, in der tierischen Abstammung des Menschen den besten Beweis für die Größe seiner Fähigkeiten und in seiner langandauernden Entwicklung den Grund für den Glauben an das Erreichen einer besseren Zukunft finden." (Thomas H. Huxley)

Im neunzehnten Jahrhundert machte ein englischer Naturforscher namens Charles Darwin (1809–1882) die herkömmliche Auffassung über die Stellung des Menschen in der Natur buchstäblich zunichte, als er seine gut dokumentierte Evolutions- und Selektionslehre veröffentlichte, deren Potential religiöse und soziale Unruhen auszulösen drohte. Die Veröffentlichung Darwins „Über die Entstehung der Arten" im Jahre 1859 rief unglaublich harte Kontroversen hervor. Auch als sich die Belege für die Richtigkeit seiner Theorie mehrten, hielten noch sehr viele Menschen hartnäckig an dem buchstabengetreuen Verständnis der Bibel über die Schöpfungsgeschichte des Menschen fest. In Teilen der Vereinigten Staaten erließ man sogar Gesetze, die das Unterrichten der Lehre untersagten; der berühmte „Scopes Evolutions-Prozeß" von 1925 ist ein solcher, allerdings später Beleg für den Widerstand gegen die Evolutionstheorie.[5]

Religiöse Gegner Darwins meldeten sich unmißverständlich zu Wort, auch mit beleidigenden Worten. Vielfach interpretierte man seine Theorie falsch. Leidenschaftliche Opponenten verfaßten gegen die Theorie zahlreiche Traktate und predigten gegen sie. Ein wenig humorvoller geht es in der Geschich-

---

[5] Der „Scopes Prozeß" fand 1925 im Staat Tennessee statt. Eine militante, fundamentalistisch-protestantische Bewegung in den Südstaaten der USA hatte dafür gesorgt, daß in diesem Bundesstaat unter Strafe gestellt wurde: „jegliche Theorie in öffentlichen Schulen zu unterrichten, die die göttliche Abstammung des Menschen verneint und anstatt dessen die Abstammung von niedrigeren Lebensformen wie Tieren lehrt." Ein interessierter Geschäftsmann gab dem Biologielehrer John Thomas Scopes dafür Geld, Darwins Theorie trotz des Verbotes zu unterrichten. Prompt klagte man Scopes an. Der Prozeß erregte weltweites Aufsehen. Argumente, die der Evolutionstheorie oder den Auffassungen der Religion widersprachen, wurden im Verfahren nicht zugelassen. Man verurteilte Scopes zu $100 Strafe. Im Revisionsverfahren hob man das Urteil aus Verfahrensgründen auf, da das zuständige Gericht nur Strafen bis zu $50 verhängen durfte. Der sogenannte „Affenprozeß" führte auch in den Staaten Mississippi und Arkansas zu ähnlichen Gesetzen. Noch 1966 fand in Arkansas ein Prozeß wie der um Scopes statt. Der Bundesstaat Tennessee hob das o. a. Gesetz erst im Jahr 1967 auf (M. A.).

te über den Bischof von Worchester zu: „Dieser habe die Neuigkeit, daß der schreckliche Professor Huxley verkünde, der Mensch stamme vom Affen ab, seiner Frau erzählt, die daraufhin erschrocken mit dem Ausruf reagierte: ‚Stammt vom Affen ab? Mein Lieber, laß uns hoffen, daß das nicht wahr ist, aber sollte es so sein, laß uns beten, daß dies nicht allgemein bekannt wird'." (Montagu 1959, S. 3) Wie bedauerlich für die Frau des Bischofs. Die Evolutionstheorie wurde nicht nur sehr bekannt, sie übte zudem einen bedeutenden Einfluß auf das damalige Denken aus. Es überrascht nicht, daß Darwins Theorie unmittelbar Auswirkungen auf Religion, Wissenschaft und das Alltagsdenken zeigte. Die Formel vom „Überleben des Stärkeren" („survival of the fittest") hatte Herbert Spencer (1820–1903) allerdings schon vor dem Erscheinen von Darwins Buch geprägt.

Die grundlegenden Vorstellungen von der natürlichen Auslese gehen auf Thomas R. Malthus (1766–1834) zurück, die dieser in seinem Werk über die menschliche Bevölkerung vorgelegt hatte. Malthus ging darin davon aus, daß Bevölkerungen sich schneller vermehren als das Nahrungsangebot; demzufolge stellten, sofern keine Geburtenkontrollen stattfinden, Armut, Krieg und Seuchen die natürliche, repressive Schranke dar, um ein Gleichgewicht zwischen Bevölkerungszahl und Nahrungsangebot zu erhalten. Paläontologen, Archäologen, Biologen und Anthropologen hatten durch die Ergebnisse ihrer Arbeiten die überkommenen Auffassungen jener Zeit schon in Ansätzen verändert. Alfred Russel Wallace (1823–1913), der unabhängig von Darwin arbeitete, entwarf ungefähr zur gleichen Zeit eine vergleichbare Evolutionstheorie.

Wahrscheinlich müssen wir einen wichtigen Grund für die rasche Verbreitung von Evolutionstheorien Mitte des neunzehnten Jahrhunderts im „Fortschrittsglauben" der Menschen sehen. Die Evolution ermöglichte es, das Fortschrittspotential des Menschen faßbar zu machen; sie wurde zum Symbol für Begriffe wie „Verbesserung" und „Vorwärtsschreiten". Zugleich diente sie aber auch dazu, die Tolerierung beklagenswerter sozialer Umstände zu rechtfertigen und als Beleg für die Auffassung vom „Überleben des Stärkeren" herangezogen zu werden.

Zwar waren die Theologen im allgemeinen die ersten, die auf die massiven Veränderungen in den Vorstellungen vom Ursprung des Menschen reagierten, doch die mit der Evolutionstheorie verbundenen Implikationen brachten tiefgreifende Unsicherheiten für das vielschichtige Dasein des Menschen mit sich. Dies regte die Entwicklung einer biologisch ausgerichteten Philosophie an und förderte sie. Die Stellung des Menschen in der Natur konnte nicht mehr mit der Bestimmtheit festgelegt werden, wie dies die Theologie früherer Zeiten tat. Die Gegner des Darwinismus mußten ihre Auffassungen mit denen der Evolutionstheorie in Einklang bringen.

Darwin war sich sehr wohl über den Wirbel im klaren, den er in den Köpfen der Menschen ausgelöst hatte. Doch die Belege für die biologische Entwicklung waren so solide, daß man ihnen die Anerkennung nicht versagen konnte. Zugleich wußte Darwin aber auch, daß das von ihm zusammengetragene Material nur ein Anfang für weitere Erkenntnisse sein würde. Mit Nachdruck verwies er auf die Notwendigkeit, die Ursachen und Gesetzmäßigkeiten der Artenvielfalt zu erforschen, und unterstrich, wie bedeutsam weitere Studien sind, will man das Phänomen der menschlichen Vererbung verstehen.

Zur gleichen Zeit, als das Werk „Die Entstehung der Arten" England, Europa und Amerika erschütterte, erforschte in aller Stille ein österreichischer Mönch, Gregor Mendel (1822–1884), wie vererbbare Merkmale weitergegeben werden. Dazu führte er umfangreiche Experimente mit Erbsen durch. Mendel veröffentlichte ab 1866 Berichte über seine Arbeit, aber seltsamerweise wurden sie bis nach seinem Tod nicht zur Kenntnis genommen. Es war ihre Wiederentdeckung, die gewissermaßen die umfangreichen empirischen Belege zur Untermauerung der Evolutionstheorie lieferte. Mendel schuf mit seiner Arbeit die Grundlagen für die heute rasch expandierende Genetik. Mit dem Nachweis der physikochemischen Grundlagen der Genfunktion und mit den ersten Erfolgen bei der Entschlüsselung des genetischen Codes fand die Auffassung, das Leben auf mechanistische Weise zu erklären, erneut Verfechter.

Die Vorstellung, daß die Evolution stufenweise abläuft, hat bis in die Gegenwart das Denken der Menschen geprägt. Erst seit kurzem finden sich Argumente für eine Sichtweise, katastrophenartige Einwirkungen, Veränderungen der Atmosphäre und elektrische Phänomene als Ursachen für Zeitsprünge in der kulturellen Entwicklung und Evolutionsgeschichte der Menschheit anzunehmen. Mutationen und das Aussterben von Arten wurden mit explosiven Strahlungsphasen und der Umkehrung des magnetischen Feldes der Erde in Zusammenhang gebracht. Der deutsche Biologe und Zoologe Bernhard Rensch (1900–1990) wies darauf hin, daß regelmäßige Phasen intensiver Strahlung gesetzmäßig einhergehen mit der außergewöhnlichen Beschleunigung der evolutionären Entwicklung, die „nicht nur zu einem Anstieg der Anzahl verschiedener Arten, sondern auch zu neuen strukturellen Formen" führe. Er stellte fest, daß beispielsweise „während des Paläozäns und Eozäns sich nicht nur eine Vielzahl von Säugetiergattungen entwickelt haben, sondern auch 102 neue Familien und 19 neue Säugetierarten" entstanden sind (Rensch 1960, S. 101). Das Aussterben von Dinosauriern und von im Wasser lebenden Reptilien und Meeresamphibien brachte man mit riesigen Strahlungsdosen in Verbindung, die von hellen, erdnahen Sternen abgegeben werden (Terry/Tucker 1968).

Es waren aber nicht nur die oben genannten Phänomene, die in einem Zusammenhang mit der variierenden Geschwindigkeit der Evolution gesehen wurden. So vollzieht sich etwa die Evolution an Land schneller als im Meer, und höhere Lebensformen entwickeln sich schneller als niedrige (Rensch 1960). Ergeben sich hinsichtlich des gegenwärtig deutlich erhöhten Strahlungsniveaus auch Konsequenzen für uns Menschen und für die Erforschung des Weltraums?

Inzwischen ist die Darwinsche Vorstellung, die Evolution vernichte die Schwachen, dahingehend korrigiert worden, daß es dabei eher um den Erhalt vorteilhafter Varianten als um die Vernichtung ungünstiger Varianten geht. Mutanten, die man zuvor als relativ selten und in der Regel als lebensunfähig angesehen hat, betrachtet man heute als durchaus häufig auftretende Erscheinungen und keineswegs als unvereinbar mit der Erhaltung des Lebens. Die Philosophen der westlichen Welt schlugen vor, der Mensch solle in die eigene Evolution eingreifen. Schon Descartes und andere hatten die Vorstellung vom freien Willen des Menschen entworfen. Sie wurde erneut in den Werken des Religionsphilosophen William James (1822–1910) und des Moralphilosophen John Dewey (1859–1952) thematisiert. Louis Pasteur (1822–1895) und Robert Koch (1843–1910) wiesen Bakterien als Verursacher vieler Seuchen nach. Joseph Listers (1827–1912) Aseptik als eine Möglichkeit, Krankheiten zu beherrschen, fügte einen weiteren Baustein in die Vorstellung des Menschen von seiner Selbstbestimmung ein. Von William Ernest Henley (1849–1903), dem englischen Lyriker und Literaturkritiker, stammen die unvergänglichen Worte: „Ich bin Herr meines Schicksals, ich bin meiner Seele Kapitän".

Der Glaube an die Fähigkeit, der Mensch könne seine Welt und sein Schicksal selbst kontrollieren, ist ein Kennzeichen für den Übergang in unser zwanzigstes Jahrhundert. Religion und Wissenschaft verwies man mit Bedacht in zwei unterschiedliche Bereiche der menschlichen Erfahrung. Favorisiert wurde die mechanistische Weltanschauung. Die Erforschung des Menschen und seiner Welt zerfiel zunehmend in verschiedene Untersuchungsbereiche: Man konstituierte den Menschen als biologisches, physisches, psychisches, soziales oder geistiges Wesen oder als Objekt anderer Wissenschaften und unterzog ihn so einer jeweils eigenständigen Untersuchung und Forschung. Das Bild vom Menschen als ganzheitlichem Wesen, das mehr ist als die Summe seiner Teile und sich von diesen unterscheidet, wurde zumeist ignoriert, wenn nicht gar ganz verleugnet.

Inzwischen werden am Horizont langsam die Gemeinsamkeiten der verschiedenen Wissensgebiete deutlich. Eine wahre Flut neuer Erkenntnisse über den Menschen und das Universum wurde gewonnen. Das Bild vom Menschen als eines integralen Bestandteils der Natur nimmt immer mehr

Konturen an. Die dynamische Natur des Lebensprozesses zeitigt ein Werden, das Darwin in seinen beharrlichen Versuchen, die Übergangstadien der Arten zu beschreiben, kaum wahrgenommen hatte. Kürzlich veröffentlichte Forschungsberichte über physiologische Zyklen haben die Begriffe „Homöostase", „Fließgleichgewicht" und „Adaptation" im herkömmlichen Sinn als überholt bezeichnet (Shaefer 1962). Man führte den Begriff „Homöokinese" ein, um damit das Vorhandensein einer größeren Anzahl von dynamischen Interaktionen zu benennen, die in ihrer Gesamtheit die Muster und Organisation des Lebens zu erhalten suchen.

Kernspaltung und -fusion haben neue Felder für die Forschung erschlossen. Die Erforschung des Weltraums schreitet voran. Durch Untersuchungen der Charakteristiken elektrischer Felder gelangt man zu grundlegenden Theorien und neuen Fakten. Die moderne Technologie revolutioniert alle Aspekte der Welt des Menschen. Erneut werden die Vorstellungen über die Natur des Menschen und seiner Welt grundlegend umgestaltet. Der Mensch ist nicht länger an den Planeten Erde gebunden. Eine Kosmologie, die auch die Galaxien in den Blick nimmt, tritt an die Stelle der bisherigen heliozentrischen Sichtweise. Ein sich ausdehnendes Universum spricht den Menschen an und weckt sein Interesse, während er sich gleichzeitig vor der Vernichtung der Erde fürchten muß. Radioaktive Niederschläge bedrohen sein Leben, und gleichzeitig ist denkbar, daß er durch die strahlungsbedingten genetischen Auswirkungen seinen gegenwärtigen Entwicklungstand transzendieren kann.

Philosophen und Theologen, Wissenschaftler, Erzieher und Mitarbeiter des Gesundheitswesens, Humanisten und Künstler haben die Aufgabe, an der Entwicklung einer neuen Kosmologie mitzuwirken, die die Welt des Menschen angemessener erfaßt. Die Grundlagen von ehedem reichen nicht mehr aus, um darauf eine Zukunft aufzubauen. Langsam wird ein neues Bild vom Menschen als einem unteilbaren, ganzheitlichen Wesen sichtbar. Mehr und mehr konzentriert sich die Erforschung des Lebensprozesses auf den Menschen als Ganzem.

Trotz aller seiner Ängste und Unsicherheiten bemüht sich der Mensch weiter um eine zunehmend humanitärere Einstellung. Diese Wertvorstellungen finden verstärkt Ausdruck in der Suche nach besseren Möglichkeiten, der Gesundheit und dem Wohlbefinden des Menschen zu dienen. Es ist durchaus richtig, diese veränderten Wertvorstellungen in Verbindung mit dem Überlebenskampf des Menschen zu sehen. Auch muß diese immer kleiner werdende Welt das zunehmend komplexer werdende menschliche Wissen sowie die integrierenden Kräfte der globalen Vernetzung der Menschen in Betracht ziehen. Die Geschichte des Universums ist die Geschichte einer Synthese: das Verschmelzen physikalischer, biologischer und kultureller Phänomene führt zu einer wachsenden Organisationskomplexität. Die zunehmende Fähigkeit des Menschen, im Rahmen der Evolution immer sinnvollere Abstraktionen zu bewältigen, lassen erahnen, welche Bedeutung in Zukunft ganzheitlichen Entwürfen zukommt.

Seit über einer Million Jahren bevölkert der Mensch die Erde. Er kannte gute und schlechte Zeiten. Sein Erkenntnisdrang ließ nie nach. Gesundheitfördernde und lebenserhaltende Maßnahmen begleiteten den Menschen auf seinem Weg durch die Zeiten. Immer wieder versuchte er, seiner Lebensgestaltung einen Sinn zu geben, sei es durch Religion, Philosophie, Wissenschaft oder Kunst. Wie ein roter Faden zieht sich durch die Geschichte des Menschen das Wissen um seine Sterblichkeit. Er begegnet(e) dem Tod als einem Teil des Lebens mit Gelächter und Spott, mit einem Gefühl der Sinnlosigkeit und Glauben, mit Verdrängung und dem Wunsch nach Erlösung. Die zunehmende Sorge um die Erhaltung des Menschlichen im Menschen findet hierin ihren Ausdruck.

Die Wirklichkeit evolutionärer Veränderungen ist offenkundig. Die menschliche Entwicklung während dieser Zeit spiegelt die zunehmende Komplexität ihrer Muster und Organisation wider. Neue, bislang noch nicht erörterte erkenntnistheoretische Modelle gründen in Befunden aus einer Zeit, die noch weniger eindeutige Fakten besaß als wir heute. Der Mensch des zwanzigsten Jahrhunderts wird mit seinem elementaren Streben nach Wissen und neuen Erkenntnissen den bisher genannten noch weitere unbekannte Ideen hinzufügen.

Literatur

Montagu, A.: „Vorwort" zu Huxley, T. H.: Man's Place in Nature. The University of Michigan Press, Ann Arbor, Michigan 1959

Rensch, B.: Evolution Above Species Level. Columbia University Press, New York 1960

Rensch, B.: Biophilosophie auf erkenntnistheoretischer Grundlage. Fischer, Frankfurt/Main 1968

Rensch B.: Das universale Weltbild: Evolution und Naturphilosophie. Wissenschaftliche Buchgesellschaft 1991

Shaefer, K. E.: Man's Dependence on the Earthly Atmosphere. The Macmillan Co., New York 1962

Terry, K./Tucker, W.: „Biologic Effects of Supernovae". In: Science, Band 159, 26. Januar 1968, S. 421–423.

5. Der Weg ins zwanzigste Jahrhundert

„Weder die anorganische Natur noch das Leben können wir verstehen, wenn wir sie nicht als essentielle Bestandteile einer Einheit ‚wahrer' Dinge zusammensehen, deren gegenseitige Verbindung und individuelle Wesenszüge das Universum ausmachen."
(Alfred North Whitehead)

Die Anstrengungen im Laufe der Jahrhunderte, die vielfältigen Erscheinungsweisen des Lebens zu erklären, haben eine Vielzahl von Konzeptionen und Theorien hervorgebracht. Diese dokumentieren und beschreiben das reichhaltige Wissen über die Merkmale lebender Systeme. Die Griechen der Antike vertraten die Auffassung, daß das menschliche Wesen nicht verstanden werden kann, wenn nicht auch die Natur als Ganze verstanden wird; sie glaubten, daß Naturgesetze den Menschen und seine Welt beherrschen. In der Folge betrachtete man im frühen Mittelalter und den folgenden Jahrhunderten den Menschen als von der Natur getrenntes Wesen. Erst im späten siebzehnten Jahrhundert zog die Wissenschaft ernsthaft in Erwägung, daß der Mensch von Naturgesetzen gesteuert werden könnte. 1675 (veröffentlicht erst 1757) stellte Isaak Newton das von ihm entwickelte Konzept vor, das unserem heutigen elektromagnetischen Feld[6] sehr nahe kam und welches die unterschiedlichsten Eigenschaften sowohl von lebender wie auch von nicht lebender Materie bestimmte (Ravitz 1962).

Der Erfolg der modernen Wissenschaft, die einem mechanistischen Ansatz folgte und den Dualismus von Körper und Geist betonte, war gleichbedeutend mit der konsequenten *Verleugnung der Einheit von Mensch und Natur*. Die Wege von Wissenschaft und Religion trennten sich. Man verbannte die Philosophie in eine entfernte Ecke des menschlichen Bewußtseins und unterteilte das menschliche Leben in eine Reihe einzelner Daseinsbereiche, mit denen sich verschiedene und voneinander abgegrenzte (Experten-)Gruppen beschäftigten.

Die sich durchsetzende Evolutionstheorie und die gleichzeitige zunehmende Ablehnung der Theorie spontaner Entwicklung („Autogenese") erschütter-

---

[6] Mit „Elektrizität" werden elektrische Ladungen und die damit verbundenen elektrischen und magnetischen Felder bezeichnet. Sie ist in ihren beiden Erscheinungsformen „positive/negative Elektrizität/Ladung" an die Materie gebunden, d. h. infolge des Aufbaus der Materie und ihrer Atome haben Körper bei negativer Aufladung einen Elektronenüberschuß, bei positiver Aufladung einen Elektronenmangel. Elektrischer Strom erzeugt in seiner Umgebung ein Magnetfeld (M. A.).

ten den Glauben des Menschen an die Einzigartigkeit seiner Existenz. Der italienische Gelehrte und Schriftsteller Francesco Redi (1626–1697) erbrachte den experimentell gewonnenen (und 1668 veröffentlichten) Nachweis, daß eine spontane Entwicklung nicht vorkommt. Dennoch entwickelten Verfechter des autogenetischen Ansatzes zahllose Experimente und Erklärungen, die ihre Auffassung stützen sollte. Die französische Akademie der Wissenschaften setzte sogar einen Preis für eine überzeugende Beantwortung dieser Frage aus. Dieser Preis ging an den französischen Chemiker und Biologen Louis Pasteur (1822–1895), der seine Arbeit auf diesem Gebiet 1862 veröffentlichte und damit den Skeptikern keinen Raum mehr für Gegenargumentate ließ. Der Theorie der Autogenesis war damit der Todesstoß erteilt.

Gewissermaßen ein Nebenprodukt der Arbeit von Pasteur war, daß er die Theorie der Existenz und Wirkungsweise von Krankheitserregern belegen konnte. Ihm gelang es, das Vorhandensein eines bestimmten Erregers als eine unabdingbare Voraussetzung für das Entstehen einer bestimmten Erkrankung nachzuweisen. Als Kriterien für den Nachweis von Krankheitserregern wurden allgemein folgende von dem Bakteriologen Robert Koch (1843–1910) formulierten Grundbedingungen akzeptiert: Die in Frage kommenden Mikroorganismen müssen ständig in der Wunde sein; es müssen davon reine Kulturen angelegt werden können; reine Kulturen, die man in dafür geeignete Tiere einimpft, müssen dort dieselbe Erkrankung oder den selben pathologischen Zustand hervorrufen; und schließlich: die Mikroorganismen müssen von diesen geimpften Tieren in reiner Kultur zurückgewonnen werden können (nach der 10. Ausgabe von Tabor's Cyclopedic Medical Dictionary).

Mit diesen Kenntnissen war die Hoffnung begründet, für jede Krankheit einen Erreger zu finden; damit – so der Wunschtraum – würde der Mensch in die Lage versetzt sein, die Krankheiten, die ihn befallen, in den Griff zu bekommen. Die Vorstellung von der Monokausalität gewann an Bedeutung. Man sah Krankheiten als gesonderte Ereignisse an, die jeweils eine bestimmte Ursache hatten, die zu erkennen nur des Erfindungsreichtums des Menschen und harter Arbeit bedurfte. Gesundheit und Krankheit wurden so zu zwei klar unterscheidbaren Dimensionen des biologischen Lebens, die es auch getrennt voneinander zu untersuchen galt. Den Menschen verstand man immer weniger als einheitliches [7] Wesen.

---

[7] „Einheitlich" ist bei Rogers im Sinne von „eine Eineit erkennen lassend" zu verstehen; siehe Glossar, S. 197 ff. (M. A.).

Um die Mitte des neunzehnten Jahrhunderts rettete Florence Nightingale (1820–1910) im türkischen Scutari viele Menschenleben, indem sie zum einen Hygienemaßnahmen und zum anderen der Fürsorge besondere Beachtung schenkte. Die Belege für die Wirksamkeit ihrer Bemühungen häuften sich. Trotz massiver Gegenwehr nahm die moderne Pflege hier ihren Anfang. Die Beschaffenheit der Umgebung des Menschen wurde fortan als wichtiger Faktor für den Genesungsprozeß gesehen. Daten, die man aus umfangreichen Statistiken gewann, bestätigten, daß die Aussagen Nightingales richtig waren. Schon zu Ende des letzten Jahrhunderts wies sie mit Nachdruck darauf hin, daß die Erhaltung der Gesundheit ebenso wichtig sei wie die Pflege der Kranken. Nightingale sah in ihren Leitsätze den Menschen im Kontext einer natürlichen Welt und rückte seine Menschlichkeit in den Vordergrund. Damit waren die Grundlagen für das Betätigungsfeld der modernen Pflege geschaffen.

Nacheinander entwickelten sich die Physik, die Biologie und schließlich die Sozialwissenschaften. Diese Disziplinen blühten auf; neue Fachgebiete kamen hinzu. Wissenschaftler spezialisierten sich immer weiter; Fakten wurden angehäuft; zwischen den einzelnen Fachbereichen entstanden mehr und mehr unsichtbare Wände. Die Erforschung der einzelnen Persönlichkeitsbereiche des Menschen zeitigte zwar zunehmend komplexer werdende, aber isoliert nebeneinanderstehende Wissensbestände. Man hob den Menschen nicht nur von seinen natürlichen Grundlagen ab, sondern ließ auch gänzlich außer Acht, daß seine Integrität nur als funktionierendes Ganzes vollständig zu begreifen ist. Die Untersuchung biologischer Prozesse verstärkte den Blick auf die Entitäten[8], die Systeme, Organe und Zellen, statt auf deren Organisation. Die Zelle wurde als kleinster Baustein des Lebens angesehen.

Gegen Ende des neunzehnten Jahrhunderts rückte Sigmund Freud (1856–1939) die Erforschung der menschlichen Psyche in den Mittelpunkt der Aufmerksamkeit. Freud entwickelte mit den Begriffen „Ich", „Es" und „Über-Ich" ein topologisches Persönlichkeitsmodell, d. h. er operierte mit theoretischen Anleihen aus der Lehre von der Lage und Anordnung geometrischer Gebilde im Raum; er definierte den Lebens- und Todestrieb und entwarf die Libido-Theorie (Theorie vom Sexualtrieb). Die Psychoanalyse als Disziplin nahm ihren Anfang mit dem Buch „Studien zur Hysterie", das Freud im Jahre 1895 veröffentlichte. Damit begründete er eine Psychopathologie- und Psychotherapie-„Schule".

---

[8] „Entität" bedeutet für Rogers das „Dasein" im Unterschied zum „Wesen" eines Dinges; siehe Glossar, S. 197 ff. (M. A.).

Um die Jahrhundertwende wurden auch in der Welt der Physik Entdeckungen von großer Tragweite gemacht, die später die weitere Entwicklung neuer Ideen in den biologischen und psychosozialen Wissenschaften nachhaltig beeinflussen sollten. Man hatte die klassische Teilchenphysik um die Feldphysik ergänzt. Verschiedene Ereignisse in der physikalischen Welt erhielten damit eine neue Einheit. Man stellte fest, daß Felder und Teilchen nicht zur gleichen Zeit beobachtet werden können, obwohl beide Phänomene für eine genaue Beschreibung der Vorgänge benötigt werden. In großer Zahl entstanden neue Deutungen der physikalischen Welt. 1905 ließ die Relativitätstheorie von Albert Einstein (1879–1955) die wissenschaftliche Welt erbeben. Die vier Raumzeit-Koordinaten traten an die Stelle des dreidimensionalen Universums.

Anfang des neunzehnten Jahrhunderts war die Elektrizität zu einem festen Bestandteil der Physik geworden. In den Jahren danach wurde die energetische Natur nicht-lebender Materie zunehmend akzeptiert. Obgleich man sich schon seit Newton für bio-elektrische Phänomene interessierte, hatten sich damit nur wenige Forscher beschäftigt. Jene, die im achtzehnten Jahrhundert für die Auffassung von der energetischen Eigenschaft lebender Dinge fochten, waren bemüht, Belege zu finden, die ihre Theorien stützten. Der Arzt und Naturheilkundler Franz Mesmer (1734–1815) nannte dieses unbekannte Phänomen „Tiermagnetismus" (1775) und sah es in einem direkten Zusammenhang mit dem Nervensystem „beseelten Lebens". Einige Autoren jener Zeit äußerten die Vermutung, die Schläge des Zitterrochens seien elektrischer Natur. Pierre Berthalon (1741–1800) veröffentlichte im Jahre 1783 die ersten Experimente, die den Einfluß atmosphärischer Elektrizität auf die Vegetation belegten. Die berühmte Arbeit des italienischen Mediziners Luigi Galvani (1737–1798) über die Wechselwirkung zwischen Froschbeinen und elektrischen Strömen legte die Grundlagen für spätere Untersuchungen, die die elektrische Energie als ein Merkmal aller protoplasmischer Systeme nachwiesen, d. h. jener Systeme, die hauptsächlich aus lebenden Zellen mit Proteinen als Innensubstanz bestehen.

Belege für die elektrische Natur lebender Systeme ließen sich aber zunächst kaum finden. Zu Beginn des zwanzigsten Jahrhunderts erlebte das Interesse an den elektrischen Eigenschaften des Lebens eine Renaissance. Man konnte elektrische Korrelate von Wachstumsprozessen ausfindig machen. Ergebnisse elektrometrischer Untersuchungen erbrachten den Nachweis, daß entgegengesetzte Ladungen und Kräftefelder(-Unterschiede) in lebenden Systemen existieren. Das menschliche Wesen ließ sich als elektrisches Feld beschreiben.

Umfassendere Kenntnisse über die elektrischen Merkmale des Menschen führten zu technologischen Innovationen von hohem praktischen Wert. Man

entwickelte die Enzephalographie und Kardiographie, mit denen weitere Erkenntnisse über die Funktion des Gehirns und des Herzens zu erlangen waren.
1935 veröffentlichten Harold Saxton Burr und Filmer Stuart C. Northrop ihren historischen Essay „Die elektrodynamische Theorie des Lebens". Mit umfangreicher Beweisführung und Logik postulierten sie: „Die Muster oder Organisation eines jeden biologischen Systems werden durch ein komplexes elektrodynamisches Feld gebildet, welches zum Teil von seinen atomaren, physikalisch-chemischen Komponenten bestimmt wird und welches zum Teil das Verhalten und die Orientierung dieser Komponenten bestimmt. Dieses Feld ist elektrisch im physikalischen Sinne und durch seine Merkmale verbindet es die Entitäten des biologischen Systems zu einem charakteristischen Muster; es ist selbst zum Teil ein Resultat der Existenz dieser Entitäten. Es bestimmt die Komponenten und wird durch diese Komponenten bestimmt. Es muß inmitten eines physikalisch-chemischen Flusses Muster eher erhalten, als bilden. Daher muß es lebende Dinge regulieren und steuern und der Mechanismus sein, dessen Aktivitäten in ‚Ganzheit', Organisation und Kontinuität resultieren." (Burr/Northrop 1935, S. 322–333)
„So wie das Atom in der Chemie verlor in der Biologie die Zelle ihre Stellung als kleinste Einheit. Die Atom- und Zelltheorien waren damit überholt." (Morgulis 1952, S. XVI) Ein elektrisches Feld ersetzte nun die Zelle als Grundbaustein biologischer Systeme; lebende Dinge wurden fortan durch Muster und von „Ganzheit" gekennzeichnet und unterlagen den Naturgesetzen.
Zur selben Zeit als Burr und Northrop die biologische Feldtheorie entwickelten, arbeitete der Gestaltpsychologe Kurt Lewin (1890–1947) an einer psychologischen Feldtheorie (Lewin 1964). Er sah in jeglichem Verhalten eine Zustandsveränderung eines Feldes in einer bestimmten Zeitspanne. Unter einem psychologischen Feld verstand er ein einzelnes, interdependentes Ganzes, das eine große Anzahl von Determinanten umfaßt und als ein einzelnes, zusammmenhängendes System gesehen werden muß. Lewin verwies mit Nachdruck auf den Sachverhalt, daß die Wahrnehmung von zusammenhängenden Faktoren, die mit einem Ereignis in Verbindung gebracht werden, keine Feldtheorie vorwegnimmt. Es sei vielmehr wichtig, das Feld in seiner Eigenschaft als einzigartige Vollkommenheit zu betrachten. Ein wesentliches Kennzeichen seiner Theorie ist das Prinzip der Gleichzeitigkeit. Obgleich sich die Lebensräume kontinuierlich mit der Zeit verändern, behauptet er, daß nur das Gleichzeitigkeitsgefüge zu einem bestimmten Zeitpunkt Wirkung zeigen kann. „Jedes Verhalten und jegliche weitere Veränderung in einem psychologischen Feld hängen ausschließlich vom psychologischen Feld zu dem gegebenen Zeitpunkt ab." (Lewin 1964, S. 45) Dieses

Prinzip kam einer Ablehnung der Vergangenheit und Zukunft des Menschen gleich; Lewin stellte den kontinuierlichen Ablauf des Lebens nicht in Frage. Was mit dieser Theorie angesprochen wurde, waren die dynamischen Aspekte des Lebens. Das menschliche Verhalten verstand er als festgelegt und bestimmt durch die Interaktion von Person und Umwelt zu einem gegebenen Zeitpunkt und gemäß dem Zustand der Person und der Umwelt zu diesem Zeitpunkt.

Obwohl im Rahmen der Natur- und Sozialwissenschaften eine Vielzahl entsprechender Theorien entwickelt wurden, waren Konzepte, die den Menschen nicht nur für eine Ansammlung physikalischer, biologischer, psychologischer, soziokultureller und geistiger Entitäten hielten, generell vage und suspekt. Jahrzehntelang vergrößerte sich die Kluft zwischen den voneinander abgetrennten Daseinsbereichen des Menschen, und zwar in dem Maße, wie die wissenschaftlichen Disziplinen zu den jeweiligen Wissensbereichen Erkenntnisse und Theorien hervorbrachten. Ein Soziologe war sogar der Auffassung, der Mensch bestünde aus sechs „Selbsts" (physiologisch, psychologisch, logisch, metaphysisch, moralisch, soziopolitisch), zu der Jacques Barzun mit dem ihm eigenen Humor erstaunt anfragte: „Wird Klebstoff dies zusammenhalten können?" (Barzun 1964, S. 306). Doch die Sensibilität für die wechselseitigen Zusammenhänge der Wissensgebiete ist seither gewachsen; es wurde auch deutlich, daß das menschliche Dasein von einer Vielzahl von Faktoren bestimmt wird. Damit verloren die monokausalen Erklärungsansätze und Deutungen ihre Erklärungskraft.

Die neuen Erkenntnisse über elektrische Felder verbreiteten sich explosionsartig. Man begann, Kommunikationstheorien und Rückkopplungsmodelle anzuwenden, um andere Erklärungen für das menschliche Verhalten zu finden. 1956 wendete Gerald D. Wasserman (geb. 1937) die elektrische Feldtheorie an, um das Wesen und Verhalten von Organismen zu erklären (Wasserman 1956, S. 53–72). Er postulierte dazu – analog zu den Feldern, die bereits seit längerem in der Physik vorausgesetzt werden – Energiefelder in lebenden Systemen und schlug vor, die Morphogenese[9], das Verhalten und die parapsychologischen Phänomene mit Hilfe der elektrischen Feldtheorie zu erklären. Die Weltraumforschung, die vielfältige Aspekte auch des menschlichen (physischen, psychischen und umweltbezogenen) Verhaltens einschließt, eröffnete enorme Freiräume für Spekulationen über die Grenzen und Möglichkeiten des Menschen. Plötzlich galten viele herkömmliche Auffassungen als überholt. Neue Theorien wurden ausgearbeitet und erprobt.

---

[9] Morphogenese bezeichnet die Ausgestaltung und Entwicklung von Organen oder Geweben eines pflanzlichen oder tierischen Organismus (M. A.).

Eine biologische, psychologische usw. Gegenstandsbestimmung des Menschen beschreibt den Menschen genauso wenig, wie die Beschreibung des Wasserstoffs oder Sauerstoffs noch keine zutreffende Beschreibung des Wassers darstellt. Die Eigenart eines lebenden Systems unterscheidet sich deutlich von den Eigenschaften seiner Teile. Der Mensch ist ein einheitliches, den Naturgesetzen unterworfenes Wesen, das mit Hilfe eines komplexen elektrodynamischen Feldes beschreibbar ist. Er ist mehr als die Summe seiner Teile und unterscheidet sich von ihr. Physikochemische Gesetze reichen zu seiner Beschreibung nicht aus. Rückkopplungsmodelle mangelt es an der Berücksichtigung seiner dynamischen, unidirektionalen[10], wachsenden Komplexität. Das Bewußtsein und die Kreativität des Menschen sind integrale Bestandteile der Ganzheitlichkeit des Menschen.

Das seit Urzeiten bestehende Engagement der Pflege für die Gesundheit und das Wohlbefinden des Menschen hat neue Dimensionen angenommen. Allein schon die Bedingungen unseres Daseins definieren die grundlegenden Annahmen, auf denen das Pflegewissen und die Pflegepraxis beruhen. Das zentrale Anliegen der Pflege sind die Menschen. In der grundlegenden Auffassung von der Ganzheitlichkeit des Lebens sind die Prinzipien verankert, die die beschreibenden, erklärenden und voraussagenden Grundsätze der professionellen Pflegepraxis bestimmen.

Literatur

Barzun, J: Science: The Glorious Entertainment. Harper and Row, New York 1964
Burr, H. S./Northrop, F. S. C.: „The Electro-Dynamic Theory of Life". In: The Quarterly Review of Biology, 10, 1935, S. 322–333
Morgulis, S.: „Vorwort zur zweiten Ausgabe" von Oparin, A. I.: The Origin of Life. Dover Publications Inc., New York 1953
Lewin, K: Field Theory in Social Science. Harper Torchbooks, New York 1964 (deutsch: Werkausgabe, Band 4: Feldtheorie)
Ravitz, L. J.: „Studies of Man in the Life Field". In: Main Currents in Modern Thought, Band 19, September/Oktober 1962
Wasserman, G. D.: „An Outline of a Field Theory of Organismic Form and Behaviour". In: Extrasensory Perception. Little, Brown und Company, Boston 1956

---

[10] Unter „unidirektional" versteht Rogers „in eine Richtung verlaufend", „nicht-linear"; siehe Glossar, S. 197 ff. (M. A.).

Weiterführende Literatur zu Teil 1

Adler, M. J.:The Idea of Freedom. Doubleday & Co., Garden City, N. Y. 1958
Aldred, C.: The Egyptians. F. A. Praeger Verlag, New York 1961 (deutsch: Universum der Kunst, Band 27 und 28)
Allen E. L.: From Plato to Nietzsche. Fawcett Publications Inc., Greenwich, Conn. 1957
Ardrey, R: African Genesis. Atheneum Press, New York 1961 (deutsch: Adam kam aus Afrika)
Asimov, I.: The Wellspring of Life. New American Library, New York 1960
Asimov, I.: Life and Energy. Doubleday & Co., New York 1960
Barnett, A.: The Human Species. Penguin Books, Baltimore, Md. 1957
Barrett William: Irrational Man. Doubleday Anchor Books, Garden City, N. Y. 1962
Barrow, G.: Your World in Motion. Harcourt, Brace & World, New York, 1956
Barrow, J. D.: Die Natur der Natur, Wissen an den Grenzen von Raum und Zeit. Spektrum Akademischer Verlag, Heidelberg 1993
Barzun, J.: Science: The Glorious Entertainment. Harper and Row, New York 1964
Berrill, N. J.: Man's Emerging Mind. Fawcett World Library, New York 1964
Bertalanffy, L. von: Problems of Life. Harper Torchbooks, New York, 1960 (deutsch: Das biologische Weltbild. Die Stellung des Lebens in Natur und Wissenschaft)
Blum, H.: Time's Arrow and Evolution. Harper Torchbooks, New York 1962
Bohr, N.: Atomic Theory and the Description of Nature. The University Press, Cambridge 1934 (deutsch: Atomphysik und menschliche Erkenntnis)
Bohm, D./Factor, D. (Hrsg.): Die veborgene Ordnung des Lebens. Aquamarin Verlag, Grafing 1988
Bonner, J.: The Molecular Biology of Development. Oxford University Press, New York 1965
Bronowski, J.: Common Sense and Science. Random House, New York 1953
Bronowski, J.: Science and Human Values. (überarbeitete Fassung) Harper Torchbooks, New York 1965
Bunge, M.: Intuition and Science. Prentice-Hall, Englewood Cliffs, N. J. 1962
Burr, H. S./Lane, C. T.: „Electrical Characteristics of Living Systems". In: Yale Journal of Biology and Medicine, Heft 8, 1935, S. 31–35
Burr, H. S./Northrup, F. S. C.:„The Electro-Dynamic Theory of Life". In: Main Currents in Modern Thought, Band 19, September/Oktober 1963, S. 4–10
Butterfield, H.: The Origins of Modern Science. Collier Books, New York 1962
Cannon, W.: The Wisdom of the Body. W. W. Norton, New York 1939
Capra, F.: Das Tao der Physik. Scherz Verlag, München 1992
Capra, F.: Wendezeit – Bausteine für ein neues Weltbild, Deutscher Taschenbuch Verlag, München 1992
Champion, S. G./Short, D.: Reading from World Religions. Fawcett World Library, New York 1959
Coleman, James A.: Modern Theories of the Universe. The New American Library, New York 1963
Crombie, A. C.: Medieval and Early Modern Science, Band 2, Doubleday & Co., New York 1959
Crombie, A. C. (Hrsg.): Turning Points in Physics. Harper Torchbooks, New York 1961

Danto, A./Morganbesser, S. (Hrsg.): Philosophy of Science. Meridian Books, New York 1960
de Broglie, L.: The Revolution in Physics. The Noonday Press, New York 1953
de Cardin, T: The Phenomenon of Man. Harper Torchbooks, New York 1961
Deetz, J.: Invitation to Archaeology. The Natural History Press, New York 1967
de Santillana, G.: The Origins of Scientific Thought. The New American Library, New York 1961
Descartes, R.: Meditations. The Liberal Arts Press, New York 1960 (deutsch: Meditationen über die Grundlagen der Philosphie)
Dobzhansky, Th.: Mankind Evolving. Yale University Press, New Haven 1962
Dobzhansky, Th.: Evolution, Genetics, and Man. John Wiley and Sons, New York 1962
Dobzhansky, Th.: Heredity and the Future of Man. Harcourt, Brace & World, New York 1964
Dunn, L. C.: Heredity and Evolution in Human Populations. Atheneum Press, New York 1965
duNoüy, L.: Human Destiny. Longmans, Green and Co., New York 1947
Easton, Stewart C.: A Survey of Ancient, Medieval and Modern History. Barnes and Noble Inc., New York 1964
Eaton, R. M. (Hrsg.): Descartes Selections. Charles Scribner's Sons, New York 1927
Einstein, Albert: Relativity. Crown Publishing Co., New York 1961 (deutsch: Über die spezifische und allgemeine Relativitätstheorie)
Eiseley, L.: The Firmament of Time. Atheneum Publishers, New York 1966
Frankl, V. E.: Man's Search for Meaning, Washington Square Press, New York 1963 (deutsch: Der Wille zum Sinn, Ausgewählte Vorträge über Logotherapie)
Freud, S.: The History of the Psychoanalytic Movement and Other Papers (mit einer Einführung des Herausgebers P. Rieff). Collier Books, New York 1933
Gardner, J. W.: Excellence. Harper and Brothers, New York 1961
Gaster, Th. H.: The New Golden Bough. (gekürzte Fassung des Klassikers von Sir James Frazer) The New American Library, New York 1959
Frazer J. G.: Der goldene Zweig. Das Geheimnis von Glauben und Sitten der Völker. Rowohlt, Reinbek 1989
Goldstein, K.: The Organism. The American Book Co., New York 1939
Greene, J. C.: Darwin and the Modern World View. Louisiana State University Press, Baton Rouge 1961
Hadas, M.: Humanism. Harper & Brothers, New York 1960
Hagen, V. von: Realm of the Incas. The New American Library, New York 1957
Hagen, V. von: The Aztec: Man and Tribe. The New American Library, New York 1958
Harrison, J. E.: Mythology. Harcourt, Brace and World, New York 1963
Havens, G. R.: The Age of Ideas. Henry Holt & Co., New York 1955
Hawkins, D.: The Language of Nature. W. H. Freeman & Co., San Francisco 1964
Hawkins, G.: Stonehenge Decoded. Doubleday & Co, New York 1965
Hebb, D. O.: The Organization of Behaviour. John Wiley and Sons, New York 1949
Heilbronner, R. L.: The Worldly Philosophers. Simon and Schuster, New York 1961
Herrick, C. J.: The Evolution of Human Nature. The University of Texas Press, Austin, TX. 1956

Howells, W.: Back of History. Doubleday and Co., Garden City, NY 1954
James, E. O.: The Ancient Gods. Putnam's Sons, NY 1960
Jeans, Sir J.: The Growth of Physical Science. Fawcett Publications, Greenwich, Conn. 1961
Jerome, Th. S.: Aspects of the Study of Roman History. Capricorn Books, New York 1962
Johnston, A. (Hrsg.): Francis Bacon. Schocken Books, New York 1965
Kramer, S. N.: Sumerian Mythology. Harper and Brothers, New York 1961
Kuhn, T. S.: Die Struktur wissenschaftlicher Revolutionen. Suhrkamp Verlag, Frankfurt/Main 1991
Kuhn, T. S.: Die Entstehung des Neuen. Studien zur Struktur der Wissenschaftsgeschichte. Suhrkamp Verlag, Frankfurt/Main 1977
Langdon-Davies, J.: On the Nature of Man. The New American Library, New York 1961
Lawrence, W. L.: New Frontiers of Science. Bantam Books, New York 1964
Lehninger, A. L.: Bioenergetics. W. A. Benjamin, New York 1965
Lewinsohn, R.: Animals, Men and Myths. Fawcett Publications, Greenwich, Conn. 1954
Loomis, C. P./Loomis, Z. K.: Modern Social Theories. Van Nostrand Co., Princeton 1961
Margenau, H.: Open Vistas. Yale University Press, New Haven 1961
Mason, J. A.: The Ancient Civilisations of Peru. Penguin Books, Baltimore, Md. 1957
Mead, M. (Hrsg.): Cultural Pattern and Technical Change. The New American Library, New York 1955
Medewar, P. B.: The Future of Man. The New American Library, New York 1961
Medawar, P. B.: Die Einmaligkeit des Individuums. Suhrkamp, Frankfurt/Main 1969
Metraux, G. S./Crouzet, F. (Hrsg): The Evolution of Science. The New American Library, New York 1963
Mumford, L.: The Transformation of Man. Harper & Brothers, New York 1956
Mumford, L.: The Myth of the Machine. Harcourt, Brace and World, New York, 1967 (deutsch: Lob der Eisenbahn)
Murphy, G.: Human Potentialities. Basic Books, New York 1958
Meumann, E.: The Origins of History of Consciousness. Harper & Torchbooks, New York 1962 (deutsch: Ursprungsgeschichte der Bewußtseins)
Northrop, F. S. C.: Man, Nature and God. Pocket Books, New York 1963
Oparin, A. I.: The Origins of Life. Dover Publications, New York 1953
Piel, G.: Science in the Cause of Man. Alfred A. Knopf, New York 1961
Rensch, B.: Evolution Above the Species Level. Columbia University Press, New York 1960
Ruesch, H.: Top of the World. Pocket Books, New York 1951
Russell, B.: The ABC of Relativity. The New American Library, New York 1958 (deutsch: Das ABC der Relativitätstheorie)
Sears, P. B.: Where there is Life. Dell Publishing Co., New York 1962
Seymer, L. (Hrsg.): Selected Writings of Florence Nightingale. The Macmillan Co, New York 1954
Shamos, M. H./Murphy, G. M. (Hrsg.): Recent Advances in Science. Science Editions, New York 1961

Shapley, H.: The View from a Distant Star. Dell Publishing Co., Delta Book, New York 1964

Smith, H. W.: From Fish to Philosopher. Doubleday & Co., The Natural History Library Edition, New York 1961

Spero, J.: „Evolution". In: Nursing Science, Band 2, April 1964, S. 139–151

Stace, W. T.: Religion and the Modern Mind. J. B. Lippincott, Philadelphia 1952

Sullivan, W.: We Are Not Alone. McGraw-Hill Book, New York 1964

Theobald, R.: The Rich and the Poor. The New American Library, New York 1961

Thomas, E. M.: The Harmless People. Alfred A. Knopf, New York 1959

Thomas, E. M.: Im Mond der Rentiere. Knaur, München 1990

Thomas, E. M.: Die Frau des Jägers. Knaur, München 1993

Thompson, D'Arcy W.: Growth and Form. University Press Cambridge, 1952, 2. Ausgabe (deutsch: Über Wachstum und Form)

Tocquet, R.: Life on the Planets. Grove Press, New York 1962

Toynbee, A. J. A./gekürzte Fassung von D. C. Somervell: Study of History. Oxford University Press, New York 1947 (deutsch: Gang der Weltgeschichte. Aufstieg und Verfall der Kulturen. Kulturen im Übergang)

Toynbee, A. J. A.: Menschheit und Mutter Erde. Classen, Düsseldorf 1988

Toynbee, A. J. A.: Greek Civilization and Character. The American Library 1953

True, W. P. (Hrsg.): Man and his Work. Simon and Schuster, New York 1960

Warner, R.: The Greek Philosophers. The New American Library, New York 1958

White, M.: The Age of Analysis. The New American Library, New York 1955

Whitehead, A. N.: Science and the Modern World. The Macmillan, New York 1925

Whitehead, A. N.: His Reflections on Man and Nature. Harper & Brothers, New York 1961

Wilber, K.: Halbzeit der Evolution. Goldmann Verlag, München 1991.

Teil 2
Das Phänomen Mensch:
das zentrale Anliegen der Pflege

„Das richtige Studienobjekt der Menschheit ist der Mensch." (Alexander Pope)

Einführung

Michael Polanyi schrieb einmal: „Weder wurde die Existenz der Tiere von Zoologen, noch die der Pflanzen von Botanikern entdeckt, und der wissenschaftliche Wert der Zoologie und Botanik ist nicht mehr als eine Weiterentwicklung des vorwissenschaftlichen Interesses des Menschen an den Tieren und den Pflanzen" (Polanyi 1958, S. 139). Diese These kann man auch wie folgt umschreiben: „Die Existenz des Menschen wurde nicht von Pflegekräften entdeckt, und der wissenschaftliche Wert der Pflege ist nur eine Weiterentwicklung der fortwährenden Bemühungen der Menschheit, den Menschen zu erklären".
Zentrales Anliegen der Pflege ist der Mensch in seiner Gesamtheit. Der Lebensprozeß und sein Begleiter „der Tod" stellen hochkomplexe dynamische Vorgänge dar. Von großer Tragweite ist dabei, daß die Entwicklung des Lebensprozesses eine Abfolge von Stadien durchläuft. Die Grundlagen für ein Verstehen der zahlreichen Erscheinungsweisen menschlichen Verhaltens bilden die Kenntnisse der charakteristischen Eigenschaften des Lebens.
Im menschliches Verhalten verschmelzen physische, psychische, soziale, kulturelle und geistige Eigenschaften zu einem unteilbaren Ganzen, – einem Ganzen, in dem die einzelnen Bestandteile nicht mehr erkennbar sind. Das menschliche Dasein ist ein einheitliches, nicht reduzierbares Phänomen. Die den Menschen kennzeichnenden Eigenschaften werden erst dann sichtbar, wenn die einzelnen Teile ihre Eigenart verlieren. Die Komplexität des Lebens läßt sich mit einer harmonischen Melodie kontinuierlich interagierender Variablen vergleichen, die ihre Hörer in den Bann zieht. Die Ordnung und Muster lebender Systeme erlangen im Menschen ihre höchste Komplexität. Nur der Mensch, der ja viele Eigenschaften mit anderen Lebensformen gemeinsam hat, besitzt die Fähigkeit sich seiner selbst und der Welt, die ihn umgibt, bewußt zu werden, was ihn letztendlich auch von den übrigen Lebewesen auf diesem Planeten unterscheidet. Durch ihn werden die rudimentären Bewußtseinsformen transzendiert, was als Rationalität, als Fähigkeit zur Kreativität und in seiner Menschlichkeit seinen Ausdruck findet. Die Menschen sind zugleich denkende und fühlende Wesen.
Das theoretische System der Pflege basiert auf diesen grundlegenden Annahmen über den Menschen. Im diesem Teil des Buches verwende ich den Begriff „Mensch" in folgendem Sinn: Das menschliche Wesen stellt ein spezifisches System dar, dessen charakteristische Eigenschaft die einer Ganzheit ist.

Die Erforschung des Menschen hat die unzähligen Ereignisse zum Gegenstand, die im Verlauf der Lebensspanne von der Geburt bis zum Tod eintreten können. Zwischen „normalen" und „pathologischen" Prozessen werden keine Unterschiede gesehen und keine Unterschiede gemacht. Die in den Begriffen „Wohlbefinden" und „Unwohl-sein" zum Ausdruck gebrachten zwei sich gegenüberstehenden Vorstellungen reichen nicht aus, um die dynamische Komplexität und die ungewisse Erfüllung der Entfaltung des Menschen darzustellen.

In diesem Teil 2 des Buches definiere und diskutiere ich die allgemeinen Eigenschaften des Menschen, die die Grundlage für die Entwicklung und das Verständnis der ganzheitlichen Prinzipien und hypothetischen Verallgemeinerungen der Pflege bilden; letztere werden in Teil 3 behandelt.

Literatur

Polanyi, M.: Personal Knowledge. The University of Chicago Press, Chicago 1958 (deutsch: Implizites Wissen).

6. Der Mensch: ein einheitliches Ganzes

> „Ob wir uns mit einem Atom, einer Galaxis oder mit dem Menschen beschäftigen, die charakteristischen Merkmale des Ganzen unterscheiden sich grundlegend von denen seiner Teile ... ."
> (C. Judson Herrick)

Wie oben in Teil 1 schon ausgeführt, sahen die Griechen des Altertums den Menschen als ein einheitliches, nicht-reduzierbares Wesen und als integralen Bestandteil des Universums. Mit der Entwicklung der modernen Wissenschaften beförderten die technologischen Innovationen zunehmend detaillierte Daten über die mikroskopische und submikroskopische Welt ans Tageslicht. Die herausragenden Leistungen der Technik machten komplizierte Maschinen möglich, deren Funktionen sich analog denen des Menschen verstehen lassen. Der Mensch als einheitliches Ganzes ging buchstäblich in der Fülle der physikalischen und chemischen Befunde unter. Er wurde nicht mehr als menschliches Wesen angesehen, sondern als eine in Betrieb befindliche Ansammlung von Systemen, Organen und Zellen. Das menschliche Empfindungsvermögen faßte man als einen vom physischen Wesen getrennten Bereich auf. Weitere Unterteilungen in „menschliches physikophysiologisches Verhalten" auf der einen und in „Phänomene des Bewußtseins" auf der anderen Seite steigerten die Bemühungen, den menschlichen Geist zu erforschen. Erst seit kurzem wird man sich zunehmend bewußt, daß der Mensch durch Gesetzmäßigkeiten, die nur Teile seines Wesens regulieren, nicht erklärt werden kann.

Ansätze, die Wissensbestände verschiedener Forschungsdisziplinen zusammenzuführen, sind in der Erforschung von neurologischen Anteilen am emotionalen Verhalten erkennbar, die in der Psychologie vorgenommen wird. Bestimmte Kybernetiker hoffen nach wie vor, daß sie eines Tages „in der Lage sein werden, nicht nur alle Funktionen des Nervensystems, sondern auch alle intellektuellen Aktivitäten des Menschen mit Hilfe einer Informationstheorie oder mittels Schlußfolgerungen daraus erklären zu können ..." (deBroglie 1962, S. 68). Zwar machen diese Bemühungen zunehmend deutlich, daß das Erkennen dem Wesen nach ein ganzheitlicher Prozeß ist, dennoch ermöglicht dies nicht, das Wesens des Menschen im Sinne eines einheitlichen Ganzen zu verstehen. Der Mensch als einheitliches Ganzes ist aber Realität. In seiner Gesamtheit interagiert er mit seiner Umwelt. Nur in dem Maße, wie die Ganzheit des Menschen gesehen wird, kann die Erforschung des Menschen sinnvolle Begriffe und Theorien hervorbringen. Nur wenn man die Einheit und Ganzheit des Menschen wahrnimmt, ist es möglich, die besonderen Eigenschaften des Menschen ausfindig zu machen.

Das Problem, den Menschen als ein einheitliches Ganzes zu begreifen, bereitet vielen Menschen Probleme. Trotz fortwährender Beteuerungen, die Einheit des Menschen für zutreffend zu halten, offenbart meist schon ein kurzes Hinterfragen, wie sehr der einzelne additiv wahrnimmt. In den vergangenen Jahren haben Versuche zur Ausarbeitung ganzheitlicher Theorien über menschliches Verhalten belegt, wie schwierig es ist, den Menschen als Gegenstand von Forschung näher zu bestimmen. Lewis Mumford stellte einmal fest: „Wir sind durch Gewohnheiten, die aus vergangenen Zeiten der menschlichen Zivilisation stammen, viel zu schnell versucht, an jene Form von Einheit und Ganzheit zu denken, die durch das Zusammentreffen von Spezialisten, durch das Organisieren von ‚interdisziplinären Aktivitäten' oder mittels vernünftiger Synthese auf der Basis logischer Systeme zur Verschmelzung der Wissenschaften geschaffen wird" (Mumford 1956, S. 243). Interdisziplinär angelegte Diskussionen als eine Möglichkeit, zu einer Vorstellung vom Menschen als eines einheitlichen Ganzen zu gelangen, erwiesen sich jedoch als bemerkenswert beschränkt. Leider hatte eine enge Zusammenarbeit von Leuten aus verschiedenen Fachdisziplinen im allgemeinen nur den „Erfolg", den Menschen doch wieder auf die Sichtweisen der einzelnen Disziplinen zu reduzieren. So aber nimmt das Ganze die Form von Hirngespinsten an, die einer produktiven Nachforschung abträglich ist.

Wie zahlreiche Autoren anmerken, kann das Ganze nicht verstanden werden, wenn man es auf seine Einzelteile reduziert (Baranski 1960; Bergman 1968; deChardin 1961; Dubos 1965; duNoüy 1947; Herrick 1956; Koestler 1968; Polanyi 1958). Mit der Entwicklung der allgemeinen Systemtheorie eröffneten sich nun Möglichkeiten, lebende Systeme zu erforschen, und zwar dadurch, daß zur Kennzeichnung aufsteigender Niveaus von Organisationen hierarchische Systeme eingeführt wurden. Diese Vorgehensweise ist nun keineswegs neu. Bereits 1862 forderte der Pathologe Rudolf Virchow, daß die Naturwissenschaften die Erforschung von Zellen, Gewebe, Organismen und auch deren soziale Schichtungen umfassen müßte (Virchow 1862).

Zur Erarbeitung von grundlegenden Begriffen und Hypothesen zum besseren Verständnis des Lebensprozesses wendete James G. Miller (1965, S. 213) 1965 in seiner Arbeit die allgemeine Systemtheorie auf Verhaltensweisen an und konnte damit sieben Ebenen lebender Systeme unterscheiden: Zellen, Organe, Organismen, Gruppen, Organisationen, Gesellschaften und supranationale Systeme. Außerdem schlug er eine interdisziplinäre Zusammenarbeit zur Erforschung der Multi-Ebenen-Systeme vor, um zu einer empirischen Bewertung seiner Hypothesen zu gelangen (ebd., S. 104). Miller hob hervor, daß „komplexere Systeme auf höherer Ebene Eigenschaften wie die, daß sie mehr als die Summe ihrer Teile sind, offenbaren, die auf niedrigerer Ebene nicht beobachtet werden konnten" (ebd., S. 217). Damit ist aber offensichtlich, daß der Multi-System-Ansatz zumindest einige jener Probleme fortschreibt, die der Auffassung vom Lebensprozeß als einem Verbund von Unter- und Übersystemen eigen sind und somit der Wahrnehmung des Menschen als einer einheitlichen Ganzheit im Wege stehen.

Edward Purcell (1968, S. 43) hat einmal angemerkt, daß die „einfachsten Interaktionen – in einem großen Verbund – kooperative Verhaltensweisen hervorrufen können, deren Deutung unsere kompliziertesten Analysemethoden herausfordern", und die „jedem eine ernüchternde Warnung sein muß, der den Weg rigorosen Deduzierens einschlägt", sei es in der Physik oder in anderen Disziplinen (Purcell 1968, S. 44).

John Godolphin B. Bennett (1966) versuchte in seinem vierbändigen Werk mit dem Titel „The dramatic Universe" das gesamte damalige Wissen in einem zusammenhängenden System zu ordnen, und stellte dazu die Hypothese auf, daß das Leben die Aufgabe hat, automatisch ablaufende und bewußte Prozesse im gesamten Universum in Einklang zu bringen. Er arbeitete eine Abfolge von „Wirklichkeitskategorien" (d. h. Fakten) und „Wertkategorien" aus. An erster Stelle in seiner Abfolge der „Wirklichkeitskategorien" steht die Kategorie „Ganzheit". Ganzheit wird zwar als allgegenwärtig, aber als relativ dargestellt. Dazu hält Bennett fest: „... die Abstufungen von Ganzheit ... werden durch das Ausmaß oder den Grad bestimmt, in dem ein bestimmtes Objekt sich selbst ist und nicht in etwas anderes übergeht, das nicht sich selbst ist" (Bennett 1956, S. 36).

Charles Eugene-Guye, ein schweizer Physiker, stellte einmal fest, daß „es die Bandbreite der Wahrnehmung ist, die ein Phänomen entstehen läßt" (Noüy 1947, S. 19). Lecomte duNoüy (1947, S. 17 ff.) veranschaulichte diese Aussage sehr gekonnt, indem er hervorhob, daß „von der Psychologie der Massen nicht auf die Psychologie von Individuen geschlossen werden kann". Als weiteres Beispiel führt duNoüy an, daß „Natrium ein Metall und Chlor ein giftiges Gas ist; deren Kombination ergibt Natriumchlorid, harmloses Küchensalz. Keines der Charakteristika der Natrium- und Chlor-Atome ermöglicht uns, die Eigenschaften von Salz vorauszusagen". Deshalb sind Kenntnisse der Systeme unterhalb der Systemebene „Mensch" – auch wenn sie recht umfangreich sind – für jenen vergleichsweise nutzlos, der damit meint, die Eigenschaften des „lebenden Systems ‚Mensch' " bestimmen zu können.

Genauso wenig können nun die charakteristischen Eigenschaften des Menschen durch das Studium der Biologie, der Physik, der Psychologie und der Soziologie gewonnen werden, wie seine psychologisch faßbaren Eigenschaften durch das Studium der Atome und Moleküle erfaßt werden können.

Diese Sichtweise stellt Interaktionen zwischen unteren Systemebenen und Organisationsebenen nicht in Frage, jedoch entstehen offensichtlich Probleme, wenn man nicht wahrnimmt, daß die Eigenschaften des Ganzen nicht die seiner Teile sind. Auch wenn man verstandesmäßig akzeptiert, daß der Mensch ein System eines ausweisbaren Ganzen ist, so bietet dies noch keine Garantie dafür, daß die Beschreibung des Menschen nicht doch wieder – wie dies allgemein der Fall ist – durch ein oder mehrere Teilsysteme erfolgt und damit die Bedeutung des Menschen in seiner Gesamtheit zunichte gemacht wird.

Es ist der Geist-Körper-Dualismus der kartesianischen Philosophie, der es weiterhin schwer macht, den Menschen als ein einheitliches Ganzes zu verstehen. Zudem haben neue Entdeckungen in der Physik in Verbindung mit Untersuchungsbefunden, die Rückkopplungssysteme mit den Funktionsweisen des Menschen gleichsetzen, den Anhängern mechanistischer Erklärungsansätze des Lebens wieder Auftrieb gegeben.

Es ist nicht uninteressant zu sehen, daß diejenigen, die vorschlagen, den Menschen als Maschine zu sehen, selbst in einem Dilemma stecken. Maschinen lassen sich nämlich genauso wenig wie Menschen auf ihre Einzelteile reduzieren. Man kann kein Radio an seinen physikalischen oder chemischen Bestandteilen erkennen. Es ist doch eher die Beschreibung des Ganzen, die darauf hinweist, daß ein aus verschiedenen Teilen zusammengebautes Radio einmal Töne von einem Ort zum anderen übertragen wird. Die Tatsache, daß der Mensch maschinenähnliche Funktionseigenschaften aufweist, bietet noch keine ausreichende Grundlage dafür, ihn auch als Maschine zu bezeichnen. Maschinen werden von Menschen gemacht; sie funktionieren nach technischen Prinzipien, wie sie im Plan entworfen worden sind. Demgegenüber zeigt aber der Lebensprozeß einen dynamischen Verlauf, der sich kontinuierlich vollzieht, kreativ und evolutionär ist und nicht vorhergesagt werden kann. Die Entstehung von Mustern und Organisationen lebender Systeme ist sehr variabel und laufend Veränderungen unterworfen.

Das Funktionieren von Organen und Zellen macht aus ihnen noch keine menschlichen Wesen. Einzelne oder im Verbund auftretende respiratorische Systeme, Zirkulationssysteme oder neurologische Systeme sind – auch wenn sie noch so genau beschrieben werden – nicht mit lebenden Systemen gleichzusetzen. Das Empfindungsvermögen des Menschen kann nicht auf Systeme, Organe und Zellen reduziert werden. Das Menschsein des Menschen ist nicht das Produkt einer Maschine. Die Ganzheit des Lebens kann man nicht mittels Gesetzen der Physik oder der Biologie erkennen. Und zudem gilt: „Lebende Menschen als empfindungsunfähig darzustellen, ist empirisch falsch, so wie es logischer Blödsinn ist, sie als denkende Automaten anzusehen." (Polanyi 1958, S. 339)

Man kann aber den menschlichen Geist auch nicht von der Wirklichkeit seines physiko-physiologischen Seins abtrennen und behaupten, dieses sei der Mensch. Ebensowenig kann man diese beiden Bereiche dadurch verbinden, daß man den „Verstand" als einen Ausdruck neurologischer Funktionsweisen beschreibt. „Das Gehirn ist nicht alleine für den Verstand verantwortlich, obgleich es ein notwendiges Organ für dessen Manifestation ist. In der Tat ist ein einzelnes isoliertes Gehirn ein Stück biologischen Unsinns." (Huxley 1961, S. 17) Das menschliche Sein ist durch Masse, Struktur, Funktion und Gefühle gekennzeichnet. Es ist weder eine entkörperte Einheit noch eine mechanische Ansammlungen von Teilen. Nur in seiner Ganzheit ist es erkennbar, und es verhält sich nur als Ganzes.

Das Vorhandensein eines Energiefeldes unterstreicht, daß der Mensch ein einheitliches Ganzes ist; es stellt auch die vorstellungsmäßigen Kategorien bereit, die für diese Einheit und Ganzheit kennzeichnend sind. Struktur und Funktion lebender Systeme stellen Feldphänomene dar; sie spiegeln das dynamische Wesen des Lebensprozesses wider. Ein Feld transzendiert seine Bestandteile und besitzt seine eigene Vollkommenheit. Es handelt als Ganzes. Das menschliche Feld ist der Ausgangspunkt, um sich den Menschen als einheitliches Ganzes vorstellen zu können. *Das menschliche Wesen ist mehr und anderes als die Summe seiner Teile.*

Menschliches Dasein verkörpert sich – erkennbar – in den Menschen. Niemand verwechselt eine Bauchspeicheldrüse oder ein Verdauungssystem mit einem Menschen. Die typischen Eigenschaften, die einen Menschen ausmachen, resultieren aus der Beobachtung des Menschen. So wie man die Funktionsweise eines Automobils beschreiben kann, ohne dessen Antriebssystem zu verstehen, so läßt sich auch die Funktionsweise des Menschen erklären, ohne über vollständige Kenntnisse seiner Konstitution aus einzelnen Bestandteilen zu verfügen. Diese Erfahrung soll nicht in Abrede stellen, daß die Kenntnisse seiner Zusammensetzung aus einzelnen Bestandteilen für ein erweitertes Verständnisses des menschlichen Wesens wichtig ist. Doch der Mensch wird erst dann wirklich sichtbar, wenn man seine Bestandteile aus dem Blickfeld verliert. Die Eigenschaften des Menschen sind diejenigen, die ihn als ein einheitliches Ganzes erkennen lassen. Dieser zweite Teil des Buches befaßt sich damit, einige der grundlegenden Eigenschaften des Menschen zu bestimmen und zu diskutieren. Diese Eigenschaften verkörpern eine Reihe grundlegender Annahmen, auf denen die Pflegewissenschaft beruht.

Die erste dieser Annahmen – wie in diesem Kapitel diskutiert – kann wie folgt formuliert werden: *Der Mensch ist ein einheitliches Ganzes, das seine eigene Vollkommenheit besitzt und das wesentliche Merkmale manifestiert, die mehr und anders sind als die Summe seiner Teile.*

Literatur

Baranski, L. J.: Scientific Basis for World Civilisation. The Christopher Publishing House, Boston 1960

Bennett, J. G.: The Dramatic Universe. Band 1: The Foundations of Natural Philosophy; Band 2: The Foundation of Moral Philosophy; Band 3: Man and his Nature; Band 4: History. Hodder & Stoughton, London 1956, 1961, 1966, 1966

Bergman, P. G.: The Riddle of Gravitation. Charles Scribner's Sons, New York 1968

deBroglie, L.: New Perspectives in Physics. Basic Books Publishers, New York 1962

deChardin, T.: The Phenomenon of Man. Harper & Row, New York 1961

Dubos, R.: Man Adapting. Yale University Press, New Haven 1965

Herrick, C. J.: The Evolution of Human Nature. The University of Texas Press, Austin 1956

Huxley, Sir J.: „Einführung" in: deChardin, T.: The Phenomenon of Man. Harper and Row, New York 1961, S. 17 ff.

Koestler, A.: The Ghost in the Machine. The Macmillan Co., New York 1968

Koestler, A.: Die Nachtwandler. Suhrkamp, Frankfurt/Main 1980

Miller, J. G.: „Living Systems: Basic Concepts". In: Behavioural Science, Heft 3, 1965, S. 213 ff.

Miller, J. G.: „Living Systems: Cross-Level Hypotheses". In: Behavioural Science, Heft 4, 1965, S. 407 ff.

Miller, J. G.: „Living Systems: Basic Concepts". In: Behavioural Science, Band 10, 1965, S. 217 ff.

Mumford, L.: The Transformation of Man. Harper & Brothers, New York 1956

duNoüy, L.: Human Destiny. Longmans, Green & Co., New York 1947

Polanyi, M.: Personal Knowledge. The University of Chicago Press, Chicago 1958

Purcell, E.: „Parts and Wholes in Physics". In: Modern Systems Research for the Behavioural Scientist. Aldine Publishing Co., Chicago 1968, S. 43 ff.

Virchow, R.: „Atome und Individuen" – Vier Reden über Leben und Kranksein. Berlin 1862.

7. Der Mensch: ein offenes System

> „Alle Dinge nah und fern / von einer unsterblichen Kraft / Auf verborgene Art / miteinander verbunden / So daß du keine Blume streifen kannst / ohne einen Stern zu bewegen." (Francis Thompson)

Die Menschen sind mit der natürlichen Welt untrennbar verbunden. Der deutsche Physiker Henry Margenau (geb. 1901) drückte dies so aus: „Das Universum umfließt die Menschen nicht, es fließt durch sie hindurch." (Margenau 1965, o. S.) Das Vermögen des Menschen und seiner Umwelt, in einem fortwährenden Prozeß zu interagieren, liegt in der Tatsache begründet, daß beide nachweislich offene Systeme sind.

Diese kontinuierliche Interaktion des Menschen mit seiner Umwelt wird mittlerweile als so selbstverständlich angesehen, daß der Hinweis, der Mensch sei ein offenes System, überflüssig zu sein scheint. Doch trotz dieses so offensichtlichen Sachverhalts sind die Konsequenzen dieser Sichtweise für ein adäquates Verständnis des Menschen bei weitem noch nicht völlig ausgelotet.

Ein offenes System wird durch seinen kontinuierlichen Austausch von Stoffen und Energie mit seiner Umwelt gekennzeichnet (Bertalanffy 1950, S. 23 ff.). Die Humanökologie, eine expandierende Disziplin, geht von der Prämisse aus, daß der Mensch und die Natur offene Systeme sind. Man verwendet dafür heutzutage den Begriff „Ökosystem", „um das interagierende System von Lebewesen und ihrer Umwelt zu erschließen und zu beschreiben" (Evans 1965, S. 166).

Die Vorstellung, daß Umweltfaktoren eine wichtige Rolle in der Entwicklung des Menschen spielen, fand in den vergangenen Jahrzehnten viele Fürsprecher. Die Fähigkeit des Menschen, sich an eine Vielzahl unterschiedlicher Umweltbedingungen anzupassen, ist mit großer Aufmerksamkeit beobachtet und als ein bedeutender Faktor für sein Überleben angesehen worden. Man hat in diesem Zusammenhang verschiedene homöostatische Mechanismen beschrieben und deren Anpassungsreaktionen auf eine Reihe ausgewählter Variablen genauer untersucht. Die Vertreter der allgemeinen Systemtheorie unterbreiteten Vorschläge, wie man zu einer wirklichen Quantifizierung der Untersuchungsbefunde gelangen kann. Begriffe wie „Systeme", „Sets" und „Subsets" fanden Eingang in das Vokabular, das inzwischen in vielen Bereichen der wissenschaftlichen Welt Verwendung findet. Soweit Termini mehrdeutig sind, werden zur Zeit Klarstellungen versucht.

Um das beobachtbare Phänomen der menschlichen Entwicklung zu beschreiben, reichen die Begriffe „Adaptation" und „Fließgleichgewicht" – jedenfalls so, wie sie im herkömmlichen Sinne gebraucht werden – nicht aus. „Während der Vorgang der Adaptation ziellos einen Gleichgewichtszustand zu erlangen sucht, der dann die Beendigung eines Entwicklungsprozesses bedeutet, bedarf die Evolution, um sie in Gang zu halten, instabiler Systeme und Organismen." (duNoüy 1947, S. 90)

Das Konzept „Interaktion" schließt die Vorstellung des Mensch-Umwelt-Verhältnisses als eines dynamischen Zusammenspiels, bei dem beide sich fortwährend gegenseitig beeinflußen, mit ein. Bislang hat es nur in geringem Ausmaß das Denken des Menschen beeinflussen können. Oft wird behauptet, daß der Mensch die Umwelt zunehmend kontrollieren könne. Dabei werden die Naturgesetze mißachtet, und kurzsichtige Einstellungen, Zweckdenken sowie der Wunsch, die Naturgewalten zu beherrschen, bringen unvorhersehbare Veränderungen von großer Tragweite mit sich. Wenn auch der Mensch seine Umwelt bewußt verändert und beeinflußt, in Wirklichkeit ist die Umwelt ein ständiger und fortwährend aktiver Teilnehmer an diesem Veränderungsprozeß. Zusätzlich zu den bewußten Versuchen des Menschen, die Veränderungen zu bestimmen und in Bahnen zu lenken, gibt es auch noch die unbeabsichtigten und unerkannt gebliebenen Dimensionen der Einwirkungen von Mensch und Natur.

Das Werk der Biologin Rachel Carsons „The Silent Spring" ist ein Plädoyer dafür, die langfristigen Auswirkungen des Eingreifens in ökologische Zusammenhänge zu bedenken. So war beispielsweise die Zahl der Tuberkulosefälle schon vor der Entdeckung des Tuberkelbazillus und lange vor der Entwicklung von Vorbeugungs- und Heilungsmöglichkeiten stark zurückgegangen, und dennoch erfolgte die Intervention (Dubos 1965, S. 166). Ein voll klimatisiertes Zimmer stellt sicherlich noch keinen hinreichenden Grund für die Behauptung dar, die Temperaturen in der Atmosphäre beherrschen zu können. Die Einführung der „Pille" zur Geburtenregelung, mit der man der viel diskutierten Bevölkerungsexplosion zuvorkommen will, könnte durchaus noch Auswirkungen verursachen, die sich von den beabsichtigten Wirkungen seiner Befürworter deutlich unterscheiden.

Monokausale Erklärungsansätze haben ohne Frage den Weg für Vorstellungen geebnet, wonach eine Vielzahl von Variablen mit der menschlichen Entwicklung und mit Krankheitsfällen in Verbindung gebracht werden kann. Doch auch hier wird nicht bedacht, daß der Mensch als ein integriertes Ganzes mit seiner gesamten Umwelt interagiert. Es gibt durchaus einzelne Variablen, die bei untergeordneten Systemen und mikroskopischen Funktionen auf einen Zusammenhang mit bestimmten Umweltfaktoren hinweisen. Die möglicherweise hohe Korrelation zwischen zwei solchen Komponenten garantiert aber noch nicht, daß die Veränderung eines oder mehrerer Umweltfaktoren auch eine bestimmte Auswirkung nach sich zieht. Veränderungen bewirken Veränderungen, ja Veränderungen in nur einem Teilbereich verändern bereits das Ganze. Wenn Prognosen auf Befunden beruhen, die die Mensch-Umwelt-Einheit außer Acht lassen, dann können die tatsächlichen Ergebnisse für ein Individuum und die Gesellschaft beträchtlich von den erwarteten Resultaten abweichen. Es ist eben dieser Sachverhalt, in dem das alte Sprichwort gründet: „Operation geglückt, Patient tot".

Bis in die Antike zurück reicht die gedankliche Auseinandersetzung darüber, welche Stellung der Mensch in der Natur hat. Die moderne Wissenschaft machte zunehmend deutlich, daß der Mensch sich nicht – wie angenommen – nach den allgemeinen Gesetzen der klassischen Physik entwickelt. Die Evolutionstheorien förderten die Einsicht, daß sich lebende Wesen auf eine zunehmende Komplexität hin entwickeln, wohingegen der Entwicklungsverlauf der physikalisch erfaßten Welt auf eine zunehmende Homogenität hinweist. Der Lebensfunke, der im achtzehnten Jahrhundert eine so dominierende Bedeutung erlangt hatte, wurde als Grundlage zur Erklärung des menschlichen Verhaltens immer weniger tragfähig.

Die Öffnung der klassischen Physik für die Erforschung offener wie auch geschlossener Systeme bewirkte, daß nach grundlegenderen, ganzheitlichen Prinzipien gesucht wurde, die für die Biologie wie für die Physik von Bedeutung sein dürften. Die Widersprüche zwischen den Gesetzmäßigkeiten, die den lebenden und nicht-lebenden Systemen zugrunde liegen, sind längst bekannt. Während – wie wir beobachten können – die sich natürlich vollziehenden Prozesse in der physikalisch faßbaren Welt auf eine zunehmende Unordnung hinbewegen, zeichnen sich lebende Systeme durch eine zunehmende Ordnung aus. Der für Vorhersagen über die unbelebte Natur nützliche zweite thermodynamische Hauptsatz erwies sich, was das Verhalten lebender Systeme angeht, als widersprüchlich. Etwas vereinfacht sagt dieser Hauptsatz aus, daß „alle sich natürlich vollziehenden Prozesse dazu neigen, zu einer Veränderung der Entropie zu führen, und daß sich diese Veränderung immer in einer Steigerung der Entropie[11] vollzieht" (Baranski 1960, S. 140). Eine Steigerung der Entropie meint eine Tendenz hin zur Abnahme der Homogenität einer Organisation (im Gegensatz zu einer Tendenz hin zur Heterogenität und Komplexität.)

---

[11] Der Begriff „Entropie" bezeichnet die Zustandsgröße eines Körpers oder abgeschlossenen Körpersystems, von der die Richtung des Ablaufes eines Naturvorgangs abhängt. Es ist eine physikalische Größe, die die Verlaufsrichtung eines Wärmeprozesses kennzeichnet; siehe Glossar, S. 197 ff. (M. A.).

Das Versagen der physikalischen Gesetze, die Evolution des Lebens zu erklären, veranlaßte den kanadischen Biologen Ludwig von Bertalanffy (1950, S. 25), nach möglichen Erklärungen für diesen Widerspruch zu suchen. Er griff auf die allgemeine Systemtheorie zurück und übernahm den Begriff „Negentropie", mit dem er die Tendenz in Richtung einer zunehmenden Ordnung, Komplexität und Heterogenität bezeichnete (Bertalanffy 1955, S. 75 ff.). Diese Auffassung, daß lebende Systeme durch Negentropie gekennzeichnet sind, setzte sich auch durch. Der amerikanische Anatom Charles Judson Herrick erweiterte diesen Gedanken, wenn er feststellt: „Es kann durchaus sein, daß die Umkehrung der Entropie auf den ganzen Kosmos zutrifft und daß der Prozeß der Verminderung dessen, was wir als Entropie bezeichnen, nur eine lokale, vorübergehende Episode in einer gewaltigen Sphäre eines kreativen Prozesses ist, der sich fortwährend ausweitet und sich immer mehr differenziert. Tatsächlich kann man diese Möglichkeit mit einer gewissen Wahrscheinlichkeit annehmen, da – streng genommen – in der Natur keine geschlossenen Systeme vorkommen." (Herrick 1961, S. 51)
Weitere Einschränkungen bei der Anwendung physikalischer Gesetzmäßigkeiten auf lebende Systeme wurden von Karl Trincher beschrieben (Trincher 1965). Er hob hervor, daß die Arbeitsprozesse lebender Materie im Gegensatz zum zweiten Hauptsatz der Thermodynamik stehen, die Kybernetik jedoch nur die Prozesse nachempfinden kann, die dem zweiten Hauptsatz der Thermodynamik entsprechen.
Anatol Rapoport versuchte dieses Problem in den Griff zu bekommen, indem er dazu anmerkte: „Kein lebendes System ist ein geschlossenes System, und daher kann der zweite Hauptsatz der Thermodynamik hier nicht angewendet werden." Er fährt fort mit dem Hinweis darauf, wie „quasi-zweckmäßiges Verhalten sich dadurch manifestiert, daß es ein offenes ‚physisches' System ist, das nicht unbedingt ‚leben' muß", und stellt dann fest, daß „nichtlebende Systeme einige der Eigenschaften lebender Systeme dadurch annehmen, daß sie offen sind" (Rapoport 1968, S. XVIII). Dieser Ansatz zur Lösung des Problems scheint eher die Unzulänglichkeit mechanistischer Analogien zum Menschen zu unterstreichen, als daß er ein solches Verständnis aufwertet. Ob man nun von maschinenähnlichen Eigenschaften im Menschen oder von menschlichen Eigenschaften in Maschinen spricht, in keiner Aussage wird die Vollkommenheit des Menschen als einheitliches Ganzes anerkannt.
Bislang blieb die Beschreibung der Umwelt des Menschen noch etwas nebulös. Soll man sich die Umwelt als etwas vorstellen, das – wahrnehmbar – unmittelbar an ein gegebenes Individuum angrenzt oder das über die Grenzen des bekannten Universums hinausgeht? Oder soll man annehmen, daß deren Grenzen irgendwo dazwischen liegen? Ist sie über einzelne oder zu-

sammengefügte Bestandteile zu definieren, oder kann man sie sich als einheitliches Ganzes vorstellen?
R. D. Hall und R. E. Fagen haben die Umwelt wie folgt definiert: „Für ein gegebenes System ist die Umwelt eine Ansammlung derjenigen Objekte, deren Eigenschaften das System beeinflussen, sowie derjenigen Objekte, deren Eigenschaften sich durch das Verhalten des Systems verändern." (Hall/Fagen 1956) Bei dieser Definition stellt sich sofort die Frage: Wie kann man in einer Welt offener Systeme feststellen, daß eine bestimmte Anzahl von Objekten ein System beeinflußen oder von ihm beeinflußt werden, während andere Objekte oder Objektansammlungen daran nicht beteiligt sind?
Es ist weithin bekannt, daß der Mensch einer Reihe von Einflüssen ausgesetzt ist, die nicht unbedingt körperlicher Art sein müssen, um eine nachhaltige Wirkung auszulösen – einige Beispiele: Im Zeitalter des schnellen Reisens können Familienmitglieder in kurzer Zeit weit voneinander entfernt sein. Und dennoch stellt ein kleines Kind, welches zum ersten Mal in einem Ferienlager ist, während seiner Abwesenheit ohne Frage einen Einfluß nehmenden Faktor für seine Eltern dar, und umgekehrt. Atombombenexplosionen setzen radioaktiven Niederschlag frei, der viele Meilen vom ursprünglichen Explosionsort entfernt lebende Menschen beeinträchtigen dürfte. Aus viel größerer Entfernung durchdringen die Strahlen der Sonne unser aller Leben. Wer hat nicht schon gesagt: „Die Sonne scheint; ich fühle mich großartig"? Die Weltraumforschung hat kosmische Phänomene entdeckt, die nicht nur die Wettervoraussagen verbessern helfen, sondern auch mit der Gesundheit und dem Wohlbefinden des Menschen in Zusammenhang stehen. Physiker weisen immer kleinere Partikel nach, die sich mit einer atemberaubenden Geschwindigkeit fortbewegen und ständig in das Energiefeld des Menschen eindringen.
Die Vorstellung vom Menschen, der fortwährend seine Umgebung beeinflußt und von dieser ständig beeinflußt wird, bestätigt sich in zahllosen Erfahrungen. Gleichzeitig kann eine Konfiguration von Ereignissen zu einem bestimmten Zeitpunkt viele Variablen beinhalten, die der Mensch nicht wahrnimmt oder als unbedeutend einstuft.
Es ist die *Konfiguration* der Ereignisse außerhalb des Menschen, die einen zentralen Punkt in der Definition des Konzepts „Umwelt" darstellt. Wenn wir von „Muster" sprechen, dann meinen wir damit daß die Gesamtheit der Bestandteile eines Musters das Muster gestaltet. Der Begriff „Muster" ist ein ganzheitlicher (siehe Kapitel 9, S. 90ff.). Der Mensch als einheitliches Ganzes hat seinen Gegenpart in der Umwelt als einheitliches Ganzes. Die Umwelt besitzt ihre eigene Ganzheit. Mensch-Umwelt-Transaktionen sind durch ein kontinuierliches Entstehen neuer Muster im Menschen und der Umwelt gekennzeichnet.

Das enorm zunehmende wissenschaftliche Wissen weist immer mehr Einflüsse aus, von denen man erkannt hat, daß sie mit der Entwicklung des Menschen korrelieren. Man kann sich die Umwelt des Menschen nicht mehr länger als eine zwar noch beachtliche, aber auf die äußere Erdatmosphäre beschränkte Größe vorstellen. Der Mensch und seine Umwelt sind gemeinsam mit dem Universum entfaltet worden. Mit Blick auf das verschwindend geringe Wissen des Menschen über das Universum scheint solch eine Aussage eher in den Bereich der Literatur und Philosophie als in den naturwissenschaftlichen Bereich zu gehören. Des weiteren impliziert diese Aussage ein endliches Universum (was wiederum Thema endloser Diskussionen ist). Es ist nicht einfach, sich ein Universum interagierender Ganzheiten vorzustellen. Diese Schwierigkeit tritt insbesondere dann auf, wenn man die uns bekannten Dimensionen des Menschen mit der riesigen Weite des Universums vergleichen will und beides zueinander in Beziehung zu setzen versucht. Dennoch kann man in einem Universum, in dem es keine völlig geschlossenen Systeme gibt, nicht umhin, für die Umwelt des Menschen als gegeben vorauszusetzen, daß sie eine aus Mustern bestehende Ganzheit all dessen ist, was außerhalb eines gegebenen Individuums besteht. Für den einzelnen Menschen ist die Umwelt eine aus Mustern bestehende Ganzheit all dessen, was sich außerhalb eines gegebenen Individuums befindet. Der fortwährende, wechselwirkende Austausch von Materie und Energie zwischen Mensch und Umwelt liegt dem Werden des Menschen zugrunde. Es ist diese Wechselwirkung, die der schöpferischen Vielfalt des Lebens zugrundeliegt. In dem wechselseitigen Wandel und Verwandeltwerden vollzieht sich die Evolution.

Die zweite Annahme auf der die Pflegewissenschaft beruht, kann wie folgt formuliert werden: *Mensch und Umwelt tauschen kontinuierlich Materie und Energie miteinander aus.*

Literatur

Baranski, L. J.: Scientific Basis for World Civilization. The Christopher Publication House, Boston 1960

Bertalanffy, L. von: „The Theory of Open Systems in Physics and Biology". In: Science, Heft 3, 1950, S. 23 ff.

Bertalanffy, L. von: „General Systems Theory". In: Main Currents in Modern Thought, Nr. 4, 1955

Dubos, R.: Man Adapting. Yale University Press, New Haven 1965

Evans, F. C.: „Ecosystems as the Basic Unit in Ecology". In: Kormandy, E. V. (Hrsg.): Readings in Ecology. Prentice-Hall, Englewood Cliffs NJ 1965, S. 166 ff.

Hall, R. D./Fagen, R. E.: „Definitions of a System". In: General Systems Yearbook. Doubleday & Co., New York 1956, S. 26ff.
Herrick, C. J.: The Evolution of Human Nature. Harper Torchbooks, New York 1961
Margenau, H.: Vortrag gehalten anläßlich der „Foundation for Integrative Education Lecture Series" am 23. Februar 1965
duNoüy, L.: Human Destiny. Longman, Green & Co., New York 1947
Rapoport, A.: „Vorwort" zu Modern Systems Research for the Behavioural Scientist. Aldine Publishing Co., Chicago 1968
Trincher, K. S.: Biology and Information: Elements of Biological Thermodynamics. (authorisierte Übersetzung aus dem Russischen von E. S. Spiegelthal) Consultants Bureau Enterprises, New York 1965.

8. Die Unidirektionalität[12] des Lebens

> „... um neue Ebenen der Existenz und Organisation zu erreichen, muß das Universum in seiner Gesamtheit als ein gigantischer Prozeß des Werdens angesehen werden, was dann berechtigterweise ‚Genesis' oder ‚Evolution' genannt werden kann." (Sir Julian Huxley)

Die Evolutionsgeschichte, die den Menschen hervorbrachte, umfaßt viele Millionen Jahre. Eine stetige und weiterhin andauernde Metamorphose von nachweislich innovativer Beschaffenheit kennzeichnet den Menschen wie auch seine Umwelt. Heterogenität, Vielfalt und wachsende Komplexität sind Eigenschaften, die sich bei der entwickelnden Gattung „Mensch" beobachten lassen. Zum Ausdruck kommt die Theorie der voranschreitenden Evolution in der schrittweisen Entwicklung des Menschen. Der Lebensprozeß ist buchstäblich ein Werden. Die Evolution des Lebens weist eine konstant in ein und dieselbe Richtung verlaufende, jedoch nicht lineare Entwicklung auf.

Auf die Tatsache, daß lebende Gebilde in Widerspruch zum zweiten Hauptsatz der Thermodynamik stehen, wurde bereits im vorangegangenen Kapitel näher hingewiesen. Die Möglichkeit – nein: die Wahrscheinlichkeit, daß die Negentropie ein universelles Phänomen darstellt, nimmt zu, jedenfalls enthüllen die Zeugnisse der evolutionären Vorgänge, daß der Entstehungsprozeß des Menschen von sukzessiver Beschaffenheit ist, und sie belegen, daß die Entstehung der Umwelt des Menschen untrennbar in diesen Veränderungsprozeß eingebunden ist.

Dieser Entstehungs- bzw. Veränderungsprozeß findet im Raum entlang der Zeitachse statt. Die Begriffe „Vergangenheit", „Gegenwart" und „Zukunft" drücken eine Fortbewegung der Zeit aus. Die Wahrnehmung, daß die Zeit vergeht, ist ein integraler Bestandteil unseres täglichen Lebens. Der Ausspruch „Das Rad der Zeit hält niemand auf" drückt aus, daß nichts wieder so sein wird, wie es einmal war. Diese Vorstellung von der Unidirektionalität spiegelt sich auch in den Worten des englischen Dichters Alfred Lord Tennyson wider, der im letzten Jahrhundert lebte: „Ich bin der Erbe aller Zeiten, in der vordersten Reihe der Zeit".

Das hier zugrundegelegte Evolutionskonzept setzt die Unidirektionalität der Zeit voraus. „Die deutlichsten Hinweise für die Unidirektionalität der Zeit

---

[12] „Unidirektionalität" ist ein von Rogers geprägter Begriff, der „in ein Richtung verlaufend" bedeutet, aber nicht linearer Natur ist; siehe Glossar, S. 197 ff. (M. A.).

lassen sich zurückverfolgen bis zum Zeitpunkt unserer Mitwirkung an der allgemeinen Evolution des Universums." (deBeauregard 1966, S. 431) Die Geschichte der Menschwerdung steht gewissermaßen in der fortwährenden Transformation der Energie geschrieben, die sich ständig und im gesamten Universum vollzieht und ihren Ausdruck darin findet, daß das Leben zu zunehmender Komplexität fähig ist.

Die Vorstellung von der Universalität des Werdens, der Evolution, hat durchaus ihre Gegner. Statische Interpretationen von Raum und Zeit kann man in der wissenschaftlichen Literatur ebenso finden wie in den Zeitmaschinen der Science-Fiction-Romane. Albert Einstein hat sich noch 1949 mit der Möglichkeit befaßt, daß die Unumkehrbarkeit der Zeit in Wirklichkeit ein spezieller Fall der Reichenbachschen „Welt der mittleren Dimensionen"[13] ist und weder auf die kosmische Dimension noch den Bereich der Teilchenphysik zutrifft (Čapek 1966, S. 431). Ein Verständnis von Raum und Zeit, das kein Werden kennt, bringt Adolph Grünbaum in seiner Feststellung zum Ausdruck, wenn er sagt, daß „Geboren-Werden nur ein Bewußt-Werden ist" (Grünbaum 1963, S. 329), – eine Vorstellung, die sich noch heute in psychologischen Gefilden finden läßt.

Die von der Relativitätstheorie vorgenommene „Fusion von Raum und Zeit" hat die Tendenz, die Zeit mit dem Raum gleichzusetzen, verstärkt und die weitverbreiteten statischen Vorstellungen der Welt der klassischen Physik wieder betont. Gleichzeitig wurden Vorschläge wie etwa der gemacht, von „der Dimension der Zeit und den drei Dimensionen des Raums" zu sprechen, d. h. Vorschläge, Zeit und Raum nicht als dasselbe anzusehen. Milič Čapek stellte in diesem Zusammenhang die Frage, ob „die relativistische Einheit von Raum und Zeit nicht wesentlich besser als Dynamisierung des Raums statt als Verräumlichung der Zeit beschrieben werden könnte" (Čapek 1966, S. 447).

Die Notwendigkeit, „Zeit" als eine eigenständige Dimension getrennt zu untersuchen und das Wesen und die Bedeutung ihrer vielen Erscheinungsformen zu erforschen, hat seit kurzem zu einer großen Anzahl einschlägiger Arbeiten zu diesem Thema geführt (Fischer 1963, S. 329; Fraser 1966; Toul-

---

[13] „Die Welt der mittleren Dimensionen" bezieht sich auf die lineare, kausale, dreidimensionale Welt des Menschen, die auf dem Newtonschen Weltbild und auf absoluten Gesetzmäßigkeiten beruht, auch „das alte Paradigma" genannt. Die Welt außerhalb dieser mittleren Dimension, das Weltall und der Bereich der Teilchenphysik, beruht auf nicht-linearen, akausalen, pandimensionalen Gesetzmäßigkeiten und dem Prinzip der Wahrscheinlichkeit, auch „das neue Paradigma" genannt. Heute weiß man, daß das „neue Paradigma" auch auf die Welt der mittleren Dimensionen zutrifft; siehe hierzu auch Capra 1992, S. 51 ff.

min/Goodfield 1966). So wie die geologische Evolution sich an den Gesteinen ablesen läßt und die Beweise für die kosmischen Veränderungen sich in den Prozessen der Sternentstehung und deren Entwicklung finden, so können wir die Evolution des Lebens nachweisen anhand von Fossilien und des Tatbestands der zunehmenden Komplexität von Lebensformen sowie anhand der Entdeckungen von Artefakten aus der Anfangszeit der Menschwerdung.

Louis Pasteurs um 1860 vorgestellte „schlüssige Demonstration", daß ein spontanes Entstehen von lebenden Organismen (Abiogenese) unmöglich ist, hat seit einem Jahrhundert zur Vermutung geführt, daß alle Lebensformen frühzeitig sind. Kürzlich durchgeführte Untersuchungen am Institut für Molekularentstehung der Universität von Miami deuten aber darauf hin, daß die Entstehung von neuem Leben nicht auf jene frühe Zeit der Evolution beschränkt sein muß, die die Bausteine des Lebens hervorbrachte (Fox/McCauley 1968, S. 26 ff.). Es gibt somit Beweise dafür, daß neben der Kontinuität des Lebens im Verlauf der Zeit auch heute durchaus neues Leben auf der Erde spontan entstehen kann. Thesen dieser Art entkräften weder die geschichtlichen Belege für die Entstehung des Menschen im Verlauf der Zeiten, noch stellen sie die Unidirektionalität der Zeit in Frage, vielmehr belegen sie die Offenheit der Natur, in der die schöpferische Kraft immer zugegen ist und mannigfache Formen annimmt.

Eine Philosophie des Werdens setzt die Auffassung voraus, daß die Zeit unumkehrbar ist. Die Zeit vergeht, und das Leben ist ein integraler Bestandteil dieser Vergänglichkeit. Dieser Prozeß des Lebens ist eingebunden in die drei Dimensionen des Raums und in eine weitere: in die Dimension der Zeit. Der Begriff „Prozeß" ist ein dynamischer Terminus, der Veränderung meint. Das Leben – ob das von Individuen oder das der Gattung insgesamt – entfaltet sich unidirektional entlang des Raum-Zeit-Kontinuums.

Der Entwicklungsprozeß kann sehr leicht am Wachstum eines Individuums wahrgenommen werden. Menschen werden gezeugt, geboren, wachsen auf, reifen und sterben – und das Leben geht weiter. Von der Empfängnis bis zum Tod durchläuft das menschliche Wesen eine Reihe von Entwicklungsstadien. Die Folge dieser Entwicklungsstadien kann man mit großer Wahrscheinlichkeit voraussagen. Zeugung, Geburt, Säuglingsphase, Kindheit, Jugend, sodann die Erwachsenenphase und das sogenannte „dritte Lebensalter" reihen sich so mit großer Gewißheit und mit den bekannten stadientypischen Merkmalen aneinander. Der Lebensprozeß entfaltet sich im Verlauf der Zeit und ist gleichzeitig in die Raum-Zeit eingebunden. Zu jedem Zeitpunkt ist der Mensch Ausdruck der Gesamtheit der Gegebenheiten dieses Zeitpunkts. Vielleicht war es solch eine Beobachtung, die den amerikanischen Dichter und Philosophen Ralph Waldo Emerson im letzten Jahrhundert dazu bewog, zu schreiben: „Menschen gleichen ihren Zeitgenossen mehr als ihren Ahnen".

In der Fähigkeit des Lebens, sich fortwährend selbst zu transzendieren, um neue Formen hervorzubringen und um neue Ebenen der Komplexität zu entwickeln, liegt begründet, daß wir die Zukunft nicht vorhersagen können. Gleichzeitig weist das Universum Muster und Organisation auf. Es ist mit Sicherheit nicht chaotisch. Die Frage, die sich hier stellt, ist die, ob das Leben ein Ziel hat. Hans Driesch und andere Forscher beantworten diese Frage mit ja. So, wie wir heute das negentropische, unidirektionale Wesen des Lebens – in Verbindung mit der Wahrscheinlichkeitstheorie – wahrnehmen, deutet alles darauf hin, daß wir, obgleich es wahrscheinlich eine Zielorientierung im Leben gibt, ein genaues, letztendliches Ziel vielleicht nie in Erfahrung bringen können.

Der Mensch lebt in einem von Wahrscheinlichkeit konstituierten Universum und unterliegt selbst den Gesetzen der Wahrscheinlichkeit. Die von dem Physiker Werner Heisenberg in den zwanziger Jahren unseres Jahrhunderts beschriebene Unschärferelation[14] setzt die Ungewißheit allen Wissens als gegeben voraus. Gleichzeitig vermögen wir mit Hilfe statistischer Methoden die Wahrscheinlichkeit zu messen, mit der offensichtlich zufällige Ereignisse auftreten können. Der Begriff „zufällig" darf aber nicht mit „gesetzlos" gleichgesetzt werden. Wahrscheinlichkeitsrechnungen und deren Ergebnisse schaffen durchaus eine Grundlage für praktisches Handeln. Denn Vorhersagen sind unabdingbar für begründete Handlungen, die die Verbesserung des Daseins der Menschen zum Ziel haben.

Teilhard deChardin stellte fest, daß „Materie sich uns in einer Form der Genesis oder des Werdens offenbart" (deChardin 1961, S. 49). Im Werdensprozeß werden Potentiale aktiviert. Dieser Aktualisierungsprozeß schöpft nicht alle bestehenden Möglichkeiten in ihrer Gesamtheit aus. Über die Beschaffenheit der im Aktualisierungsprozeß möglicherweise eintretenden Verän-

---

[14] Die Unschärferelation legt fest, wie genau zwei physikalische Größen eines mikrophysikalischen Systems (z. B. Elementarteilchen) gemessen werden können. Je genauer man eine dieser Größen (z. B. Impuls eines Teilchens) mißt und bestimmt, desto weniger genau sind die Aussagen über die andere Größe (z. B. Ort des Teilchens). Diese Unschärferelation ist nicht auf die Eigenschaften der benutzten Meßinstrumente zurückzuführen, sondern ist ein die gesamte Mikrophysik beherrschendes Naturgesetz. „Auf der subatomaren Ebene existiert Materie nicht mit Sicherheit an bestimmten Orten, ‚sondern zeigt eher eine Tendenz zu existieren', und atomare Vorgänge laufen nicht mit Sicherheit zu definierten Zeiten und auf bestimmte Weise ab, sondern zeigen eher ‚Tendenzen zu erscheinen'. In der Formalsprache der Quantentheorie werden diese Tendenzen als Wahrscheinlichkeiten ausgedrückt..." (Capra 1992, S. 67) (M. A.).

derungen weiß man bislang wenig. Die Veränderungen sind unidirektional, aber nicht vorherbestimmt.

Genauer als die Geschwindigkeit der Veränderungsprozesse entlang der Lebensachse kann deren Reihenfolge vorausgesagt werden. Individuelle Unterschiede in der Geschwindigkeit des Alterungsprozesses von Menschen haben zu umfangreichen Forschungen geführt. Es ist allem Anschein nach das Ausmaß der Veränderungen, die die verschiedenen Altersgruppen voneinander unterscheidet. Mensch-Umwelt-Interaktionen können zu beschleunigten oder verlangsamten Veränderungen in unterschiedlichen Lebensabschnitten führen. Auf ähnliche Weise ist auch die Evolution des Lebens auf diesem Planeten durch viele Unregelmäßigkeiten gekennzeichnet. Zeiten mit katastrophalen Ereignissen im Wechsel mit relativ ruhigen Zeiten deuten darauf hin, daß die Geschwindigkeiten, mit der der Mensch seinen gegenwärtigen Entwicklungstand erreicht hat, stark variierten.

Obschon individuell und evolutionär bedingte Veränderungen belegen, daß das Ausmaß der Weiterentwicklung Variationen aufwies, hat sich die Lebensspanne des Menschen über Generationen nicht wesentlich verlängert. Die häufig zu hörende Erklärung, die Verlängerung der menschlichen Lebenszeit sei ein Ergebnis der modernen Wissenschaft, geht wohl etwas zu weit. Es trifft zu, daß heutzutage viel mehr Menschen zahlreiche kritische Lebenslagen, vor allem im Säuglingsalter, überleben, – mit dem Erfolg, daß sie bis ins „hohe Alter" hinein am Leben bleiben. Trotz dieser Verschiebungen läßt sich die durchschnittliche Lebenserwartung der Menschen immer noch gut vorraussagen. Gleichwohl kann man berechtigterweise fragen: Beinhaltet die gegenwärtige Ära der rasanten Veränderungen eine evolutionäre Beschleunigung, die auch in der schnellen Veränderung der Lebensspanne des Menschen zum Ausdruck kommen könnte?

Mensch und Umwelt entfalten sich als ein einheitliches Ganzes. Die rasante Beschleunigung, die wir allenthalben beobachten können, ist ein Ausdruck dieser Ganzheit. Warum dauerte die Ackerbau treibende Kulturstufe 8.000 Jahre und das Industriezeitalter nur 200 Jahre? Das gegenwärtige Zeitalter, das „Weltraumzeitalter", ist gerade etwas älter als eine Dekade. Der Mensch bereitet sich auf ein Leben unter neuen Bedingungen vor, das ihm bisher aufgrund seiner Erdgebundenheit vorenthalten war.

Für die Entstehung neuer Arten sind, wie schon in Kapitel 4 beschrieben, Zeiten vermehrter Strahlung von Bedeutung. Endlose Kilometer asphaltierter Autobahnen, die sich durch das ganze Land ziehen, nebst radioaktivem Niederschlag, atmosphärischer Strahlung und einer breitgefächerten Anzahl weiterer Variablen müssen wir heute als Erklärungsmöglichkeiten für die Beschleunigung der gegenwärtig auftretenden Veränderungen in Erwägung ziehen. Fragen läßt sich auch, ob die Ankunft des Menschen im Weltraum

auf neue Entwicklungen im Menschen hindeuten. Oder: Ist die rasante Entwicklung der Wissenschaft und der Technologie ein Zeichen für eine Beschleunigung der Geschwindigkeit menschlicher Entwicklung?
Als bedeutsamer für die Evolution des Lebens als die evolutionsbedingten Genmutationen sind die heute möglichen Genveränderungen bezeichnet worden (Kalmus 1966, S. 352). Moderne Transportmöglichkeiten führen zu einer sprunghaft ansteigenden Mobilität der Bevölkerung. Die Kommunikationsmedien überwinden Barrieren, die kulturelle Unterschiede geschaffen haben. Die Konfrontation mit den Ergebnissen moderner Technologie führt dazu, daß bisher isoliert lebende Kulturkreise Jahrhunderte der Entwicklungsstufen der westlichen Welt überspringen. Die genetischen Pools des Planeten Erde vermischen sich wie nie zuvor und kündigen weitere evolutionäre Entwicklungen an.
Als Beleg für die Evolution des menschlichen Wahrnehmungsvermögens läßt sich der Befund bewerten, daß immer mehr Menschen Fähigkeiten besitzen, die die Ärztin Shafica Karagulla „höhere Sinneswahrnehmung" nennt (Karagulla 1967). Die traditionellen fünf Sinne des Menschen „sehen", „hören", „riechen", „schmecken" und „fühlen", die lange als die „Medien" angesehen wurden, durch die der Mensch seine Welt wahrnimmt, werden nun durch eine weitere Dimension ergänzt. Untersuchungen von Phänomenen wie „Kreativität" oder „übersinnliche Wahrnehmung" und einer Reihe paranormaler Geschehen verweisen auf neue Horizonte für Spekulationen über die Fähigkeiten des Menschen, seine Welt auf eine Art zu erfahren, die früheren Generationen möglicherweise weniger zugänglich war.
Die Zukunft ist – wie auch die Vergangenheit – Teil der evolutionären Geschichte des Universums. Die unumkehrbare und unidirektionale Beschaffenheit des Lebensprozesses ist untrennbar mit dem Entstehen der physikalisch faßbaren Welt verbunden. Der Fluß der Zeit ist durch zunehmende Komplexität und Innovation kennzeichnet.
Die dritte Annahme auf der die Pflegewissenschaft beruht, kann wie folgt formuliert werden: *Der Lebensprozeß entwickelt sich unumkehrbar und unidirektional entlang des Raum-Zeit-Kontinuums.*

Literatur

deBeauregard, O. C.: „Relativity Theory: Arguments for a Philosophy of Being". In: Frazer, J. T. (Hrsg.): The Voices of Time. George Braziller, New York 1966, S. 431 ff.

Čapek, M.: „Time in Relativity Theory: Arguments for a Philosophy of Becoming". In: Frazer, J. T. (Hrsg.): The Voices of Time. George Braziller, New York 1966, S. 437 ff.
Capra, F.: Das Tao der Physik. Scherz Verlag, München 1992
deChadin, T.: The Phenomenon of Man. Harper Torchbooks, New York 1961
Fischer, R. (Hrsg.): Interdisciplinary Perspectives of Time. Alfred A. Knopf, New York 1963
Fox, S. W./McCauley, R. J.: „Could Life Originate Now?". In: Natural History, August/September 1968, S. 26 ff.
Fraser, J. T. (Hrsg.): The Voices of Time. George Braziller, New York 1966
Grünbaum, A.: Philosphical Problems of Space and Time. Alfred Knopf, New York 1963
Kalmus, H.: „Organische Evolution and Time". In: Frazer, J. T. (Hrsg.): The Voices of Time. George Braziller, New York 1966
Karagulla, S.: Breakthrough in Creativity. DeVorss & Co., California 1967
Toulmin, S./Goodfield, J.: The Discovery of Time. Harper Torchbooks, New York 1966.

9. Muster und Organisation des Lebens

> „... die Welt, harmonisch konfus: / Wo wir Ordnung in Vielfalt erkennen / und wo, ob aller Unterschiedlichkeit der Dinge, alle übereinstimmen." (Alexander Pope)

Daß der Mensch ein hochkomplexer Organismus ist, ist eine allgemein anerkannte Tatsache. Das Wesen dieser Komplexität und ihre charakteristischen Gesetzmäßigkeiten haben seit langem jene ins Grübeln gebracht, die diese Zusammenhänge zu erklären versuchten. Die Suche nach grundlegenden Theorien dauert an, die möglicherweise Licht in die erstaunliche Fähigkeit des Menschen bringen könnten, sich selbst trotz der sich gleichzeitig vollziehenden Veränderungsprozessen zu erhalten.

In den gegenwärtigen Bemühungen, ein tieferes Verständnis des menschlichen Wachstums und Verhaltens, erlangen die Begriffe „Muster" und „Organisation" zentrale Bedeutung. Um die Muster und Organisation des Lebens verstehen zu können, setzte der englische Theoretiker Lancelot Law Whythe (1896–1972) als einzige Grundlage einen universellen, kreativ-formativen Prozeß voraus (Whythe 1950). Die Vertreter der allgemeinen Systemtheorie untersuch(t)en Systeme als Entitäten und nicht mehr als Ansammlung von Teilen; sie such(t)en die Gesetzmäßigkeiten herauszufinden, nach denen sich das Anwachsen von Organisation vollzieht. Muster und Organisation sind implizite Bestandteile von Rückkopplungssystemen und Kommunikationstheorien.

Daß Organisation und Muster in lebenden Systemen vorkommen, läßt sich beobachten. Die grundlegende Einheit lebender Gebilde ist das Energiefeld. Dieses Feld verleiht ihnen Muster und Organisation. Es sind diese Muster und die Organisation, die den Menschen ausmachen und seine Ganzheit widerspiegeln. Das Vorhandensein von Mustern und Organisation ist nicht als statisches Phänomen aufzufassen. Lebende System sind offene Systeme, die sich in einem fortwährenden Materie- und Energieaustausch mit der Umwelt befinden. Der Lebensprozeß ist dynamisch und unterliegt einer fortwährenden Veränderung. Er vollzieht sich in eine Richtung zunehmender Komplexität der Organisation: Dies sind die unidirektionalen, negentropischen Charakteristiken des Lebens. Es ist gewissermaßen die Natur der Muster und Organisation des Lebens, daß sie sich in einem konstanten Prozeß der Evolution befinden. Die Organisation lebender Systeme wird – inmitten einer kaleidoskopischen Abfolge von Umbildungen – in den Mustern des lebenden Systems aufrecht erhalten. Die unumkehrbare Natur des Lebensprozesses verhindert Wiederholungen von Mustern und läßt erahnen, welches innovative Potential solchen entstehenden Mustern innewohnt. Die Muster lebender Systeme zeigen sowohl Strukturen als auch Funktionen. Dies sind die dynamischen Prozesse, die durch den Lebensprozeß transzendiert werden und untrennbarer Bestandteil der Einheit und Ganzheit des menschlichen Werdens sind. Den Begriff „Struktur" als statisch zu bezeichnen, wie es einmal in Mode war, ist falsch. „Was man Strukturen nennt, sind sich langsam vollziehende Prozesse über längere Zeiträume; Funktionen sind schnell ablaufende Prozesse über kurze Zeiträume" (Bertalanffy 1952, S. 134). In der Ganzheit des Lebens bilden Strukturen und Funktionen eine Einheit. Dazu merkt Whythe an: „Das Konzept ‚Struktur' ist nur dort gültig, wo der Prozeß des Ganzen vernachlässigt werden kann." (Whythe 1950, S. 19) Der Lebensprozeß besitzt sein eigenes dynamisches Muster und seine eigene dynamische Organisation. Die Bildung von Mustern, die sich im Verlauf der Zeit vollzieht, ist evolutionärer Art und schließt das Leben als einheitliches Ganzes ein.

Muster und Organisation sind ganzheitliche Konzepte. Sie sind beobachtbare Eigenschaften all dessen, was ist. Ohne Muster gäbe es nur Chaos. Ohne gesetzmäßige Entwicklungen in der Natur wären keine sinnvollen Vorhersagen möglich. Das Prinzip der Wahrscheinlichkeit[15] spiegelt ein Universum wider, das geordnet ist. Ein „wesentlicher Bestandteil des dem Menschen bekannten, natürlichen Kosmos ist der ‚gestaltende Prozeß'" (Herrick 1956, S. 60).

Weitere Nachweise, daß die Natur Gesetzmäßigkeiten aufweist, erbrachte die Erforschung des Biorhythmus; sie vertiefte die Kenntnisse über das zyklische Wesen körperlicher Phänomene. Von Bedeutung sind jene Entdeckungen, die auf den Zusammenhang von zyklischer Eigenschaft und Biorhythmus verweisen. Wie beharrlich rhythmische Zusammenhänge sind, konnten Meeresbiologen beobachten, als sie Austern von ihrem angestamm-

---

[15] „So wird also die Wahrscheinlichkeit in der klassischen wie in der Quantenphysik aus ähnlichen Gründen benutzt. In beiden Fällen gibt es ‚verborgene', uns unbekannte Variablen, und diese Unkenntnis hindert uns daran, exakte Vorhersagen zu machen. Dennoch gibt es einen ganz wesentlichen Unterschied. Während die verborgenen lokalen Variablen in der klassischen Physik lokale Mechanismen sind, handelt es sich bei denen in der Quantenphysik um nicht-lokale, unmittelbare Beziehungen zum Universum als Ganzem. In der gewöhnlichen makroskopischen Welt sind nichtlokale Zusammenhänge realtiv unbedeutend, weshalb wir von separaten Objekten sprechen und die physikalischen Gesetze als Gewißheit formulieren können. Sobald wir uns jedoch kleineren Einheiten zuwenden, wird der Einfluß der nicht-lokalen Zusammenhänge stärker; hier können die physikalischen Gesetze nur als Wahrscheinlichkeiten formuliert werden, und es wird zunehmend schwieriger, irgendeinen Teil des Universums vom Ganzen zu trennen." (Capra 1992, S. 85) (M. A.).

ten Platz im Meer näher zur Küste verlagerten und diese – gemäß den Gezeiten, die sie vor der Verlagerung kannten – sich zum Fressen öffneten und schlossen. René Dubos vermutet, daß „die Gezeiten des Meeres in der Strömung unseres Blutes ihr Ebenbild haben könnten" (Dubos 1965). Auch Verbindungen zwischen einer Reihe atmosphärischer Phänomene und einigen Verhaltensweisen sind nachgewiesen worden (Sollberger 1965; Wolf 1962). Den Tag-Nacht-Zyklen entsprechen bestimmte, vielfach vorhersagbare biochemische Schwankungen (Sollberger 1965; Wolf 1962). Das Vorhandensein rhythmischer Erscheinungen, die Rhythmik, ist eine viel beschriebene Begleiterscheinung des menschlichen Lebens und seiner Umwelt. Die Unidirektionalität des Lebens vollzieht sich in Rhythmen entlang einer Spirale. Wann immer eine weitere Schleife der Spirale erscheint, wird die zyklische Kontinuität offenbar. Was zunächst als Wiederholung erscheinen mag, ist in Wirklichkeit nur eine Ähnlichkeit. Ereignisse wiederholen sich nicht. Das Werden des Lebens ist ein fortwährender Ausdruck negentropischer Veränderungen, die aus den Mensch-Umwelt-Interaktionen erwachsen. Das Werden ist nachweislich ein geordneter Prozeß.

Das Entstehen von Mustern ist ein dynamischer Prozeß. Die kontinuierlichen Veränderungen, die dem Menschen und seiner Umwelt eigen sind, finden ihren Ausdruck darin, daß ständig neue Muster im Menschen und in der Umwelt entstehen. Inmitten fortwährender Veränderungen erhält sich die Ordnung des Universums aufrecht. Die den Menschen kennzeichnenden Muster erneuern und verändern sich ständig. Die Fähigkeit des Menschen, sich während dieser stetigen Veränderungen zu erhalten, ist ein bemerkenswertes Charakteristikum. Diese Leistung wird allgemein als „Fähigkeit zur Selbstregulierung" bezeichnet.

Die Bemühungen, im Menschen wirksame selbstregulierende Mechanismen zu benennen, haben zahlreiche physiologische Faktoren aufgedeckt, die für die Aufrechterhaltung der physischen Funktionen eine herausragende Rolle spielen. In den dreißiger Jahren dieses Jahrhunderts führte B. Cannon zur Bezeichnung des relativen Fließgleichgewichts innerer Abläufe in lebenden Systemen den Begriff „Homöostase" ein (Cannon 1939). Zwischenzeitlich konnte man aus Untersuchungen über physiologische Zyklen Ergebnisse gewinnen, die ganz entscheidende Unzulänglichkeiten und Ungereimtheiten im Konzept der Homöostase aufdeckten (Shaefer 1962, S. VIII). Um das dynamische Wesen biologischer Abläufe deutlicher beschreiben zu können, wurde deshalb der Begriff „Homöokinese" eingeführt.

Es wurde behauptet, daß die Selbstregulierungsprozesse im Menschen als Rückkopplungsmechanismen verstanden werden können. Diese Mechanismen dienen aber nur als Modell für bestimmte maschinenähnliche Abläufe, die sich im Menschen vollziehen. Sie weisen aber entscheidende Mängel auf, wenn sie auf lebende Systeme angewendet werden. William Ross Ashby führte dazu aus: „Solch komplexe Systeme können nicht wie eine verknüpfte Ansammlung von mehr oder weniger unabhängigen Rückkopplungskreisläufen behandelt werden, sondern müssen ausschließlich als eine Ganzheit" gesehen werden; deswegen ist „zum Verständnis der grundlegenden Prinzipien dynamischer Systeme ... das Konzept der Rückkopplungssysteme in sich selbst schon unzureichend" (Ashby 1963, S. 54).

Der Ansatz, den Menschen als ein geordnetes Ganzes zu verstehen, das seine eigene Identität besitzt und mehr und anders ist als die Summe seiner Teile, wird deutlicher, wenn das mit dem Begriff „Muster" bezeichnete Konzept verstanden wird. Um eine komplexe Gesamtheit zu skizzieren, kann das „Black-Box-Modell" hilfreich sein. Die Black-Box-Theorie setzt ein umhülltes Ganzes voraus, dessen innere Mechanismen sich einer Untersuchung verschließen. Diese Theorie sieht vor, daß das untersuchte System gleichsam über Eingangs- und Ausgangsterminals verfügt. Hier liegt der Schwerpunkt der Aufmerksamkeit auf den Eigentümlichkeiten des Systems und nicht auf dessen Inhalte.

Man kann sich das Energiefeld des Menschen als ein von einer permeablen Abgrenzung umschlossenes Ganzes vorstellen, das an die ebenfalls permeable Abgrenzung der Umwelt anschließt. Input und Output zwischen den beiden Energiefeldern befinden sich in ständigem Fluß und zeigen gleichzeitige und konstante Veränderungen der Muster von Mensch und Umwelt. Solange die Inhalte eines Energiefeldes sich in kontinuierlichem Fluß befinden, wird die Identität des Feldes als Ganzes gewahrt. Im Verlauf des Input-Output-Prozesses verändern neue Inhalte das Feld; das Feld organisiert diese neuen Inhalte, wodurch neue Muster entstehen. Es sind die Muster und Organisation, die dem Feld einen Sinn geben, ja mehr noch: „Alle Eigenheiten werden sinn- und zwecklos, wenn wir die Muster, die sie zusammen bilden, aus dem Auge verlieren." (Polanyi 1958, S. 57) Die Besonderheiten des lebenden Systems erlangen nur in Mustern und Organisation des Systems und nicht in den Besonderheiten des Systems einen Sinn.

Dem Leben in Form von Mustern Gestalt zu verleihen, macht das Wesen der Evolution aus. Wesentlicher Bestandteil des Menschen und seiner Umwelt und für das Verständnis der Mensch-Umwelt-Beziehung unerläßlich ist dieser kreativ-formative Prozeß. Die kontinuierliche Auflösung und Neubildung von Mustern im Menschen und seiner Umwelt entlang der Lebensachse kennzeichnen die dynamische Natur des Universums. Die Selbstregulierung zielt darauf ab, eine zunehmend höhere Komplexität der Organisation zu erreichen, und nicht darauf, ein Equilibrium und eine Stabilität zu erlangen.

Die Vorstellung, daß das Leben in der Lage ist, sich selbst zu transzendieren, steht im Gegensatz zu Theorien, die davon ausgehen, daß die Ziele des Lebens adaptativer Natur sind. Der Psychologe Abraham Maslow merkte hierzu an: „Homöostase, Equilibrium, Adaptation, Selbsterhaltung, Abwehr und Regulierung sind negative Konzepte; diese müssen durch positive ergänzt werden." (Maslow 1954, S. 367) Der Neurologe Kurt Goldstein (1939) lehnte diesen Ansatz unter den Motivationstheorien deswegen entschieden ab, weil er von der Verminderung von Spannungszuständen und somit der Wiederherstellung eines Equilibriums als grundlegendem Motiv ausgeht. Der österreichische Psychiater Viktor Frankl (1968) unterstützt die Auffassung, daß die Selbstregulierung nicht zum Ziel hat, Spannungen zu reduzieren, sondern Spannungen zu erhalten. Das von Sigmund Freud konzipierte Lustprinzip kann angesichts der Belege für die negentropische Evolution des Lebens keinen Bestand haben. Der regulative Prozeß im Menschen zielt auf Vielfalt ab. Da aller Wahrscheinlichkeit nach das Leben zielorientiert ist, zeichnet sich dieser Prozeß notwendigerweise durch Zwänge aus; gleichzeitig ist er aber Ausdruck eines kreativ-formativen Prozesses. Die Ordnung der Natur verkörpert in sich selbst eine Zurückhaltung gegenüber Zufall und Chaos. Die Selbstregulierung ist also ein dynamischer Wesenszug, der auf eine geordnete Innovation abzielt.

Die Selbstregulierung ermöglicht die Entfaltung der Lebenspotentiale. Teile dieses Prozesses laufen bekanntlich auch dann ab, wenn ein Individuum nicht bewußt daran mitwirkt. Gleichzeitig besitzt der Mensch die Fähigkeit, seine Umwelt bewußt umzugestalten und hinsichtlich der Entfaltung seiner Potentiale eine Auswahl treffen zu können. Die selbstregulierenden Mechanismen lebender Organismen sehen wir als identisch an mit der Aufrechterhaltung der vielen Funktionen in den lebenden Systemen. Nachweislich unterliegen eine Reihe physiologisch faßbarer Funktionen einer bewußten Steuerung. Die Selbstregulierung lebender Systeme ist ein Ausdruck ihrer Einheit und Ganzheit und läßt sich nicht durch die Funktionen der Subsysteme erklären.

Will man diese Einheit und Ganzheit wahrnehmen, dann muß man dafür die Muster und die Organisation dessen heranziehen, was man erkennen will. Es ist ein ganz alltäglicher Vorgang, Individuen anhand ihrer jeweiligen Muster zu erfassen und zu unterscheiden. Individuen werden nicht nur über die Ganzheit eines Musters wahrgenommen; auch das Wesen eines Musters kann man erkennen, weil es in Äußerungen wie: „Maria Schmitt ist traurig" zum Ausdruck kommt. Maria Schmitts Traurigkeit ist ein Ausdruck ihrer Ganzheit und nicht der zusammengesetzten einzelnen Eigenschaften von Maria Schmitt. Wenn jemand, der Maria Schmitt beobachtet, gefragt würde, warum er der Auffassung ist, daß Maria Schmitt traurig ist, wird er möglicherweise mit einer allgemeinen Aussage wie der folgenden antworten: „Ich kann das feststellen, wenn ich sie anschaue", was ja nur die Ganzheitlichkeit dieser Wahrnehmung ausdrückt. Muster und Organisation sind also grundlegende Eigenschaften all dessen, was existiert. Durch sie wird die Vielfalt zum einheitlichen Ganzen, und man erkennt in ihnen die Dynamik und Kreativität des Universums.

Die vierte Annahme, auf der die Pflegewissenschaft beruht, kann wie folgt formuliert werden: *Muster und Organisation kennzeichnen den Menschen und lassen seine innovative Ganzheit erkennen.*

Literatur

Ashby, W. R.: Cybernetics. John Wiley & Sons, New York 1963
Polanyi, M.: Personal Knowledge. The University of Chicago Press, Chicago 1958
Bertalanffy, L. von: Problems of Life. John Wiley & Sons, New York 1952
Cannon, W. B.: The Wisdom of the Body. Norton Publishing Co., New York 1939 (zweite Auflage)
Capra, F.: Das Tao der Physik. Scherz Verlag, München 1992
Dubos, R.: Man Adapting. Yale University Press, New Haven 1965
Frankl, V. E.: Psychotherapy and Existentialism. Simon and Schuster, New York, 1968
Goldstein, K: The Organism. American Book Company, New York 1939
Herrick, C. J.: The Evolution of Human Nature. Harper & Brothers, New York 1956
Maslow, A. H.: Motivation and Personality. Harper & Row, New York 1954
Shaefer, K. E. (Hrsg.): Man's Dependence on the Earthly Atmosphere. The Macmillan Co., New York 1962
Sollberger, A.: Biological Rhythm Research. Elsevier Publishing Co., New York 1965
Whythe, L. L.: The Next Development in Man. The New American Library, New York 1950
Wolf, W. (Hrsg.): Rhythmic Functions in the Living System. In: Annals of the New York Academy of Sciences. Band 98, New York Academy of Sciences, New York 1962.

10. Der Mensch: ein fühlendes, denkendes Wesen

„Der Mensch wächst, anders als alles sonst im Universum, ob organisch oder anorganisch, über seine Werte hinaus, läuft die Stufen seiner Entwürfe hinauf und ragt über seine Errungenschaften hinaus." (John Ernst Steinbeck)

Die vier vorangegangenen Kapitel nehmen nicht nur auf den Menschen, sondern auf alle lebenden Systeme Bezug. „Ganzheit", „Interaktion", „Unidirektionalität" und „Muster", sie alle kommen in der großen Anzahl der deutlich voneinander unterschiedenen Lebewesen zum Ausdruck. Die Unterschiede der diversen Ordnungen, Klassen und Arten liegen jenseits der Gemeinsamkeiten des Lebens. Die Organisation des Lebens schließt alle Organismen ein, von den einfachsten bis hin zu den kompliziertesten. Diese sind entlang phylogenetischer, d. h. stammesgeschichtlich herausgebildeter Stufen in einer evolutionären Hierarchie angeordnet. Auf deren oberster Stufe steht triumphierend der in seiner Einzigartigkeit und mit seinen Errungenschaften sich feiernde Mensch.

Was macht den Menschen so einzigartig, daß er sich nicht nur von anderen Lebensformen unterscheidet, sondern auch an der Spitze der von der Evolution erzeugten Komplexität steht? Ist er wirklich so einzigartig, wie er sich gerne sieht? Sicherlich: in dem Maße, wie das Wissen des Menschen über das Universum zunimmt, relativiert sich die vermeintliche Ausnahmestellung des Menschen, da ihm die Unermeßlichkeit des Unbekannten zunehmend bewußt wird. Doch gerade in dieser Erkenntnis liegt seine Einzigartigkeit. Unter den Lebenwesen auf der Erde nimmt nur der Mensch die unfaßbare Größe des Kosmos wahr und denkt darüber nach. Welche lebende Kreatur außer ihm ist sich seiner evolutionären Vergangenheit bewußt und denkt über die Zukunft nach? Die Fähigkeit zur Abstraktion und Imagination, zu sprechen und zu denken, mit den Sinnen wahrzunehmen und zu fühlen, das sind wesentliche Bestandteile dessen, was den Menschen zum Menschen macht.

Die Tatsache, daß der Mensch sich seiner selbst und seiner Umwelt bewußt ist, wurzelt in der Erkenntnis, daß der Mensch sterblich ist. Vorgeschichtliche Kunstgegenstände zeigen, wie die Menschen sich bereits damals mit dem Tod auseinandergesetzt haben. Religiöse Rituale, die bildende Kunst und die philosophischen Spekulationen zeugen zu allen Zeiten von seiner fortwährenden Suche nach dem Sinn des Lebens und des Todes. Welchen Wert der Mensch sich selbst beimaß, kann an den Menschenopfern abgelesen werden, welche einst als beste aller Sühnegaben den Göttern dargebracht wurden. Gebote zum Schutze des menschlichen Lebens reichen weit in die

Geschichte zurück. Mit Verheißungen, die ein Leben nach dem Tode versprechen, versuch(t)en die Menschen, ihre Ängste vor dem Sterben zu vermindern.

Der Mensch von heute ist bemüht, den Tod so lange wie möglich hinauszuschieben. Organtransplantationen, das Tiefgefrieren von Menschen sowie die Erhaltung der Vitalfunktionen ohne jede Hoffnung, den Sterbeprozeß noch umkehren zu können, sind Zeichen für die Bemühungen des Menschen, den „Sensenmann" aufzuhalten. Die Würde des Todes und die Rechte der Sterbenden anzuerkennen – Anliegen, die in anderen Kulturen immer schon von großer Bedeutung waren –, finden in der Kultur der Vereinigten Staaten erst seit kurzem Widerhall.

Das Bemühen des Menschen, sein Leben zu verlängern, steckt voller Widersprüche: Zwar gibt es quer durch die Vereinigten Staaten Bemühungen, die Todesstrafe abzuschaffen, doch es werden immer noch Todesurteile vollstreckt. Auch Kriege werden weiterhin geführt. Die Zahl der Todesfälle auf den Straßen des Landes steigt – Hintergrund für die Bemerkung eines Jugendlichen, nicht zu „einer Ziffer in der Statistik werden zu wollen". Obgleich der Mensch an seinem Leben hängt, er erkundet Berggipfel und Meerestiefen und fordert das Ungewisse des Weltraums heraus und stirbt – je nach Gegebenheit ruhmreich oder unrühmlich – um einer Idee willen. Die Kontinuität des Lebens wird durch die Fortpflanzung aufrecht erhalten. Die Zyklen des Lebens und des Todes stellen ein rhythmisches Wechselspiel der Kontinuität des Lebens dar.

Eine Bedingung des Lebens ist der Tod jedes Menschen. Dem Tod einen Sinn beizumessen, ist eine private Angelegenheit. Sich der eigenen Sterblichkeit bewußt zu sein, ist eine Eigenschaft, die nur dem Menschen zukommt. Wie der Mensch dem Tod begegnet, welchen Sinn er ihm zuschreibt und welche Glaubensauffassungen er im Hinblick auf sein Leben nach dem Tode vertritt, lassen erkennen, daß der Mensch sich um ein kosmisches Verständnis bemüht.

Der Mensch ist ein Wesen, das empfinden kann. Obgleich der Mensch nicht alleine die Fähigkeit zu fühlen besitzt, gehen die Tiefe und das Ausmaß seiner Gefühle sehr viel weiter als bei anderen Lebewesen. Die Philosophin Susan Langer verwendet den Begriff „Gefühle", „um alles das, was gefühlt werden kann, zu bezeichnen" (Langer 1964, S. 16). In diesem Sinne sind Sinneswahrnehmungen und Gefühle empfundene Reaktionen auf Umwelteinflüsse. Der Begriff „Gefühl" wird hier im weitesten Sinne des Wortes gebraucht.

Der Mensch erlebt Gefühle als ein einheitliches Wesen. Gefühle sind Ausdruck dieser Einheit und Ganzheit. Die Liebe kann ebensowenig als ein Produkt irgendeiner herausgelösten Entität beschrieben werden, wie man Zahn-

schmerzen nicht wirklich durch einen offenliegenden Nerv erklären kann. Gefühle sind Feldfunktionen und beziehen somit die Gesamtheit des Individuums mit ein. Die zahlreichen Versuche der Psychologie oder der Biologie, Gefühle auf geistiger oder auf körperlicher Grundlage zu erklären, bleiben unzulänglich. Das relativ neue Fachgebiet der Psychobiologie macht einige dieser Schwierigkeiten sichtbar: Schmerzschwellen sind von Mensch zu Mensch sehr unterschiedlich; weder die Psychologie noch die Biologie haben bislang hierfür eine Erklärung gefunden. Die biochemischen Korrelate von Angstzuständen, Zornreaktionen, von Mut und Entspannung können die Symbolisierungen, Verallgemeinerungen und Gedanken (wozu einzig der Mensch in der Lage ist), mit denen wir unseren Gefühlen Sinn verleihen, nur unzureichend beschreiben. LSD-hervorgerufene Visionen sollen angeblich das Bewußtsein des Menschen erweitern, doch „Bewußtsein" ist ein vager und zweideutiger Begriff.
Traditionell fällt die Erforschung der Gefühle hauptsächlich in den Aufgabenbereich der Psychologie. Die heutigen „Verhaltenswissenschaften" orientieren sich in ihrem Bemühen um mehr „Wissenschaftlichkeit" stärker an Tatsachenbeschreibungen und verbannen Gefühle und subjektive Erfahrungen immer öfter in die Metaphysik (Langer 1964, S. 13). Vielfach wird nur das Verhalten als untersuchenswert angesehen; innere Erfahrungen werden von den Behaviouristen übersehen, wenn nicht gar verleugnet. Die bei diesen Beschreibungen verwendeten Analogien zur Mechanik und mathematische Formeln tragen zusätzlich dazu bei, die menschliche Empfindungsfähigkeit als einen eigenständigen Forschungsgegenstand in Abrede zu stellen. Gegen eine solche Sicht läßt sich einwenden, daß mechanistische Erklärungen des Verhaltens und ihre Anwendungen in der Praxis weit unmenschlichere Auswirkungen zeigen als die gegenwärtig boomende Automatisierung der Produktion und der damit verbundene Arbeitsplatzabbau. Der Psychologe Carl Rogers sagte dazu: „Die herzliche, subjektive Begegnung zweier Menschen ist zur Veränderung des Verhaltens effektiver als die ausgefeilteste Technik, die dem Erlernen von Theorien oder operantem Konditionieren entstammt." (Rogers 1961, S. 93) Dieser Hinweis muß gut durchdacht werden. Es scheint beispielsweise fraglich, ob die Diagnose „Kindesmißhandlungssyndrom" wirklich verständlich wird, wenn man es bei der Klärung offensichtlicher Fakten und einer Reihe von Reiz-Reaktions-Mechanismen beläßt. Natürlich gibt es auch Vertreter einer Position, die die Gefühle des Menschen als einen wirklichen Forschungsgegenstand anerkennt. In Untersuchungen etwa zum Bedürfnis von Menschen, Trauerarbeit zu leisten, kommt solch ein Interesse zum Ausdruck.
Menschen haben Empfindungen. Ihr Empfindungsvermögen zeigt sich in Freude und Leid, Ekstase und Depression, Herzlichkeit und Hingabe; die

Farben eines Sonnenuntergangs, die Melodien eines Johann Sebastian Bach oder die Weite eines Horizonts rufen im Menschen Gefühle hervor. Er kann mit dem englischen Dichter John Milton, der im siebzehnten Jahrhundert lebte, den Tod des Lycidus betrauern und fröhlichen Herzens über die Streiche der Clowns im Zirkus „Sarrassani" lachen. Die Weichheit von Samt und das Aroma frischen Kaffees, die Spitze eines Reißbrettstifts und die Kälte der Einsamkeit lösen in ihm Empfindungen aus.

Gefühle sind subjektiver Natur. Unsere Sprache reicht nicht aus, um die individuelle Bedeutung der Gefühle zu vermitteln. Ausschließlich der Mensch verfügt mit der Sprache über ein Medium, um Gedanken zu vermitteln, um Vergangenes zu bewahren und um die Zukunft in Gedanken vorwegzunehmen. Sprache ist mehr als akustische Signale, durch die man Dinge bezeichnet. Es ist ein Medium, mit dem der Mensch Ideen und Abstraktionen kommuniziert. Sprache ist ein Werkzeug der Logik und der Vernunft, wobei die Mathematik die abstrakteste aller Sprachen ist.

Der Mensch versucht, die Welt seiner Erfahrungen zu ordnen und sie zu verstehen. Alles Verstehen reicht über die bloße Aneinanderreihung von Fakten und Ereignissen hinaus; es entstammt der menschlichen Fähigkeit zu rationalem Denken. Mit den modernen Wissenschaften entstanden stereotype, distanzierte Beurteilungsmethoden und eine mit Bedacht geplante Objektivität, die Werturteilen keinen Raum ließ. Die Methoden der Wissenschaft ermöglichten nicht nur hervorragende neue Einsichten und versorgten den Menschen mit einem Reichtum an technologischen Wundern, sondern gereichten den Wissenschaftlern wie auch ihren Leistungen zur Ehre und machten sie reich. Angesichts der Entdeckungen der modernen Physik und der Kybernetik verblaßte die Aura des Industriezeitalters; der Mensch befürchtet(e), daß die Maschinen und Roboter ihn bald ersetzen werden. Ein wissenschaftlich geprägter Humanitarismus oder – wenn der Leser eine andere Formulierung bevorzugt – eine humanitäre Wissenschaftlichkeit trat in das Rampenlicht.

Auch wenn es für jene, die sich an eine klar definierte wissenschaftliche Methodik gebunden fühlen, seltsam anmuten mag, es sind ihre Gefühle, die die eigentliche Motivation des Forschens ausmachen, unbeschadet dessen, wie starr die Regeln der Forschung auch immer sein mögen. Das Diktum „Wissenschaft um der Wissenschaft Willen" basiert auf dem Drang nach Wissen und der erlebten Entdeckerfreude. Die Bemühungen, durch wissenschaftliche Forschung und Anwendung ihrer Ergebnisse die mißliche Lage des Menschen zu erleichtern, haben ihre Wurzeln im sozialen Bewußtsein. So bemerkenswert es auch sein mag, daß Wissenschaft und Technologie täglich neue Grenzen überschreiten, sie sind nicht einmal annäherungsweise so beeindruckend wie die Erweiterung des menschlichen Denkvermögens und seiner Leidenschaften, die dieses Überschreiten erst ermöglichen.

Die Suche nach dem Sinn des Lebens und des Todes ist nach Auffassung von Viktor Frankl das grundlegende Bedürfnis des Menschen (Frankl 1963/ 1968). Viele der uns vorliegenden Kosmologien unternehmen den Versuch, die Stellung des Menschen im Universum zu erklären. Die Jugend fordert wertbezogene Orientierungen; der „Wille zum Sinn" verleitet sie bisweilen zu Konfrontationen, auch um entsprechende Enttäuschungen abzubauen. Die Philosophie und Religion, die Kunst und Wissenschaften, sie alle betrachten die Menschlichkeit des Menschen auf ihre Art und reflektieren seine verzwickte Lage. Doch aus diesem Dilemma heraus kann dem Menschen persönlicher Sinn erwachsen. Unsere Logik und Vernunft reichen nicht aus, um diesen Sinn entstehen zu lassen. Es sind vielmehr die menschlichen Fähigkeiten, in abstrakten Begriffen und bildhaften Vergleichen zu denken, zu sprechen und zu deuten, mit den Sinnen wahrzunehmen und zu empfinden, die zusammen der Menschlichkeit des Menschen Ausdruck verleihen und neue, umfassende Wege des Verstehens eröffnen. Vielleicht wollte der griechische Philosoph Pythagoras dies ausdrücken, als er sagte: „Es ist Geometrie im Schwingen der Saiten. Es ist Musik in den Weiten der Sphären."

Gefühle wie auch rationales Denken stellen positive, integrierende Kräfte dar. Die Welt der menschlichen Erfahrung erfährt Sinn in der Schönheit eines verschneiten Berges, im Klang der Musik, in der Trauer über persönlichen Verlust und im Schmerz einer körperlichen Verletzung. Dennoch reichen Gefühle allein als Grundlagen nicht aus, den Menschen zu seinen Verstehensbemühungen zu befähigen. Die Sprache und das Denken sind unabdingbare Voraussetzungen für die verstärkte Selbstwahrnehmung und das Wissen um seine Welt. Ohne Logik und Vernunft würden die Anstrengungen des Menschen, sein eigenes Los und die menschlichen Lebensbedingungen zu verbessern, fehlschlagen. Es sind die Unvernunft und die Maßlosigkeit, die im Grunde die Suche des Menschen nach dem Sinn des Lebens zerstören.

Die Evolution des Menschen ist gekennzeichnet durch seine zunehmende Fähigkeit, Beziehungen, die zwischen verschiedenen Ereignissen bestehen, wahrzunehmen und für neue Beziehungen Hypothesen zu bilden. Konzepte zu entwerfen und Gedanken zu ordnen, dies bildet die Grundlage bewußten Handelns.

Das Empfindungs- und Denkvermögen des Menschen sind integraler Bestandteil des eigentlichen Lebensprozesses. Das menschliche Feld und der Entstehungsprozeß von Mustern gehen über das sich wiederholende Zusammensetzen von Teilen hinaus, das auf automatische selbstregulierende Handlungen ausgerichtet ist. Der Mensch trifft seine Entscheidungen bewußt. Durch seine Selbstwahrnehmung und das Wahrnehmen seiner Umwelt ist er ein aktiver Mitgestalter im Entstehungsprozeß und bei der Gestaltung der Muster seines Feldes und bei der Umgestaltung der Umwelt entsprechend seinen Bedürfnissen. Die Entscheidungen des Menschen sind aber keineswegs immer weise, manchmal sind sie sogar seinem Wohlbefinden abträglich. Selbst keine Entscheidungen zu treffen ist als solches schon eine Entscheidung, die in den Mensch-Umwelt-Interaktionsprozeß eingebunden ist.

Die Fähigkeit des Menschen, sich bewußt in den Selbstregulierungsprozeß einzubringen, wird nur selten richtig verstanden. Und noch weniger wird der sich fortwährend vollziehende evolutionäre Schöpfungsprozeß verstanden, von dem man annimmt, daß er sich – wie belegt werden kann – in einer zunehmenden Komplexität von Organisation und Mustern im Menschen wie auch in der Umwelt Ausdruck verleiht. Weit verbreitet ist die These, daß das wissenschaftliche und technologische Wissen und Können des Menschen seine kulturelle Entwicklung übertroffen hat. Diese Ansicht verkennt die Einheit und Ganzheit des Menschen und ignoriert die Universalität der unidirektionalen, schöpferischen Evolution. Eben dabei wird auch die Kreativität der Evolution übersehen, die die Form und Struktur sowohl des Menschen als auch seines sozialen Umfelds und seiner Umwelt beeinflußt. Kann der Homo sapiens erwarten, daß er für immer auf der obersten Stufe der phylogenetischen Leiter bleiben wird? Der Schriftsteller Arthur C. Clarke kommentierte 1961 die Eroberung des Weltraums durch den Menschen mit den Worten: „Was im Moment geschieht, ist nichts weiter als die nächste Stufe in der Evolution, vergleichbar mit der Zeit vor wahrscheinlich einer Milliarde Jahren, als das Leben aus dem Wasser kam und das Land eroberte." (Clarke 1961, S. 145)

Die Kreativität des Lebens ist ein sich kontinuierlich entfaltendes Phänomen. Die sich verändernden Dimensionen des menschlichen Empfindens und Denkens zeugen von dieser schöpferischen Kraft. Sie sind integraler Bestandteil des eigentlichen Lebensprozesses. Im Mensch-Umwelt-Interaktionsprozeß entwickelt sich die menschliche Selbsterkenntnis und die Erkenntnis seiner Welt.

Lange herrschte die Meinung vor, der Mensch erlange die Erkenntnisse über seine Welt durch seine fünf Sinne: den Geschmacks-, Geruchs- und Tastsinn sowie das Hör- und Sehvermögen. Seit kurzem findet nun auch die Erforschung extrasensorischer Phänomene wissenschaftliche Anerkennung. Ausreichend dokumentiert ist inzwischen die Existenz paranormaler Phänomene. Viele Menschen erlangten Wissen über ihre Welt durch Informationen, die sie anders als durch die fünf Sinne erworben haben. Wahrscheinlich trifft dieser Sachverhalt sowohl auf die Mystiker vergangener Jahrhunderte als auch auf Menschen in unserer Zeit zu; heute gibt es allem Anschein nach eine viel größere Zahl von Menschen, die diese extrasensorischen Wahrnehmungsfähigkeiten besitzen. Diese Fähigkeiten kann man offensichtlich durch Übung steigern, obgleich überprüfbare Hypothesen zur Erklärung dieser Phänomene noch sehr rar sind.

Empfinden und Denken sind beim Menschen nicht auf den Zustand des Wachseins beschränkt. In einer Vielzahl von Untersuchungen der elektrischen Ströme während des Schlafs wurde nachgewiesen, daß diese in einem engen Zusammenhang mit Träumen stehen. Versuche, die Träume zu deuten, erscheinen regelmäßig in psychoanalytischen Schriften. Oft bringt man Träume mit paranormalen Phänomenen in Verbindung und macht sie beispielsweise für Verdauungsstörungen und übermäßige Erregung verantwortlich. Kleinkinder haben überaus oft Alpträume, weswegen Eltern geraten wird, sich darüber keine Sorgen zu machen. Bei Menschen, die nicht mehr träumen konnten, liessen sich Symptome wie Beklemmungen, Reizbarkeit und größerer Appetit beobachten (Dement 1960). Träume sind ein weiteres Medium, durch die Muster entstehen und integriert werden können.

Der dem Schlaf-Wach-Rhythmus zugrundeliegende evolutionäre Prozeß wird immer deutlicher erkennbar. Für das Wachstum und die Entwicklung vom Säuglingsalter bis ins hohe Alter sind Veränderungen des Schlaf-Wach-Rhythmus typisch. Während Kleinkinder im allgemeinen etwa während zwei Drittel der 24 Stunden eines Tages schlafen, trifft auf Erwachsene das Gegenteil zu (Kleitman 1963).

In den zurückliegenden agrarisch geprägten Kulturen war der Schlaf-Wach-Zyklus am Sonnenauf- und -untergang ausgerichtet. Mit Beginn des Industriezeitalters konnte eine Verschiebung des Schlaf-Wach-Rhythmus des Menschen beobachtet werden. Vom Menschen des zwanzigsten Jahrhunderts sagte man, er benötige acht Stunden Schlaf pro Nacht; jüngste Forschungsergebnisse verkürzten das heutzutage für eine Gesunderhaltung zuträgliche Schlafpensum auf sieben Stunden. Deutet der sich offensichtlich verringernde Schlafbedarf auf eine gesteigerte Wahrnehmungsfähigkeit im Wachheitsstadium hin? Ist die extrasensorische Wahrnehmung eine evolutionär bedingte Erscheinung und Teil dieser Veränderungen?

Die Fähigkeit des Menschen, sich selbst und seine Welt zu erleben, kennzeichnet sein Menschsein. Abstraktes Denken in Form von Sprache ermöglicht es ihm, dem Verständnis der kosmischen Zusammenhänge nachzugehen. Kunst und Wissenschaft, Philosophie und Religion zeugen vom evolutionären Potential des Menschen und seiner Fähigkeit, über sich selbst hinauszuwachsen.

Die fünfte Annahme, auf der die Pflegewissenschaft beruht, kann wie folgt formuliert werden: *Der Mensch ist dadurch gekennzeichnet, daß er die Fä-*

higkeit besitzt, abstrakte Begriffe und bildhafte Vergleiche zu formulieren, zu sprechen und zu denken, wahrzunehmen und zu empfinden.

Literatur

Clarke, A. C.: The Challenge of the Spaceships. Ballantine Books, New York 1961
Dement, W. C.: „The Effect of Dream Deprivation". In: Science, Heft 131, S. 1705 ff.; Heft 132, S. 1420 ff., 1960
Frankl, V: Man's Search for Meaning. Washington Square Press, New York 1963 (deutsch: Der Wille zum Sinn)
Frankl, V.: Psychotherapy and Existentialism. Simon and Schuster, New York 1968
Kleitman, N.: Sleep and Wakefulness. University of Chicago Press, Chicago 1963 (überarbeitete und erweiterte Ausgabe)
Langer, S.: Philosphical Sketches. The New American Library of World Literature, New York 1964
Rogers, C.: „Two Divergent Trends". In: May, R. (Hrsg.): Existential Psychology. Random House, New York 1961.

Weiterführende Literatur zu Teil 2

Allport, G. W.: Becoming: Basic Considerations for a Psychology of Personality. Yale University Press, New Haven 1955
Andrews, D. H.: The Symphony of Life. Unity Books, Lee's Summit, Missouri 1966
Ashby, W. R.: Cybernetics. John Wiley & Sons, New York 1963
Baranski, L. J.: Scientific Basis for World Civilization: Unitary Field Theory. The Christopher Publishing House, Boston 1960
Barrett, W.: Irrational Man. Doubleday & Co, New York 1962
Bass, R.: „Unity of Nature". In: Human Biology, Heft 23, 1951, S. 323 ff.
Bellman, R.: Adaptive Control Processes. Princeton University Press, Princeton, New Jersey 1961
Bennett, J. G.: The Dramatic Universe. (Band 1 bis 4) Hodder & Stroughton, London 1956
Berelson, B./Steiner, G.: Human Behavior. Harcourt, Brace & World, New York 1964
Berne, E.: Games People Play. Grove Press, New York 1964 (deutsch: Die Spiele der Erwachsenen, Psychologie der menschlichen Beziehung)
Bertalanffy, L. von: „The Theory of Open Systems in Physics and Biology". In: Science, Heft 3, 1950, S. 23 ff.
Bertalanffy, L. von: General Systems Theory. In: Main Currents in Modern Thought, Band 11, März 1955
Bertalanffy, L. von: Robots, Man and Minds. George Braziller, New York 1967
Bonner, J.: The Molecular Biology of Development. Oxford University Press, New York 1965
Borghese, E. M.: The Language Barrier: Beasts and Man. Holt, Rinehart & Winston, New York 1965

Bronowski, J.: „The Clock Paradox". In: Scientific American, February 1963, S. 14 ff.
Bronowski, J.: Science and Human Values. Harper Torchbooks, New York 1965
Brozek, W. (Hrsg.): The Biology of Human Variation. New York Academy of Sciences, New York 1966
Buber, M.: I and Thou. Charles Scribner's Sons, New York 1958 (zweite Ausgabe) (deutsch: Ich und Du)
Buckley, W. (Hrsg.): Modern System Research for the Behavioural Scientist. Aldine Publishing Company, Chicago 1968
Bünning, E.: The Physiological Clock. Academic Press, New York 1964
Candland, D. (Hrsg.): Emotion: Bodily Chance. D. Van Nostrand Co., New York 1962
Connon, W. B.: The Wisdom of the Body. Norton Publishing Co., New York 1939 (zweite Ausgabe)
Carrighar, S.: Wild Heritage. Houghton Mifflin, Boston 1965
Clarke, A. C.: The Challenge of the Spaceship. Ballantine Books, New York 1961
deBroglie, L.: „The Philosophical Meaning and Practical Consequences of Cybernetics": In: New Perspectives in Physics. Basic Books, New York 1962
deChadin, P. T.: The Phenomenon of Man. Harper & Row, New York 1961
Dobzhansky, Th.: Heredity and the Nature of Man. Harcourt, Brace & World, New York 1964
Dobzhansky, Th.: „Changing Man". In: Science, Band 155, 1967, S. 409 ff.
Dubos, R.: Man Adapting. Yale University Press, New Haven 1965
duNoüy, L.: Human Destiny. Longmans, Green & Co., New York 1947
Einstein, A.: Relativity. Crown Publishing Co., New York 1961
Feifel, H. (Hrsg.): The Meaning of Death. McGraw-Hill Book Co., New York 1959
Fischer, R. (Hrsg.): Interdisciplinary Perspectives of Time. In: Annals of the New York Academy of Sciences, Band 138, New York Academy of Sciences, New York, 1967
Fox, S. W./McCauley, R. J.: „Could Life Originate Now?". In: Natural History, August/September 1968, S. 26 ff.
Fraser, J. T. (Hrsg.): The Voices of Time. George Braziller, New York 1966
Fulton, R. (Hrsg.): Death and Identity. John Wiley & Sons, New York 1965
Ganow, G.: „The Principle of Uncertainty". In: Scientific American, Januar 1958, S. 17 ff.
Grinker, R. R. (Hrsg.): Toward a Unified Theory of Human Behaviour. Basic Books Publishers, New York 1967
Grünbaum, A.: Phiosophical Problems of Space and Time. Alfred A. Knopf, New York 1963
Haimowitz, M. L./Haimowitz N. R. (Hrsg.): Human Development. Thomas Y. Crowell Co., New York 1960
Hall, E. T.: The Hidden Dimension. Doubleday & Co., New York 1966
Heisenberg, W.: Physics and Philosophy. Harper & Brothers, New York 1958 (deutsch: Physik und Philosophie)
Hempel, C. G.: „General Systems Theory and the Unity of Science". In: Human Biology, Heft 23, 1951, S. 313 ff.
Hook, S.: The Quest for Being. Dell Publishing Co., A Delta Book, New York 1961
Jouvet, M.: „The State of Sleep". In: Scientific American, Februar 1967, S. 62 ff. (deutsch: Das Schloß der Träume)

Kastenbaum, R. (Hrsg.): Psychobiology of Aging. Springer Publishing, New York 1965
Kilpatrick, F. P.: Explorations in Transactional Psychology. New York University Press, New York 1961
King, D.: The States of Human Consciousness. University Books, New York 1963
Koestler, A.: The Act of Creation. The Macmillan Co., New York 1964
Koestler, A.: The Ghost in the Machine. The Macmillan Co., New York 1968
Koestler, A.: Der Mensch: Irrläufer der Evolution – die Kluft zwischen Denken und Handeln, Fischer, Berlin 1993
Kormandy, E. V. (Hrsg.): Readings in Ecology. Prentice-Hall, Englewood Cliffs NJ 1965
Krech, D.: Individuals in Society. McGraw-Hill Book Co., New York 1962
Landauer, T. K. (Hrsg.): Readings in Physiological Psychology. McGraw-Hill Book Co., New York 1967
Langer, S.: Philosophical Sketches. The New American Library of World Literature, New York 1964
Langer, S.: Mind: An Essay on Human Feeling. (Band 1) The Johns Hopkins Press, Baltimore 1967
Luckey, T. D.: Germfree Life and Gnotobiology. Academic Press, New York 1963
Mannion, A.: „Self Regulation: A Unified Attack on the Problem". In: Main Currents in Modern Thought, Nr. 1, 1959
Margenau, H.: „Particle and Field Concepts in Biology". In: Scientific Monthly, Heft 64, 1947, S. 255 ff.
Morgenau, H.: „Fields in Physics and Biology". In: Main Currents in Modern Thought, Nr. 3, 1959
Maslow, A. H.: Motivation and Personality. Harper & Row, New York 1954 (deutsch: Motivation und Persönlichkeit)
Maslow, A. H. (Hrsg.): New Knowledge in Human Value. Harper & Brothers, New York 1959
May, R. (Hrsg.): Existential Psychology. Random House, New York 1961
Menninger, K.: The Vital Balance. Viking Press, New York 1963 (deutsch: Liebe und Hass – Gedanken zur Zivilisation unserer Zeit)
Miller, J. G.: „Living Systems: Basic Concepts". In: Behavioural Science, Nr. 4, 1965, S. 193 ff.
Miller, J. G.: „Living Systems: Structure and Process". In: Behavioural Science, Nr. 4, 1965, S. 337 ff.
Miller, J. G.: „Living Systems: Cross-Level Hypothesis". In: Behavioural Science, Nr. 4, 1965, S. 380 ff.
Morris, D.: The Naked Ape. McGraw-Hill Book Co., New York 1967 (deutsch: Der nackte Affe)
Murchie, G.: Music of the Spheres. Houghton-Mifflin Co., Boston 1958
Nettleship, A.: „The Entetchy of Time". In: Main Currents in Modern Thought, Nr. 3, 1959
Neumann, E.: The Origins and History of Consciousness. (Band 1) Harper & Brothers, New York 1962 (deutsch: Ursprungsgeschichte des Bewußtseins)
Portman, A.: New Paths in Biology, Harper & Brothers, New York 1964 (deutsch: Biologie und Geist)

Reichenbach, H.: The Philosophy of Space and Time. Dover Publications, New York 1958 (deutsch: Gesammelte Werke, Band 2: Philosophie der Raum-Zeit Lehre)

Reinberg, A./Reinberg G. J.: Biological Rhythms. Walker and Co., New York 1964

Reisman, D.: The Lonely Crowd. Doubleday Anchor Books, New York 1950

Rossi, B.: Cosmic Rays. McGraw-Hill Book Co., New York 1964

Selye, H.: The Stress of Life. McGraw-Hill Book Co., New York 1956

Sinnott, K. E. (Hrsg.): Cell and Psyche. Harper Torchbooks, New York 1961

Sollberger, A.: Biological Rhythm Research. Elsevier Publ. Co., New York 1965

Stevenson, I.: Twenty Cases Reminiscent of Reincarnation. American Society for Psychical Research, New York 1966 (deutsch: Reinkarnation – Der Mensch im Wandel)

Taylor, C. W./Barron F. (Hrsg.): Scientific Creativity. John Wiley & Sons, New York 1963

Trincher, K. S.: Biology and Information: Elements of Biological Thermodynamics. Consultants Bureau Enterprises, New York 1965

U. S. Department of Health, Education and Welfare: Current Research on Sleep and Dreams. U. S. Government Printing Office, Washington DC 1970

Weiner, N.: The Human Use of Human Beings. Doubleday & Co, New York 1954

Whitehead, A. N.: Adventures of Ideas. The New American Library, New York 1960 (deutsch: Wissenschaft und moderne Welt)

Whythe, L.: The Next Development in Man. Mentor Books, New York 1948

Whythe, L. (Hrsg.): Aspects of Form. Indiana University Press, Midland Book Edition, Bloomington Indiana 1961

Wolf, William (Hrsg.): Rhythmic Functions in the Living System. In: Annals of the New York Academy of Sciences. (Band 98) New York Adcademy of Sciences, New York 1962, Art. 4

Wolstenholme, G. E. W./Millar, E. C. P. (Hrsg.): Extrasensory Perception. Little, Brown and Co., Boston 1956

Zirkle, R.: „A Biophysical Symposium: The Particle Approach to Biology". In: Scientific Monthly, Heft 64, 1947, S. 213 ff.

The Anatomy of Sleep, Roche Laboratories, Nutley NJ 1966.

Teil 3
Das konzeptionelle System der Pflege

„Etwas zu wagen, macht Angst. Nichts zu wagen heißt, sich selbst zu verlieren." (Sören Kierkegaard)

EINFÜHRUNG

Die Pflege gibt es, um den Menschen zu dienen. Ob Pflegekräfte nachhaltig zur Gesundheit und zum Wohlbefinden der Menschen beitragen, hängt von der Beschaffenheit und von der Gültigkeit der zentralen Inhalte des theoretischen Wissens ab, das der praktischen Pflege zugrunde liegt. Die Pflegewissenschaft besteht nicht aus einer Ansammlung von Fakten und Prinzipien, die aus fremden Quellen stammen, sie ist vielmehr eine neue Erscheinung, ein neues Produkt. Mit den der Pflege zugrunde liegenden einheitlichen[16] Prinzipien und hypothetischen Verallgemeinerungen soll versucht werden, das Phänomen „Mensch" als eigentliches, als zentrales Anliegen der Pflege zu beschreiben, zu erklären und über ihn Voraussagen zu machen.

Wissenschaftlich gewonnene Wissensbestände basieren auf klaren, eindeutigen Konzeptionen, aus denen Theorien abgeleitet werden können. Diese Theorien müssen immer wieder in der Wirklichkeit getestet werden, um sie auf ihre Gültigkeit und Zuverlässigkeit hin zu überprüfen. Nie aber werden die Befunde solcher Überprüfungen letzte Gewißheit schaffen. Jede Wissenschaft kann sich nur durch Streichungen und Ergänzungen, durch Überarbeitungen und Veränderungen von Inhalten weiterentwickeln. Auch wenn wissenschaftliche Erkenntnisse letztlich nur auf Wahrscheinlichkeiten beruhen und wir bei allem Wissen mit möglichen Fehlern rechnen müssen, Voraussagen bleiben dennoch immer ein wesentliches Mittel zur Bestimmung von sinnvollen Interventionsmöglichkeiten, die der Gesundheit und dem Wohlbefinden des Menschen zuträglich sind.

Beschreibende, erklärende und Voraussagen ermöglichende Aussagen sind die vorgängigen Bedingungen für ein fachlich kompetentes Handeln. Die theoretischen Grundlagen der Pflege basieren auf den grundlegenden Annahmen, die ich in Teil 2 erörtert habe. In diesem Teil des Buches nun stelle ich ein konzeptionelles Modell des lebenden Systems „Mensch" vor. Einheitliche Prinzipien werden beschrieben und empirische Belege aus der Pflegeforschung, die diese Prinzipien stützen, dargelegt. Meine Hoffnung ist, daß die in Teil 3 vorgestellten Gedanken einen Anstoß zu einem umfassenden kritischen Denken geben. Der Bedarf an Grundlagenforschung in der Pflege ist groß, – an einer Forschung, die zum einen die Begriffe des konzeptionellen Systems der Pflege weiterentwickelt, die zum zweiten in eine Synthese von Erkenntnissen mündet, die hilft, neue Konzeptionen zu erarbeiten,

---

[16] Zur Bedeutung und Übersetzung des Begriffs „einheitlich" in diesem Teil 3 siehe Fußnote 21, S. 117, und Glossar, S. 197 ff. (M. A.).

und die drittens durch die kreative Entwicklung neuer, überprüfbarer Hypothesen gekennzeichnet ist.

Die Pflege hat sich der Erhaltung und Förderung der menschlichen Gesundheit verschrieben und sich verpflichtet, evaluierende, therapeutische und rehabilitative Dienstleistungen zu erbringen. Die Weiterentwicklung des Theoriegebäudes der Pflege ist unerläßlich, um dieser Verpflichtung nachzukommen. Mitfühlendes Interesse für den Menschen erfüllt diese Bemühungen mit Sinn. Diejenigen, die das, was noch unbekannt ist, mit erforschen wollen, erwartet die Freude der Entdeckung.

11. Die Ziele der Pflegewissenschaft

> „Die eigentlichen Ziele der Wissenschaft befassen ... sich mit der Suche nach Erkenntnis, einem Bedürfnis, den Lauf der Natur nicht nur voraussagbar, sondern auch verständlich zu machen."
> (Stephen Toulmin)

Die Pflegewissenschaft ist etwas Neues, etwas, was neu hervorgebracht wurde. Daß sie sich geradezu zwangsläufig herausbilden mußte, resultiert aus der langen Auseinandersetzung der Pflege mit der Gesundheit und dem Wohlbefinden der Menschen. Die heutigen schnellen und beispiellosen Veränderungen machen deutlich, wie groß und wie dringlich der Bedarf eines ausschließlich auf die Pflege abzielenden Theoriegebäudes ist. Nur in dem Maß, wie die Pflegewissenschaft Konturen annimmt und an Inhalt gewinnt, kann die Kunst der Pflege neue Bereiche ihres Könnens erschließen. Fachlich kompetente Pflegedienste sind unverzichtbar, wenn die Gesellschaft sich vor Risiken schützen möchte. Humanitäre Werte bilden einen weiteren Anstoß für das Bemühen, den Menschen und seine Welt zu verstehen.

Die handlungsleitenden Prinzipien, die für die praktische Pflege benötigt werden, leiten sich aus dem konzeptionellen System der Pflege ab. So wie die Wissenschaft die Welt der menschlichen Erfahrungen verständlich zu machen versucht, so ist die Pflegewissenschaft bemüht, die Erkenntnisse über den Menschen und seine Welt, sofern sie eine besondere Bedeutung für die Pflege haben, verständlich zu machen. Das zentrale Phänomen des konzeptionellen Systems der Pflege ist der Lebensprozeß im Menschen. Das konzeptionelle Modell des Lebensprozesses im Menschen (siehe Kapitel 12) schafft die Grundlage, von der relevante Theorien abgeleitet und überprüft werden können. Die Wissenschaft ist mehr mit den Deutungen als den Fakten eines Untersuchungsgegenstandes befaßt. Ein solcher begrifflicher Bezugsrahmen ist deshalb eine unerläßliche Voraussetzung, um Erkenntnisse zu ordnen und um sinnvolle Schlußfolgerungen daraus zu ziehen. Ein so aufgebautes konzeptionelles System stellt des weiteren eine Fundgrube für empirische Beobachtungen dar. Letztere wiederum können bei der fortwährenden Suche nach systematischen Bezügen zwischen den verschiedenen Phänomenen das konzeptionelle System bereichern. Gleichzeitig darf nicht vergessen werden, „daß die Genauigkeit einer Beobachtung in sich selbst noch keinen wertvollen Beitrag zur Wissenschaft leistet" (Polanyi 1958, S. 136).

Ein aus Konzepten bestehendes System ist durch zahlreiche in Wechselbeziehung zueinander stehender Postulate gekennzeichnet, die für ein zentrales Phänomen von Bedeutung sind. Aus diesem konzeptionellen System lassen sich Theorien gewinnen, die für ein besseres Verständnis der realen Welt hilfreich sind. Theorien sind Abstraktionen, die sich auf überprüfbare Hypothesen stützen. Sie können durch eine Überprüfung entweder bestätigt oder widerlegt werden.

Nicht jede wissenschaftliche Aussage muß verifizierbar sein, ehe sie akzeptiert werden kann, doch sie muß grundsätzlich überprüfbar sein (Popper 1965, S. 48). In der Wissenschaftsgeschichte findet man viele Beispiele dafür, daß Ideen, lange bevor sie in einer Untersuchung verifiziert wurden, durchaus brauchbar waren. Dieser Hinweis soll wiederum nicht heißen, daß eine Überprüfung nicht notwendig ist, sondern vielmehr klarstellen, daß Theorien bereits vor ihrer Überprüfung von großem Wert sein können. Die Erarbeitung von Theorien ist ein Ergebnis abstrahierenden Denkens; abstrakte Begriffe unterscheiden sich ihrerseits eindeutig von konkreten Verhaltensweisen. Das Ausformulieren von Theorien hat mit der Herstellung von Bezügen zu tun. Kennzeichnend für die Theoriearbeit, daß sie es ermöglicht, Phänomene auf eine neue Art wahrzunehmen und hierfür sinnvolle Erklärungen vorzuschlagen. „Die Beobachtung und das Experiment allein schaffen nicht den gedanklichen Entwurf, ohne den eine Untersuchung ziellos und blind ist." (Nagel 1960, S. 24)

Die Entwicklung der Pflege als Wissenschaft braucht einen klaren, eindeutigen und konzeptionellen Rahmen, worauf sie Bezug nehmen kann. Damit soll nicht gesagt sein, daß das konzeptionelle System der Pflege starr und unflexibel ist. Im Gegenteil: In seiner Entstehungsphase wird das konzeptionelle System gewöhnlich in dem Maße neu formuliert und verändert, wie das empirisch gesicherte Wissen zunimmt, die konzeptionellen Vorstellungen klarer werden und die Verbindungen zwischen den Ideen neue Dimensionen annehmen. Das theoretische System der Pflege besteht aus einer Matrix von Konzeptionen, die den Lebensprozeß des Menschen zum Gegenstand haben. Als integrale Bestandteile dieses Systems werden Postulate formuliert und überprüfbare Hypothesen aufgestellt.

Die Pflege ist eine empirische Wissenschaft. So wie bei anderen Wissenschaften ist es ihre Aufgabe, die Phänomene, die den Kern ihres Fachgebietes ausmachen, zu beschreiben, zu erklären und darüber Voraussagen zu machen. Der Lebensprozeß im Menschen vollzieht sich ganzheitlich und kontinierlich und ist ein Phänomen dynamischer und kreativer Veränderungen. Die Vielzahl der realen wie auch der möglichen Abläufe, die diesen Werdeprozeß begleiten, bilden die empirischen Daten für die Pflegeforschung. Mit dem Beschreiben der Beziehungen dieser Ereignisse erfolgt ein Ordnen der Kenntnisse sowie die Entwicklung hypothetischer Generalisierungen und der einheitlichen Prinzipien der Pflege.

Will man den Lebensprozeß untersuchen und verstehen, müssen die sogenannten „normalen" und die „pathologischen" Prozesse völlig gleich behandelt werden. Gesundheit und Krankheit, Wohlsein und Un-wohlsein sind dichotomisierende Begriffe, willkürlich definiert, kulturell beeinflußt und mit Bewertungen versehen. Der Lebensprozeß besitzt seine eigene „Einheit". Er ist untrennbar mit der Umwelt verbunden. Das Charakteristische des Lebensprozesses ist seine Ganzheit. Wird der Lebensprozeß verstanden, erschließen sich seine vielfältigen Erscheinungen für Erklärungen und Voraussagen geradezu von selbst.

Ein Konzept des Lebensprozesses im Menschen, das die Begriffe „normal" und „pathologisch" als unzulängliche Grundlagen für die Erforschung des Menschen ansieht, wird möglicherweise von jenen nicht so schnell akzeptiert, die Gesundheit und Krankheit als voneinander getrennte und auch als voneinander getrennt zu erforschende Dinge sehen. Doch Gesundheit und Krankheit, ganz gleich wie sie definiert werden, sind Ausdruck des einen Lebensprozesses. Welche Bedeutung diese beiden Begriffe haben, kann aus dem Verständnis des Lebensprozesses in seiner Totalität abgeleitet werden. Der eigenwillige, unvorhersagbare Verlauf des Lebens muß in all seinen Dimensionen wahrgenommen werden, wenn man zutreffende Erklärungen für seine vielfältigen Erscheinungsformen finden will. Voraussagen – der Schlüssel für fachlich kompetentes Handeln – werden jedoch nur in dem Maße zutreffen, wie die zahllosen Gestaltungsmöglichkeiten des Lebens, die diese Voraussagen zum Gegenstand haben, auch wirklich verstanden sind.

Die viel zu verbreitete Auffassung, der Mensch sei in der Hauptsache den vielfältigen, negativen Umwelteinflüssen ausgeliefert, die pathologische Auswirkungen nach sich ziehen, verleugnet die Einheit „Mensch – Natur" und die evolutionäre Entwicklung des Menschen. Statt sich die ergänzende Natur der Beziehung „Mensch – Umwelt" bewußt zu machen, wird zumeist von einer Zweiteilung in Mensch auf der einen und in Umwelt auf der anderen Seite ausgegangen. Die hinreichend belegten negentropischen Qualitäten des Lebens verlangen jedoch, daß wir zum Verständnis der Mensch-Umwelt-Beziehung als einem sich ergänzenden Verhältnis eine positive Einstellung finden.

Die Entwicklung einer Wissenschaft erfordert eine Fachsprache (Hempel 1952, S. 1), denn unsere Umgangssprache ist voll von Zweideutigkeiten. So kann man beispielsweise das Wort „Feld" verwenden, um ein Baumwollfeld, ein Baseballfeld, ein magnetisches Feld oder ein Flugfeld zu bezeichnen. Für einen Menschen mag das Wort „Vogel"[17] ein Tier bezeichnen, für einen anderen weckt es vielleicht Vorstellungen an eine gute Mahlzeit und für einen dritten läßt es die Erinnerung an ein Schimpfwort wach werden.

Semantische Verwirrungen sind nicht gerade selten unter uns Menschen. Im allgemeinen bestimmt man die Bedeutung eines Wortes durch den Kontext, in dem es angewendet wird; nur selten geht man der Frage nach, wie exakt ein Benutzer ein bestimmtes Wort anwendet. Während diese Art der Allgemeingültigkeit für das tägliche Leben einigermaßen ausreichend zu sein scheint, genügt dies für den wissenschaftlichen Gebrauch bei weitem nicht. Die Entwicklung der Wissenschaftssprache erfolgt auf der Grundlage der Alltagssprache. Begriffe der Alltagssprache erhalten so eine präzise und eindeutige Definition, die dann von allen Mitgliedern einer wissenschaftlichen Disziplin in dieser (Be-)Deutung verstanden werden. Die Entwicklung einer solchen Fachsprache zielt darauf ab, zu einfachen und klaren Aussagen zu gelangen. Denn damit läßt sich die Wirklichkeit mit größerer Genauigkeit erfassen, und die Zusammenhänge können begrifflich dargestellt werden. Manchmal ist es auch erforderlich, einen neuen Begriff zu prägen, um eine ausreichende Genauigkeit und Klarheit zu gewährleisten. Muß ein solcher neuer Begriff bestimmt werden, so ist dies keine „carte blanche", um unbesonnen eine neue Terminologie zu entwickeln. Außerdem wird eine Wissenschaftssprache nicht dazu entwickelt, Pseudowissenschaftlichkeit zu verdecken (im übrigen ein nicht selten anzutreffendes Meisterstück). Der Fachjargon, von der Philosophin Susan Langer als „Götzen der Laboratorien" bezeichnet, täuscht häufiger eine fachmännische Blasiertheit vor, als daß er Ideen wirklich zutreffend beschreibt (Langer 1967, S. 36).

Alltagssprachlich formulierte Beschreibungen sind typisch für die frühen Entwicklungsstadien einer Wissenschaft. Mit ihrer weiteren Entwicklung wächst ihr Bedarf nach einer präzisen Terminologie, mit der Verallgemeinerungen vorgenommen und abstrakte wissenschaftliche Formulierungen mitgeteilt werden können. Zur Förderung der wissenschaftlichen Erforschung der Pflege wird eine solche Fachsprache benötigt. Für die Umsetzung der wissenschaftlich gewonnenen Wissensbestände in einen sinnvollen Dienst am Menschen brauchen wir als Voraussetzung erklärende und voraussagende Aussagen von großer Klarheit und Genauigkeit.

Die Pflege betrachtet es als ihr Ziel, Menschen darin zu unterstützen, ihr maximales Gesundheitspotential zu erreichen. Von der Erhaltung und Förderung der Gesundheit über die Gesundheitsvorsorge und Pflegediagnosen bis hin zu Interventionen und Rehabilitation reichen die Ziele der Pflege. Die Pflege befaßt sich mit den Menschen, mit allen Menschen: mit gesunden und kranken, mit reichen und armen, mit jungen und alten. Die Arbeitsfelder der

---

[17] Im Original wurde in diesem Zusammenhang das Wort „nuts" verwendet, um einen ähnlichen Sachverhalt zu beschreiben (M. A.).

Pflegedienste umfassen alle Bereiche, in denen sich die Menschen aufhalten: die, die zu Hause sind, in der Schule, bei der Arbeit, beim Spiel, im Krankenhaus, im Pflegeheim oder in der Klinik, die Menschen hier auf unserem Planeten und nun auch im Weltraum.

Die Pflegewissenschaft ist bestrebt, durch wissenschaftliche Forschung und logische Analyse einen Bestand an abstraktem Wissen auszuarbeiten, der auch in die Pflegepraxis übertragen werden kann. Dieser pflegetheoretische Wissensbestand ist ein neues, ein für die Pflege bestimmtes Produkt. Doch die Pflegewissenschaft entsteht nicht aus dem Nichts, und ihre Inhalte sind auch nicht ausschließlich für Pflegekräfte von Bedeutung.

Die Pflege ist eine humanistische Wissenschaft. Als solche verstehen sich auch die klassischen Wissenschaften, doch mit deren Methoden stößt man bisweilen an Grenzen, wenn man sie in der Pflegeforschung anzuwenden versucht. So steht etwa der Reduktionismus[18], dem eine atomistische Weltanschauung zugrundeliegt, in der komplexe Dinge sich aus einfachen Elementen zusammensetzen, im Gegensatz zu ganzheitlich ausgerichteter Erkenntnis. Sodann darf die subjektive Welt der menschlichen Gefühle nicht außerhalb der sogenannten „objektiven Wissenschaft" bleiben, wenn man eine umfassendere Erkenntnistheorie für die Erforschung des Menschen zu schaffen bestrebt ist. René Dubos schrieb dazu: „Die Wissenschaft schreitet nicht nur durch induktiv gewonnene analytische Erkenntnisse fort. Am Anfang eines Erkenntnisvorgangs stehen nämlich schöpferische Spekulationen des Verstandes, deren Verifizierung und analytische Aufschlüsselung erst danach folgt. Die Vorstellungskraft hängt nun von der emotionalen und intellektuellen Freiheit ab, die den Verstand erst für die Eindrücke empfänglich macht, die er von der Welt in ihrer verwirrenden, überwältigenden und bereichernden Totalität erhält." (Dubos 1961, S. 122).

Der Psychologe Abraham Maslow setzt sich von dieser in den klassischen Disziplinen geübten – wie er es nennt – „Schändung der Wissenschaft" ab und hebt demgegenüber hervor, daß „‚cooles' Wahrnehmen und neutrales Denken" nicht die einzigen Möglichkeiten sind, Wahrheiten zu entdecken (Maslow 1966, S. 121). Erfahrungen wie etwa Schmerz, Freude, die Farbe ‚rot' usw. bereiten den Forschern größte Schwierigkeiten, wenn sie für diese auf der Basis „strenger Definitionsmethoden" Konzepte formulieren sollen. Der Blick durch ein Mikroskop wird im allgemeinen als ausreichend erach-

---

[18] Als „Reduktionismus" wird die isolierte Betrachtung von Einzelelementen bezeichnet, ohne deren Verflechtung in einem Ganzen zu beachten. Das Ganze wird als einfache Summe aus Einzelteilen unter Überbetonung der Einzelteile gesehen (M. A.).

tet, objektive Erkenntnisse zu gewinnen. Doch es muß die Frage erlaubt sein, ob der Mensch ein Untersuchungsgegenstand ist, der unvoreingenommen erfaßt werden kann, wenn man ihn durch das Mikroskop betrachtet. Die Wirklichkeit schließt beide ein, den Beobachter wie auch das Beobachtete, denn beide tragen ihren Teil zur jeweiligen Situationsbeschreibung bei. Um die herkömmlichen wissenschaftlichen Forschungsansätze zu ergänzen, zu erweitern und zu überwinden, muß man bei der Suche nach Erkenntnissen neue Methoden entwickeln.

Einen wissenschaftlichen, theoretischen Wissensbestand zu erarbeiten ist etwas gänzlich anderes, als dieses Wissen anzuwenden. So ist auch die Existenz der Pflegewissenschaft die Vorbedingung für den weiteren Fortschritt in der Pflege; die Pflegewissenschaft muß Bestandteil der Ausbildungscurricula in der Pflege werden. Gleichzeitig müssen die Lernenden auch die Möglichkeit haben, Theorien in der Praxis, dem „Labor des menschlichen Lebens", auf ihre Stichhaltigkeit und Zuverlässigkeit hin zu überprüfen. Die weitgefaßten Prinzipien werden dabei auf völlig neue Art miteinander verbunden, um so die große Zahl von Ereignissen und die Vielfalt individueller Unterschiede erklären zu helfen. Eine Pflege, deren Handlungen auf Voraussagen beruhen, die von den wissenschaftlichen Prinzipien abgeleitet worden sind, erwirbt ein kritisches Urteilsvermögen. Dadurch entwickelt sich fachliche Kompetenz. Wirkliche Professionalität des pflegerischen Handelns ergibt sich aus den einheitlichen Prinzipien und den hypothetischen Allgemeinsätzen der Pflege[19]. Für die Ausbildung professioneller Praktiker ist es erforderlich, ein auf die Pflege zugeschnittenes wissenschaftliches Theoriegebäude zu lehren. Dieses Theoriegebäude entscheidet sowohl über den Sicherheitsstandard der praktischen Pflege als auch über ihre Ziele. Die Kunst der Pflege besteht darin, von diesem Wissen phantasiereich und kreativ Gebrauch zu machen mit dem Ziel, die Lage der Menschen zu verbessern. Es ist die Bildung, die die Tore für die Entfaltung dieser praktischen Kunst öffnet. Sinn und Zweck der Berufsausbildung ist es, jenes Wissen und jene Fertigkeiten zu vermitteln, durch die ein Individuum ein Künstler und Meister auf seinem Gebiet werden kann. Es geht also nicht darum, nur geschickte Praktiker vorzubereiten, oder wie Robert Hutchins bemerkte: „... die praktischste Ausbildung ist die wirklich theoretisch fundierte" (Hutchins 1968, S. 8).

---

[19] Gemeint sind hier die vier Postulate: Energiefeld, offenes System, Pandimensionalität und Muster sowie die Prinzipien der Homöodynamik, die in Kapitel 13 beschrieben werden (M. A.).

Das konzeptionelle System der Pflege ist ein Ergebnis der Auseinandersetzung mit der Gesundheit und dem Wohlbefinden der Menschen. Die Pflegewissenschaft zielt darauf ab, entsprechende Wissensbestände bereitzustellen und auszuweiten, durch die die Pflegepraxis neue Qualitätsstufen ihres wichtigen Dienstes am Menschen zu erreichen vermag. Grundlage des Theoriegebäudes der Pflege ist das (im folgenden Kapitel dargelegte) konzeptionelle Modell zur Beschreibung des Menschen; es schafft einen Bezugsrahmen, aus dem richtungsweisende Grundsätze abgeleitet werden können.

Literatur

Dubos, R.: The Dreams of Reason. Columbia University Press, New York 1961
Hempel, C. G.: Fundmentals of Concept Formation in Empirical Science. University of Chicago Press, Chicago 1952
Hutchins, R. M.: The Learning Society. Frederick A. Praeger Publishers, New York 1968
Langer, S.: Mind. An Essay on Human Feeling. Johns Hopkins Press, Baltimore 1967
Maslow, A. H.: The Psychology of Science. Harper & Row, New York 1966
Nagel, E.: „The Philosopher looks at Science" – Medicine and the other Disciplines. International Universities Press, New York 1960
Polanyi, M.: Personal Knowledge. The University of Chicago Press, Chicago 1958
Popper, K. R.: The Logic of Scientific Discovery. Harper & Torchbooks, New York 1965.

12. Das konzeptionelle Modell der Pflege

> „... ein System von Konzepten zu schaffen, bedeutet nichts weniger, als die Schöpfung einer neuen Sprache und nichts geringeres, als eine neue Art zu denken." (F. Waismann)

Der Begriff „System" wurde definiert als „eine Ansammlung von Fakten oder Ideen, die so aufeinander abgestimmt und einander zugeordnet werden, daß sie ein zusammenhängendes Ganzes bilden" (Stultman 1968, S. 7). Das konzeptionelle System der Pflege, das vom Lebensprozeß im Menschen handelt, fügt sich aufgrund der Beziehungen der Konzepte zueinander zu einem einheitlichen Ganzen zusammen. Ein konzeptionelles Modell des menschlichen Lebensprozesses entsteht in dem Maß, wie die entsprechenden Ideen einem sinnvollen Bezugsrahmen zugeordnet werden, was wiederum die Grundlage für die Theoriearbeit schafft, die ihrerseits zur weiteren Erforschung und Weiterentwicklung des konzeptionellen Systems nötig ist.

Ein konzeptionelles Modell ist notwendigerweise abstrakt. Solch ein Modell ist nicht die Wirklichkeit, sondern stellt eine *Repräsentation* des Universums oder eines Teils davon dar. Ein Modell des menschlichen Lebensprozesses ist ein ausgedachtes Konstrukt, das einen Weg erschließt, den Lebensprozeß zu verstehen, und das als „Denkhilfe" dienlich ist. Wenn empirische Befunde Ungereimtheiten und Unzulänglichkeiten in einem vorliegenden Modell aufdecken, muß es überarbeitet und verändert werden. Die theoretische Natur eines Modells befreit nicht davon, den Blick auf die wirkliche Welt zu richten. Gleichzeitig liegt in der Abstraktheit eines Modells begründet, daß es einzelne Fakten und Beobachtungen transzendiert und über diese Zusammenhänge Bedeutungen entstehen.

Für den mit diesem Kapitel beabsichtigten Zweck werden im folgenden die Begriffe „Mensch", „Lebensprozeß" und „Lebensprozeß im Menschen" als gleichbedeutend verwendet. Von „Modell" ist dabei im Sinne von „konzeptionelles Modell des Lebensprozesses im Menschen" die Rede. Das hier vorgelegte Modell besteht aus einer Matrix von Ideen, die in ihrer Ganzheit den Menschen beschreiben. Des weiteren wird der Mensch als ein integraler Bestandteil des Universums verstanden. Mensch und Umwelt bilden Systeme, die sich ergänzen, sind also nicht als zwei geteilte, sich gegenüberstehende Systeme anzusehen. Daraus ergibt sich, daß ein Modell des Menschen die Natur als einheitliches Ganzes bestätigen muß. Das hier entfaltete konzeptionelle System der Pflege beruht auf einer Reihe von grundlegenden Annahmen, die oben, in Teil 2 erörtert wurden. Diese Annahmen stellen Behauptungen von Tatsachen dar, die als wahr bezeichnet wurden und mit denen der Lebensprozeß im Menschen als ein durch Ganzheitlichkeit, Offenheit, Unidirektionalität, Muster und Organisation, Empfindungs- und Denkvermögen gekennzeichneter beschrieben wurde. Diese Kennzeichen liegen dem nachstehend skizzierten Modell zugrunde und müssen bei dessen weiterer Ausformulierung beachtet werden.

Es ist das Energiefeld, das die mit dem konzeptionellen Modell faßbaren Grenzen des Menschen erkennen läßt. Das Feld ist elektrischer Natur und befindet sich in kontinuierlichem Fluß; Intensität, Dichte und Ausdehnung des Feldes verändern sich ständig. Es kann mit Feldern der physischen Welt insofern verglichen werden, daß elektrische Ladungen und wechselseitige Einflüsse vorhanden und als solche nachweisbar sind. Theoretisch gesehen haben elektrische Felder eine unendliche Ausdehnung. Zugleich können sie aus praktischen Gründen und aufgrund bestimmter Kriterien auch als begrenzt angesehen werden. Es wird davon ausgegangen, daß das menschliche Feld seine Grenzen dort hat, wo es die Grenzen der Umwelt berührt. Die Umwelt selbst ist ebenfalls ein Energiefeld, das elektrischer Natur ist. Die Interaktion zwischen dem Energiefeld des Menschen und dem Energiefeld der Umwelt erfolgt über die angenommenen Grenzen dieser zwei Felder hinweg, die beide zusammen sich mit dem Universum ausdehnen.

Das menschliche Feld erstreckt sich über die von uns Menschen wahrnehmbare Materie hinaus. Aber nur die Energiekonzentration, die eine für das menschliche Auge sichtbare Eigenschaft und Dichte besitzt, können wir wahrnehmen, mithin können wir nur einen Teil eines Individuums erfassen[20]. Für die Grenzen des menschlichen Energiefeldes sind zahlreiche Unregelmäßigkeiten charakteristisch. Bisweilen dehnt sich dieses Feld weiter in seine Umwelt aus, manchmal zieht es sich in Richtung des sichtbaren menschlichen Kerns zurück. Art und Intensität der Mensch-Umwelt-Wechselbeziehungen über diese fluktuierenden Grenzen hinweg sind zum einen für jeden Menschen und zum anderen für das jeweilige Individuum zu verschiedenen Zeitpunkten unterschiedlich.

Wir kennen viele umgangssprachliche Ausdrücke, die auf Gemeinsamkeiten zwischen diesen angenommenen Energiefeldern und der beobachteten Welt verweisen. So können Menschen zum Beispiel als „magnetisch", „kraftvoll", „launisch" und „verschlossen" bezeichnet werden, – Beobachtungen, die mit der Vorstellung fluktuierender Feld-Intensitäten und -Dimensionen

---

[20] Rogers verweist hier darauf, daß das menschliche Auge nur den Anteil des Energiefeldes wahrnehmen kann, der in dem von ihm erfaßbaren Frequenzbereich liegt (M. A.).

einhergehen. Ein großer Schauspieler, der die Fähigkeit besitzt, ein Publikum in seinen Bann zu ziehen, durchdringt gewissermaßen die Grenzen der Umwelt; sein Energiefeld dehnt sich – einem gigantischen Pseudopodium gleich – aus und hüllt einen Teil der äußeren Welt ein, von dem es sich erst wieder zurückzieht, wenn das Stück beendet ist.

Das menschliche Feld besitzt seine eigene erkennbare Ganzheit. Ungeachtet seiner dynamischen Natur und seiner kontinuierlichen Interaktion mit der Umwelt hält es seine Identität über seine sich fortwährend verändernden, allgegenwärtigen Muster aufrecht. Muster und Organisation eines Feldes drücken sich auf vielfache Weise aus, die alle für die Integrität eines Feldes von Bedeutung sind. Das Entstehen von Mustern erfolgt im Fluß der „Raum-Zeit"[21] in kaleidoskopartiger Zufälligkeit und entsprechend den Eigenschaften des Mensch-Umwelt-Energieaustausches. Die zunehmende Komplexität der Organisation ist eine natürliche Folge dieser vielfältigen Interaktionen, die sich entlang des Lebenslaufes vollziehen. Wenn die Muster und Organisation nicht mehr bestehen, ist die Unversehrtheit des menschlichen Feldes zerstört; es tritt der Tod ein.

Man kann annehmen, daß der Tod eine Energietransformation darstellt. Ganz gleich, wie man die Geschehnisse nach dem Tod auch auffassen mag, bisher sind diesbezüglich noch keine relevanten, überprüfbaren Hypothesen aufgestellt worden. Gleichwohl verkörpert das Ende eines menschlichen Lebens eine eigene objektive Wirklichkeit. Mit dem Tod endet die Existenz des menschlichen Feldes, die Identität als lebender Mensch besteht nicht mehr. Der Sterbeprozeß kann von langer oder kurzer Dauer sein. Er ist eine Zeit des Übergangs, in der sich die Integrität des menschlichen Feldes als solches verringert und stirbt.

Das menschliche Feld läßt sich – in einem Bild – als in die Krümmung der „Raum-Zeit" eingebettet vorstellen. Der Lebensprozeß ist Ausdruck der rhythmischen Evolution des Feldes entlang einer spiralförmigen Längsachse, eingebunden in eine vierdimensionale Raum-Zeit-Matrix, die kontinuierlich Gestalt annimmt und von der Umwelt geformt wird. Das menschliche Feld nimmt dabei Raum ein und dehnt sich in alle Richtungen aus. Es ragt sowohl in die Zukunft als auch in die Vergangenheit. Die schöpferische Kraft des Lebens entsteht aus der Mensch-Umwelt-Interaktion entlang des Le-

---

[21] Nach der Relativitätstheorie ist der Raum nicht (mehr) dreidimensional und die Zeit keine selbständige Einheit (mehr). Beide hängen eng zusammen und bilden ein vierdimensionales Kontinuum, die „Raum-Zeit". Dementsprechend können wir nie vom Raum sprechen, ohne die Zeit einzubeziehen, und umgekehrt. Darüber hinaus gibt es keinen einheitlichen Zeitstrom wie im Newtonschen Modell (Capra 1992, S. 61) (M. A.).

benskontinuums. Ständig fügt das menschliche Feld neue Dimensionen wachsender Komplexität hinzu, – ein Sachverhalt, der durch die negentropische Natur des Lebens belegt ist.

Für die Verständlichkeit von Konzepten ist manchmal hilfreich, konkrete Illustrationen zu verwenden. Der Leser kennt sicherlich das Kinderspielzeug, das man hierzulande „Slinky"[22] nennt (siehe Abbildung 1). (Es gibt auch „Junior Slinkies", die kleiner sind, aber vielleicht nachhaltiger das vorgeschlagene Modell verstehen helfen). Wenngleich der Lebensprozeß nicht die Ebenheit und Regelmäßigkeit dieses interessanten Spielzeugs besitzt, so kann mit ein wenig Anstrengung der „Junior Slinky" verdreht, können seine Spiralen auseinandergezogen oder zusammengeschoben und so die Abstände zwischen den Spiralen vergrößert oder verkleinert werden; größere Spiralen von „Slinky" können auf kleinere Spiralen aufgesetzt werden. Man kann sich „Slinky" als in den Raum eingebettet ausmalen und die Abfolge seiner Spiralen mit der verstreichenden Zeit gleichsetzen.

Abbildung 1

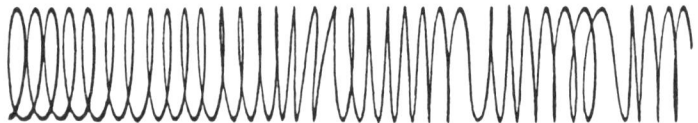

Den Lebensprozeß kann man sich nun folgendermaßen vorstellen: Er vollzieht sich entlang den Spiralen von „Slinky"; das menschliche Feld durchdringt entlang der Spirale den Raum und dehnt sich von einem gegebenen Ort in alle Richtungen aus. Jede Umdrehung der Spirale gibt beispielhaft die rhythmische Natur des Lebens wieder, die Verformungen der Spirale dagegen stellen Abweichungen von den natürlichen Regelmäßigkeiten dar. Unterschiede in der Geschwindigkeit der Veränderungen im Verlauf der Zeit können durch das Verkleinern oder Vergrößern der Abstände zwischen den Spiralen versinnbildlicht werden (vergleiche beispielsweise 20 Windungen des Drahtes auf einer Strecke von fünf Zentimetern mit fünf Windungen auf derselben Strecke). Der Energieaustausch zwischen dem menschlichem Feld und der Umwelt ist eine stetige Begleiterscheinung des sich entwickelnden Lebensprozesses. Aus diesen Interaktionen entstehen Emp-

---

[22] Damit ist das als Spirale aus Draht oder Plastik auch bei uns bekannte Spielzeug gemeint, das man anstoßen kann, so daß es Treppenstufen „hinunterläuft" (M. A.).

findungen und Gedanken, – Zeugen der wundersamen Natur des Lebens. Dieses Bild darf nicht mechanistisch (miß-)verstanden werden, es soll vielmehr ein Hilfsmittel sein, mit dem sich die Wirklichkeiten und Potentiale des Lebens verständlich machen lassen.

Solche konkreten Beispiele zur Darstellung von abstrakten Zusammenhängen haben in vielfacher Hinsicht ihre Grenzen. Das hier vorgeschlagene Bild vom „Slinky" soll dazu anregen, den Menschen in einer bestimmten Weise wahrzunehmen. „Slinky" stellt nicht den Menschen dar. Jeder Vorstellung, die aus der Betrachtung von „Slinky" entsteht, sind die in Teil 2 erörterten Grundannahmen des konzeptionellen Systems der Pflege zugrunde zu legen. Es ist die Synthese dieser Ideen, die das konzeptionelle System der Pflege zu einem einheitlichen und sinnvollen Ganzen zusammenfügt.

Der Mensch ist ein einheitliches Ganzes mit eigenen, besonderen Eigenschaften, die nicht durch die Beobachtung oder Beschreibung seiner Bestandteile zu verstehen sind. Auch macht die Summe seiner Bestandteile noch keinen Menschen aus. Die grundlegende Einheit[23] des lebenden Systems ist ein Energiefeld. Es ist dieses Feld, das das Konzept der Ganzheit als ein einheitliches, nicht reduzierbares Ganzes definiert. Das menschliche Feld interagiert als Ganzes mit der Ganzheit der Umwelt. Veränderungen, die sich im menschlichen Feld und in der Umwelt vollziehen, sind ihrem Wesen nach ganzheitlich. Die Muster und Organisation verleihen dem Feld seine Einzigartigkeit und sind selbst Phänomene des Feldes. Die Veränderungen in den Mustern und der Organisation vollziehen sich fortwährend und spiegeln das einheitliche Wesen des Lebensprozesses wider. Der Mensch entwickelt sich in dieser umfassenden Dimension.

Was im konzeptionellen Modell der Pflege am schwierigsten zu verstehen ist, scheint das Konstrukt der Ganzheit des Menschen zu sein. Nimmt man den Menschen als Ganzen wahr, so verschwinden die Teile – ob nun Zelle, Organe oder Systeme, ob physische oder psychische – aus dem Blickfeld. Man kann das Ganze und die einzelnen Teile nicht gleichzeitig wahrnehmen (siehe Kapitel 6). Allein in seiner Ganzheit liegt die Einzigartigkeit des Menschen begründet. Diese Ganzheit ist der unerläßliche Kern des konzeptionellen Modells der Pflege.

Der Lebensprozeß ist eine evolutionäre Erscheinung. Ausdruck der fortschreitenden Differenzierung und Komplexität, die den Menschen und die Umwelt in ihrer gleichzeitigen und miteinander verbundenen Evolution in der „Raum-Zeit" kennzeichnen, ist die Fähigkeit aller Lebensformen, über

---

[23] Mit „Einheit" (unit) meint Rogers hier eine grundlegende Struktur; siehe Glossar, S. 197 ff. (M. A.).

sich selbst hinauszuwachsen. Der Lebensprozeß entfaltet sich entlang der „Raum-Zeit"-Krümmung. Die Ereignisse entlang des Kontinuums sind einmalig, d. h. sie treten nicht noch einmal auf und wiederholen sich nicht. Ereignisse, die sich ähnlich sind, können nicht als Wiederholungen gedeutet werden. Das menschliche Verhalten entwickelt sich nicht auf frühere Stadien zurück, der Lebensweg ist unidirektional.

Das menschliche Empfindungs- und Denkvermögen erwächst aus der komplexer werdenden und mit einer gewissen Wahrscheinlichkeit faßbaren Zielausrichtung des Lebensprozesses. Bestandteil des menschlichen Werdens ist das Bewußtsein, dessen Entstehungsprozeß die zunehmende Fähigkeit des Menschen widerspiegelt, seine Umwelt wahrzunehmen. Der Evolutionsprozeß läßt auf diesem Wege die Sinnsuche des Menschen neue Dimensionen annehmen und erweitert dessen intellektuelle Fähigkeiten. Die Ontogenese und Phylogenese des Menschen[24] belegt, daß sich seine bewußte Wahrnehmung (der Wachzustand) im Verlauf der Zeit ausgeweitet hat. Man darf annehmen, daß diese Bewußtwerdung[25] neue Ebenen der Komplexität verkörpert, die mit der fortwährenden Entwicklung von Wahrnehmung und Empfindung zusammenhängen. Die Fähigkeit, sich selbst und die Welt wahrzunehmen und die eigenen Erfahrungen zu verstehen, ist eine Erscheinung entlang der Längsachse des Lebens.

Menschliches Verhalten ist synergetischer Natur. Synergie wird dabei als das einzigartige Verhalten ganzer Systeme definiert, das – wenn man das Verhalten ihrer Teile und deren Funktionen isoliert betrachtet – nicht vorhersagbar ist. Die Einheit der sich im Lebensprozeß manifestierenden Verhaltensmuster sind mit einer Symphonie vergleichbar. Diese Muster können nicht zweigeteilt werden in objektive und subjektive, in innerliche und äußerliche oder geistige und körperliche Gegensatzpaare. Sie sind in ihrer Ganzheit einzigartig. Die Beschreibung des menschlichen Verhaltens in unserer wahrnehmbaren Welt belegt, daß die Verknüpfung der Ideen, die die Struktur des konzeptionellen Modells der Pflege bildet, richtig ist.

Das Modell des Lebensprozesses im Menschen bildet die Grundlage des Theoriegebäudes der Pflege. In diesem Modell wird folgendes postuliert: Das Energiefeld ist in eine vierdimensionale Raum-Zeit-Matrix eingebettet und wird – im Zusammenhang mit der rhythmischen Entwicklung entlang

---

[24] Die Ontogenese bezeichnet die Entwicklung des Individuums von der Eizelle zum geschlechtsreifen Zustand. Die Phylogenese bezieht sich auf die Stammesgeschichte der Lebewesen (M. A.).

[25] Das im Original verwendete „coming into awareness" bedeutet etwa „einen Entwicklungsstand erreichen, durch den Wahrnehmung möglich wird". „Bewußtsein" ist ein von Rogers selten verwendeter Begriff; siehe auch Kapitel 10 (M. A.).

der Längsachse des Lebens – zunehmend komplexer. Inmitten des stetigen Veränderungsprozesses werden die Muster und die Organisation des Feldes aufrechterhalten, die den kontinuierlichen Mensch-Umwelt-Interaktionen dienen. Die Prinzipien der Homöodynamik der Pflege, die im nächsten Kapitel behandelt werden, sind aus diesem Modell abgeleitet.

Literatur

Capra, F.: Das Tao der Physik. Scherz Verlag, München 1992
Stultman, J.: Fields Within Fields Within Fields. (Band 1, Nr. 1) The World Institute, New York 1968.

13. HOMÖODYNAMIK: DIE PRINZIPIEN DER PFLEGEWISSENSCHAFT

„... die Existenz von Harmonien, die eine ungeahnte Zahl zukünftiger Entdeckungen erahnen läßt." (Michael Polanyi)

Die Grundlagen des konzeptionellen Systems der Pflege bilden Prinzipien, mit denen sich Beschreibungen, Erklärungen und Voraussagen vornehmen lassen; sie ermöglichen eine fachlich kompetente Pflegepraxis. Solche Prinzipien entstehen aus der schöpferischen Synthese aktuell verfügbarer Daten. Diese lassen sich dadurch gewinnen, indem man allgemeine Muster und Regelmäßigkeiten, die den untersuchten Gegenstand kennzeichnen, ausfindig macht. Mit deren Hilfe können zukünftige Ereignisse systematisch vorausgesagt werden.

Die Prinzipien werden als hypothetische, allgemeine Behauptungen und Theorien formuliert. Sie haben vorläufigen Charakter. Ein solches Prinzip entspricht desto mehr der Wirklichkeit, je häufiger es bestätigt und je präziser es ist. Um die reale Welt zunehmend wirklichkeitsgetreu wiederzugeben, muß ein solches Prinzip etwa dann abgeändert und ergänzt werden, wenn Ausnahmen von der Regel in seinen Geltungsbereich mitaufzunehmen sind. Je allgemeingültiger ein solches Prinzip ist, desto größer wird seine Anwendungsmöglichkeit.

Ist ein Prinzip ausformuliert, dann eröffnen sich zahlreiche Möglichkeiten für eine Untersuchung jener Bedingungen, unter denen ein bestimmtes Prinzip Bestand haben kann. Häufen sich die Beweise für die Gültigkeit und Verläßlichkeit eines Prinzips, dann erhöht sich sein Wert als „empirisches Werkzeug". Auf diesem Wege lassen sich Gemeinsamkeiten in den untersuchten Ereignissen sichtbar machen. Ein Prinzip kann durchaus über die Bedeutung, die sein „Erfinder" vorausgesehen hat, hinausgehen und weitere Geltungskraft erlangen. Diese Prinzipien sind von symbolischer Natur, sie sind Abbildungen der wirklichen Welt und müssen an deren Gegebenheiten überprüft werden mit dem Ziel, ihre Richtigkeit zu bestätigen.

Die Formulierungen der wissenschaftlichen Prinzipien, die der Pflege zugrunde liegen, sind aus dem konzeptionellen System der Pflege gewonnen worden, das ich in Kapitel 12 erörtert habe. Indem Fakten und Vorstellungen miteinander verbunden wurden, konnte ein zusammenhängendes Muster erstellt werden, das mit der uns bekannten Welt übereinstimmt. Die im folgenden vorgeschlagenen einheitlichen Prinzipien haben den Status von hypothetischen, generellen Aussagen über den Lebensprozeß im Menschen.

Der Lebensprozeß ist von homöodynamischer Natur. Es ist das Energiefeld, das als Grundeinheit des lebenden Systems das dynamische Wesen des Lebens verkörpert und die Grundlage für die Ableitung der wissenschaftlichen Prinzipien der Pflege bildet. Die folgenden vier Prinzipien der Homöodynamik werden in diesem Kapitel genannt und behandelt: das Prinzip der Wechselwirkung, das Prinzip der Gleichzeitigkeit, das Prinzip der Spiralität und das Prinzip der Resonanz[26]. Mit diesen Prinzipien läßt sich der Ablauf des Lebensprozesses beschreiben und dessen Verlauf voraussagen. Diese Prinzipien bestehen aus sehr allgemein gefaßten Aussagen, die – so die Annahme – mit den empirischen Forschungsergebnissen übereinstimmen und die die Grundlagen zur Formulierung überprüfbarer Hypothesen darstellen, die wiederum das Verständnis des Lebensprozesses im Menschen in der Pflege auf fruchtbare Weise fördern können.

Die theoretischen Grundlagen der Pflege werden mittels dieser richtungsweisenden Prinzipien ausgedrückt. Diese ermöglichen, die Ereignisse im Lebensprozeß des Menschen zu vernetzen, und bilden eine Art Richtschnur für das Denken und Handeln, was auch ihre praktische Anwendung erlaubt. Mit ihnen lassen sich zukünftige Entwicklungen vorhersehen, und sie ermöglichen ein Handeln, das bestimmte Veränderungen bewirken will.

Charakteristisch für die grundlegenden Prinzipien sind ihre Allgemeingültigkeit und ihre Genauigkeit. Eine einfache, alltagssprachliche Beschreibung von Wirklichkeit mag für die ersten Entwicklungsstufen einer Wissenschaft genügen. Sollen jedoch Erklärungen vorgenommen und Voraussagen getroffen werden, dann bedarf es dazu einer Fachsprache, mit der sich symbolische und mathematische Darstellungen vornehmen lassen. Definitionen können so immer größere Klarheit und Genauigkeit erlangen.

Ein Prinzip stellt eine theoretische Aussage dar. Wie bei einem Puzzle ergeben die Fakten erst im Rahmen einer Theorie ein Bild und lassen Sinn erkennen. Die Prinzipien der Homöodynamik der Pflege stellen eine solche Möglichkeit dar, die Vielzahl von Ereignissen zu beschreiben, erklären und vorauszusagen, die einen unmittelbaren Bezug für die professionelle Pflegepraxis haben. Im folgenden erörtere ich diese homöodynamischen Prinzipien.

(1) Das Prinzip der Wechselwirkung

Das Prinzip der Wechselwirkung beruht auf den angenommenen grundlegenden Konzepten „Ganzheit und Offenheit" sowie der dynamischen Natur

---

[26] Die vier Prinzipien der Homöodynamik hat Rogers später zu drei Prinzipien zusammengefaßt; siehe Nachtrag 2, S. 181 ff., und Glossar, S. 197 ff. (M. A.).

des Universums. Ich sehe den Lebensprozeß im Menschen als Energiefeld an, welches präziser als das menschliche Feld, als Feld des Menschen, definiert werden kann. Als Umwelt bestimme ich das, was sich außerhalb eines gegebenen menschlichen Feldes befindet; es wird als „Umweltfeld" bezeichnet. Das menschliche Feld und das Umweltfeld befinden sich in einer ständigen Interaktion.

Die Beziehungen zwischen menschlichem Feld und Umweltfeld werden durch fortwährende gegenseitige Interaktionen und gegenseitige Veränderungen geprägt. Der Begriff „Gegenseitigkeit" in diesem Mensch-Umwelt-Interaktionsprozeß besagt, daß wir den Menschen und seine Umwelt gleichzeitig wahrnehmen müssen. Beides sind wechselseitig bedingte Systeme, in denen die Vorgänge des Formens und des Geformtwerdens gleichzeitig stattfinden. Die Vorstellung, die diesem Prinzip zugrundeliegt, steht im Gegensatz zu früheren Sichtweisen der Adaptation, die darauf beruhten, daß der Mensch sich an eine Vielzahl von Umwelteinflüssen anpaßt. Es ist aber genau dieser Mensch-Umwelt-Interaktionsprozeß, der auf das Zukünftige verweist, und nicht die Fähigkeit des Menschen, sich an Umweltveränderungen anzupassen. Das Feld des Menschen und das der Umwelt verändern ihre Muster ständig. Mit jeder Veränderung der Muster werden die nachfolgenden Interaktionsprozesse revidiert und entstehen neue Muster im Menschen und in der Umwelt.

Dieses Prinzip bietet eine Grundlage, die Kreativität des Lebens zu erklären. Mit diesem konzeptionellen Ansatz läßt sich auch die Frage beantworten, warum nicht alle Menschen, die mit einer Krankheit in Berührung kommen, selbst erkranken. Unerwartete Befunde, die etwa im Zusammenhang mit der intensiven Anwendung von DDT gemacht wurden, oder der nicht vorhergesehene Anstieg der Tuberkulose- und Geschlechtserkrankungen oder die vermehrt auftretende Diagnose „Kindesmißhandlungs-Syndrom", alle diese Fakten überraschen nicht mehr, wenn man sie unter dem Gesichtspunkt der Wechselwirkung sieht.

Das Prinzip der Wechselwirkung postuliert die Untrennbarkeit von Mensch und Umwelt und besagt, daß es sich bei den aufeinanderfolgenden Veränderungen im Lebensprozeß um stetige und mit einer gewissen Wahrscheinlichkeit gegebene Korrekturen handelt, die aus Interaktionsprozessen zwischen Mensch und Umwelt resultieren.

Dieses Prinzip kann in Form von Symbolen wie folgt beschrieben werden:

$$R = f(M_1 \rightleftarrows E_1)$$

R = Wechselwirkung („reciprocy"); f = Funktion („function");
M = menschliches Feld („human field"/„man"); E = Umweltfeld („environmental field").

Diese Formel kann wie folgt gelesen werden: *Die Wechselwirkung ist eine Funktion der gegenseitigen Interaktion zwischen dem menschlichen Feld und dem Umweltfeld.*

(2) Das Prinzip der Gleichzeitigkeit

Das Prinzip der Gleichzeitigkeit läßt sich wie folgt beschreiben: Die Veränderungen des menschlichen Feldes hängen ausschließlich vom Zustand des menschlichen Feldes und dem Zustand des Umweltfeldes zu einem gegebenen Zeitpunkt im Raum-Zeit-Kontinuum ab.
Der Lebensprozeß entwickelt sich unidirektional entlang dem Raum-Zeit-Kontinuum und ist in die vierdimensionale Raum-Zeit-Matrix eingebunden. In dieser Raum-Zeit-Gebundenheit kommt zum Ausdruck, daß die Gleichzeitigkeit eine wesentliche Eigenschaft der Veränderungen ist, die sich zwischen Mensch und Umwelt vollziehen. Der Lebensprozeß ist ein Werden. Die Entwicklungsprozesse, die sich entlang der Lebensachse vollziehen, drücken sich in den zunehmend komplexer werdenden Mustern und der Organisation aus, die aus der großen Zahl vorangegangener Mensch-Umwelt-Interaktionen hervorgegangen sind. Jede Veränderung eines Musters ist eine Abänderung des unmittelbar vorangehenden Musters. Zu jedem Zeitpunkt im Raum-Zeit-Kontinuum ist der Mensch das, was er geworden ist, und nicht, was er gewesen war. Auch kann er nicht zurück zu dem, was er einmal gewesen war. Das Leben entwickelt sich unidirektional und ist untrennbar in die Raum-Zeit-Dimension eingewoben.
Zahlreiche und ganz verschiedene Ereignisse sind an diesem Prozeß der menschlichen Entwicklung beteiligt und in die sich ständig vollziehende Entstehung von Mustern und deren Veränderung eingebunden. Ältere Entwicklungsmuster werden durch neuere ersetzt. Das spezifische Muster, das ein menschliches Feld oder ein Umweltfeld zu einem gegebenen Zeitpunkt im Raum-Zeit-Kontinuum kennzeichnet, ist einmalig. Es ist die Gleichzeitigkeit der Interaktion dieser beiden Muster, die Veränderungen hervorbringen.
Weder verleugnet noch ignoriert dieses Prinzip der Gleichzeitigkeit die Tatsache, daß es Ereignisse gibt, die in der Vergangenheit liegen. Der Lebensprozeß ist eine sich fortwährend entwickelnde Reihe von Veränderungen, in die die Vergangenheit miteingebunden ist und aus denen neue Muster entstehen. Dieses Prinzip rückt die Vergangenheit in einen Kontext der Nichtwiederholbarkeit und setzt voraus, daß die bestimmenden Faktoren für eine Veränderung nur die Menschen in Verbindung mit ihrer Umwelt zu einem bestimmten Zeitpunkt sein können.
Weit verbreiteten ist die Auffassung, die besagt, daß zahlreiche Verhaltensformen im Erwachsenenalter denen in früheren Entwicklungsphasen glei-

chen. Zu dieser Vorstellung steht das Prinzip der Gleichzeitigkeit in Widerspruch. Folgt man der herkömmlichen Auffassung, dann würden Erwachsene, mit denen man wie auf deren früheren Entwicklungsstufen umgeht, in ihrer Individualität Schaden nehmen.

Von grundlegender Bedeutung für dieses Prinzip sind die Muster und die Organisation. Es sind diese Muster, die sich durch die Mensch-Umwelt-Interaktion verändern. Während sich das Leben entfaltet, nehmen die Muster und die Organisation an Komplexität zu. Die Veränderungen des Feldes sind Ausdruck der dynamischen Erneuerung der Muster und der zunehmenden Komplexität.

Das Prinzip der Gleichzeitigkeit sagt voraus, daß die Veränderungen im menschlichen Verhalten durch die gleichzeitig ablaufenden Interaktionsprozesse des menschlichen Feldes und des Umweltfelds bestimmt werden und daß dies gemäß ihrem jeweiligen aktuellen Zustand zu jedem gegebenen Zeitpunkt im Raum-Zeit-Kontinuum erfolgt. Die aus diesen Interaktionsprozessen mit einer gewissen Wahrscheinlichkeit zu erwartenden Ergebnisse lassen sich teilweise als wahrscheinlicher einstufen, andere gelten als weniger wahrscheinlich. Voraussagen über die Wahrscheinlichkeit von Ergebnissen gewinnen in dem Maße an Genauigkeit, wie es gelingt, die Bestimmung und Definition der Zustände der menschlichen Felder und Umweltfelder zu präzisieren und eine Beziehung zwischen diesen Zuständen und nachfolgenden Ereignissen herzustellen.

Dieses Prinzip kann in einer Formel wie folgt beschrieben werden:

$$S = f \; S\text{-}T_1 \; (M_1 \rightleftarrows E_1)$$

E = Umweltfeld („environmental field"); f = Funktion („function");
M = menschliches Feld („human field"/„man"); S = Gleichzeitigkeit („synchrony"); S-T = Raum-Zeit-Kontinuum („space-time").

Diese Formel kann auch wie folgt gelesen werden: *Die Gleichzeitigkeit ist eine Funktion des Zustandes des menschlichen Feldes, das sich zu einem gegebenen Zeitpunkt im Raum-Zeit-Kontinuum mit dem Umweltfeld – zum selben gegebenen Zeitpunkt im Raum-Zeit-Kontinuum – in einem Interaktionsprozeß befindet.*

(3) Das Prinzip der Spiralität

Das Prinzip der Spiralität schließt die Prinzipien der Wechselseitigkeit und Gleichzeitigkeit ein. Mit diesem Prinzip lassen sich der Erklärungswert und die Prognosefähigkeit des theoretischen Systems der Pflege erweitern. Das Prinzip der Spiralität bedeutet zugleich, daß sich der Lebensprozeß unidirektional in spiralförmig verlaufenden Stadien entfaltet und in dem sich die Stadien zwar ähneln, doch nie auf gleicher Ebene befinden. In diesem Prinzip sind die Konzepte der Rhythmik und der negentropen evolutionären Entstehung sowie die einheitlichen, nicht reduzierbaren Eigenschaften der Mensch-Umwelt-Beziehung enthalten.

Für den Lebensprozeß ist charakteristisch, daß er auf ein mit einer gewissen Wahrscheinlichkeit benennbares Ziel hin ausgerichtet ist. Obgleich das eigentliche Ziel dieses Prozesses unbekannt ist, ist er dennoch ausgelegt auf eine wachsende Komplexität der Muster und Organisation. Die Mensch-Umwelt-Interaktionen sind aus sich heraus darauf aus, neue Dimensionen von Komplexität zu erreichen, d.h. sie zielen nicht auf die Erlangung einer Homöostase, eines stabilen oder unstabilen Gleichgewichts.

Will man den stetig innovativen Lebensprozeß verstehen, dann bildet dafür das Konzept vom werdenden Menschen die entscheidende Voraussetzung.

Die Rhythmik besagt, daß Wahrscheinlichkeitsvoraussagen möglich sind. Denn das Leben verläuft entlang einer spiralförmigen Längsachse, eingebunden in die Krümmung des Raum-Zeit-Kontinuums. Mit jeder Windung dieser Spirale entlang der Achse treten nun Ähnlichkeiten auf. Und die entlang der Achse verlaufenden Spiralen sind selbst nochmals in die spiralförmig verlaufende Achse eingebettet (siehe Abbildung 2, S. 128). In den rhythmischen Phänomenen kommt die wechselseitige Beziehung zwischen Mensch und Umwelt zum Ausdruck. Die Rhythmen des Lebens sind untrennbar mit den Rhythmen des Universums verwoben. Der Mensch und die Umwelt bilden somit ein einheitliches Ganzes.

Das Prinzip der Spiralität sagt aus, daß der evolutionäre Charakter der Herausbildung des Menschen Methode hat. Die Entstehung des Wahrnehmungs- und Empfindungsvermögens ist darin miteingeschlossen. Für eine große Anzahl von Ereignissen in der realen Welt sind tatsächlich Voraussagen möglich. Zyklische Ähnlichkeiten können ausfindig gemacht und Wahrscheinlichkeiten bestimmt werden. Daß der Erdenbürger „Mensch" sich in den Weltraum hinausbegibt und daß man übersinnliches Wahrnehmungsvermögen und andere paranormale Phänomene in den Gegenstandsbereich anerkannter wissenschaftlicher Bemühungen hebt, stellt eine logische Folge dieses Prinzips dar.

Dieses Prinzip kann in einer Formel wie folgt ausgedrückt werden:

$$H = f\ S\text{-}T_1\ (M_1 \rightleftarrows E_1)\ i\ f\ S\text{-}T_2\ (M_2 \rightleftarrows E_2)\ i - f\ S\text{-}T_n\ (M_n \rightleftarrows E_n)$$

E = Umweltfeld („environmental field"); f = Funktion („function");
H = Spiralität („helicy"); ⌒⌒ = Spirale des Lebens; i = Innovation („innovation"); M = menschliches Feld („human field"/„man")
S-T = Raum-Zeit-Kontinuum („space-time").

Abbildung 2

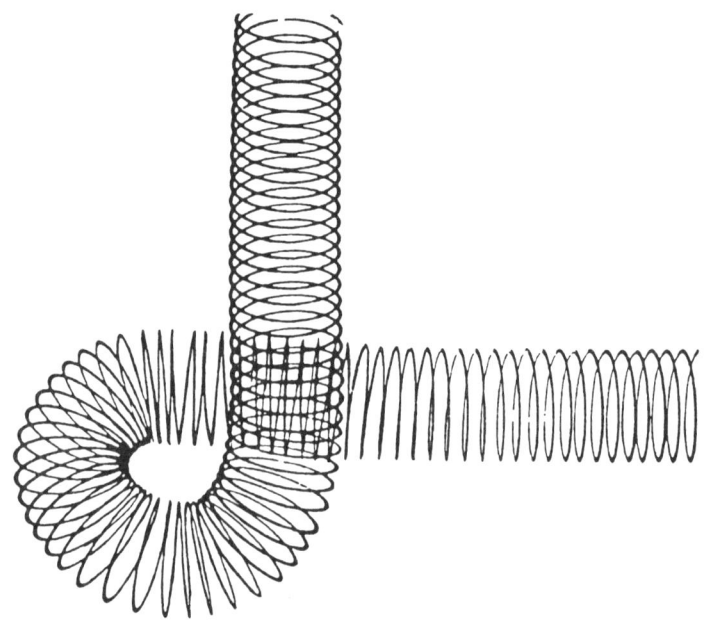

Diese Formel läßt sich auch wie folgt lesen: *Die Spiralität ist eine Funktion der stetigen, innovativen Veränderung, die aus dem gegenseitigen Interaktionsprozeß von Mensch und Umwelt entlang einer in das Raum-Zeit-Kontinuum eingebundenen spiralförmigen Längsachse erwächst.*

(4) Das Prinzip der Resonanz

Das Prinzip der Resonanz besagt, daß sich die Veränderungen in den Mustern und in der Organisation des menschlichen und des Umweltfeldes in Wellen fortpflanzen. Der Lebensprozeß im Menschen ist eine „Symphonie" rhythmischer Schwingungen unterschiedlicher Frequenzen. Zwischen Mensch und Umwelt besteht ein rhythmischer Fluß von Energiewellen. Typisch für das menschliche Feld wie auch für das Umweltfeld ist, daß diese Rhythmen in einer bestimmten Weise geordnet sind. Diese Ordnung unterliegt einer fortwährenden dynamischen Umwandlung im Mensch-Umwelt-Interaktionsprozeß.

Der Mensch erlebt seine Umwelt gewissermaßen als Resonanzwelle einer komplexen Symmetrie, die ihn mit der restlichen Welt vereint[27]. Der Lebensprozeß kann mit Kadenzen[28] verglichen werden: manchmal harmonisch, bisweilen mißtönend, manchmal dissonant klingend; ansteigend und abfallend; bald schnell, bald langsam, jedenfalls sich ständig verändernd in der universalen Orchestrierung dynamischer Wellenmuster.

Dem Universum ist eine Vielzahl von Wellen eigen: Lichtwellen, Schallwellen, thermische Wellen, atomare Wellen und Schwerkraftwellen, die in rhythmischen Mustern, meist unsichtbar und unhörbar, fliessen. Uns Menschen fehlen die Fähigkeiten, sie zu sehen, zu hören oder wahrzunehmen. Die farbenreichen Auren von Strahlungswellen, die gemeinhin strahlende Körper umgeben, liegen im allgemeinen außerhalb des wahrnehmbaren Frequenzbereiches des menschlichen Auges. Diese und andere Wellen sind aber integrale Bestandteile der Rhythmen der Natur.

Die Muster des menschlichen Feldes sind nichts anderes als Wellen, die den Menschen vollständig umfassen. Es ist das ganze menschliche Feld, das spürt, fühlt, wahrnimmt und denkt. In literarischen Werken wird von Menschen erzählt, die von „Wellen des Leids, der Freude, der Einsamkeit, der Zärtlichkeit und des Schmerzes" überwältigt werden. Die Kranken spüren „Schmerzen am ganzen Körper".

Die Veränderungen erzeugen eine Resonanz, die sich als eine Serie von Wellen zwischen Mensch und Umwelt ausbreiten. Das Feld als solches bleibt während den Veränderungsprozessen unverändert bestehen. Aus diesem Prinzip ergeben sich Voraussagemöglichkeiten, die ihrerseits auf der Wahrnehmung des Lebensprozesses als eines unendlichen Flusses von Wellenmustern gründen. Der Entwicklungsprozeß während des Heranwachsens eines Individuums ist in meinen Augen ein gutes Beispiel für dieses Prinzip.

(5) Prinzipien der Homöodynamik

Die Prinzipien der Homöodynamik ermöglichen es, den Menschen als ein einheitliches Ganzes wahrzunehmen. Sie beruhen auf der Annahme, daß die Veränderungen im Lebensprozeß des Menschen und in der Umwelt nicht voneinander zu trennen sind. Sie befassen sich mit den wechselseitigen und

---

[27] Diesen Zusammenhang umschreibt Rogers später wie folgt: „Hört man ein bewegendes Musikstück und nimmt die ‚Schwingungen' dieser Musik in ihrer Ganzheit wahr und in sich auf, verbinden sich diese ‚Schwingungen' des Umweltfeldes mit dem menschlichen Energiefeld und verändern dessen Muster." (M. A.).

[28] „Kadenz" bezeichnet den Schluß eines Verses, Musikstücks oder die solistische Improvisation eines Themas am Schluß einzelner Sätze eines Konzerts (M. A.).

gleichzeitig vollziehenden Interaktionsprozessen zu einem gegebenen Zeitpunkt im Raum-Zeit-Kontinuum. Veränderungen sind unumkehrbar, sie wiederholen sich nicht, sind rhythmischer Natur und belegen die zunehmende Komplexität der Muster und der Organisation eines Feldes. Es ist die fortwährende, durch die Resonanz von Energiewellen hervorgerufene Neubildung der Muster des Menschen und der Umwelt, die die Veränderungen bewirken.

Aussagen über die Bedingungen, unter denen diese Prinzipien Bestand haben können, lassen sich nur aus Untersuchungen der wirklichen Welt gewinnen. Es ist also notwendig, eine größere Anzahl von Phänomenen zu untersuchen, um ausreichend Belege für die Gültigkeit der homöodynamischen Prinzipien zu erlangen und deren praktische Anwendung zu fördern. Die Pflegeforschung gibt dem neugefaßten Aufgabengebiet der Pflege eine sichere Grundlage. Die Erhaltung und Förderung von Gesundheit, die Prävention, das Erstellen von Diagnosen sowie die Intervention und Rehabilitation – die Ziele der Pflege – erlangen vermehrt in dem Maße Bedeutung, wie theoretisches Wissen dem praktischen Handeln neue Wege weist.

14. Verifikation der Konzepte

> „... wenn eine Untersuchung gut durchdacht ist, wird sie nicht nur eine neue Antwort nach sich ziehen; sie wird etwas wesentlich Wertvolleres bewirken, und zwar eine neue Frage, – eine Frage, an die zuvor noch nie gedacht worden ist." (J. Robert Oppenheimer)

Wie können die in Kapitel 13 behandelten Prinzipien in der Wirklichkeit durch eine Überprüfung verifiziert werden? Welche Fakten liegen vor, die diese Prinzipien belegen können? Welches sind die Fundamente, die damit zur Weiterentwicklung der wissenschaftlichen Grundlagen der Pflege gelegt sind?

Das konzeptionelle System der Pflege ist (Bestand-)Teil der Pflegewissenschaft. Die Grundlagenforschung in der Pflege dient dazu, weiteres Wissen zu erwerben, damit wir den Menschen und seine Welt besser verstehen können. Es bedarf aber zunächst in der Wissensproduktion eines Fortschritts, ehe dieses Wissen Anwendung finden kann. Konzeptionelles Denken und theoretische Untersuchungen sind entscheidende Wege, das Theoriegebäude der Pflege weiterzuentwickeln. Die Grundlagenforschung bzw. deren Befunde müssen die anwendungsorientierte Forschung und deren Ergebnisse bestätigen. Nur so kann es zu einer fruchtbaren Wechselwirkung zwischen Ideen und ihrer praktischen Umsetzung im Dienst am Menschen kommen.

Das konzeptionelle System der Pflege schafft nun einen Bezugsrahmen, in dem Beobachtungen angestellt werden können. Vor allem eröffnet sich damit die Möglichkeit, sinnvolle Bezüge zwischen den verschiedenen Erkenntnissen herzustellen. Untersuchungen im Verbund, in denen mehrere Forscher unterschiedliche Aspekte einer breiteren Fragestellung verfolgen, schaffen die Möglichkeit, Erkenntnisse geringerer Reichweite zu weiterreichenden Wissensbeständen zusammenzufügen.

Die theoretische Erforschung der Pflege ist vergleichsweise neuen Datums. Dennoch lassen sich zunehmend Belege zusammentragen, die die im vorangegangenen Kapitel aufgestellten grundlegenden Thesen untermauern. Nachforschungen zu einer Reihe von Pflegephänomenen verleihen dem Theoriegebäude der Pflege Substanz. Oft ergeben sich daraus unerwartete Bezüge zu betimmten Problemen, die in der Untersuchung nur am Rande berührt wurden, und werfen neue Fragestellungen auf. Daraus ergibt sich ein profunderes Verständnis der Pflege, mithin verbreitern sich die Grundlagen einer auf Wissen basierenden Pflegepraxis.

Oben haben wir festgestellt, daß die einem lebenden System zugrundeliegende Einheit ein Energiefeld ist. Wir begreifen dieses Feld als ein mit Grenzen versehenes Ganzes, das durch Muster und Organisation gekennzeichnet ist und im Interaktionsprozeß zwischen Mensch und Umwelt einer ständigen Veränderung unterliegt. Belegt ist, daß dieses Feld elektrischer Natur ist. Gleichzeitig hat aber noch niemand Instrumente zur kartographischen Darstellung der elektrischen Grenzen des menschlichen Feldes und zur Registrierung der menschlichen Feldfunktionen entwickelt. Man nahm an, daß sich Vorstellungen über elektrische Phänomene, die mit den Leistungen zellulärer Systeme oder von Subsystemen in einer Wechselbeziehung stehen, auch auf das Ganze übertragen lassen. Diese Annahmen haben sich aber nicht bestätigt.

Ob sich mit den jetzt verfügbaren Instrumenten differenzierte elektrische Nachweise für den gesamten menschlichen Funktionsablauf führen lassen oder nicht, ist für die Pflege eine bedeutsame Frage. So plant man, mit einer Reihe von Untersuchungen, die an den Grundauffassungen von Ganzheit und Offenheit anknüpfen, die Beziehungen zwischen unterschiedlichen elektrischen Ladungen – so wie sie der Mikrovoltmeter von Keithey, Modell Nr. 153, mißt – und bestimmten Phänomenen des Lebensprozesses im Menschen zu erforschen.

Zwei der obengenannten Untersuchungen erbrachten Daten, die als Grundlage möglicherweise die rhythmischen Veränderungen, die im Lauf der Zeit innerhalb einer Durchschnittsbevölkerung auftreten, voraussagen können. Eine dieser Untersuchungen hat über drei Monate hinweg an einer Gruppe durchschnittlicher erwachsener Frauen die Unterschiede der elektrischen Ladungen ausgemessen, – mit dem Ziel festzustellen, ob der Eisprung sich in Veränderungen dieser elektrischen Ladungen aufzeigen läßt oder nicht (Kuhtik 1968). Die zweite, noch nicht abgeschlossene Untersuchung beschäftigt sich mit den bioelektrischen Ladungen von schwangeren und nicht schwangeren Hasen (Hazzard 1967). Im letzteren Fall wurden aus praktischen Erwägungen heraus nicht Menschen, sondern neuseeländische Hasen als Beobachtungsobjekte verwendet. Eine dritte Untersuchung widmete sich einer Gruppe durchschnittlicher männlicher Erwachsener und einer Gruppe erwachsener, männlicher Hemiplegiker, um zu erforschen, ob sich möglicherweise zwischen beiden Gruppen Unterschiede der elektrischen Ladungen nachweisen lassen (Ramey 1967); diese Studie wurde durch eine weitere Untersuchung mit selbstmordgefährdeten Patienten als Vergleichsgruppe ergänzt (Monk 1967).

Zwischen den elektrischen Ladungsunterschieden der interessierenden Variablen konnten in diesen Untersuchungen keine Korrelationen gefunden werden. Doch allem Anschein nach zeigt sich die synergetische Eigenschaft des Lebensprozesses nicht in Form von elektrischen Ladungsunterschieden, die in diesen Studien gemessen werden konnten. Außerdem könnte man fragen, ob bezüglich der Studien von Hemiplegikern und selbstmordgefährdeter Patienten nicht doch Ladungsunterschiede feststellbar gewesen wären, hätte man diese Gruppen zusätzlich zu Beginn oder während des Kulminationspunktes ihres Zustandes untersucht. Möglicherweise hätten andere Vorgehensweisen und ein anderes Instrumentarium doch brauchbare Daten liefern können. Obgleich die obengenannten Studien belegen, daß der Einsatz von Voltmetermessungen keine Befunde ergibt, mit denen sich die Phänomene des Lebensprozesses voraussagen lassen, legen verschiedene Unregelmäßigkeiten in den Ergebnissen die Durchführung weiterer Untersuchungen nahe.

Daß die Mensch-Umwelt-Beziehung und die im Laufe der Zeit zunehmende Komplexität des Lebens sich in ihren Eigenschaften entsprechen, wird in der Untersuchung von Gean Mathwig nachgewiesen. Sie untersuchte Sprague-Dawley Albinoratten im Alter von 56 bis 500 Tagen (von der Pubertät bis zum älteren Erwachsenen) mit dem Erfolg, daß sie zeitweise Zusammenhänge zwischen ausgewählten lebenden Systemvariablen und ausgewählten Umweltvariablen feststellen konnte (Mathwig 1968). Die Ergebnisse ihrer Untersuchung belegen empirisch, daß die Prinzipien der Homöodynamik gültig sind.

Die gegenwärtig herrschende Begeisterung für das Joggen geht zurück auf Verlautbarungen, die auf bestimmte Zusammenhänge von Körperübungen und einzelnen Aspekten physiologischer Funktionen hinweisen. Von gänzlich anderer Qualität als der eben genannte Zusammenhang ist die Vorstellung, daß die Bewegung sich in besonderer Weise auf die Art und die Geschwindigkeit des menschlichen Entwicklungsprozesses auswirken kann. Das hier vorgestellte konzeptionelle Modell der Pflege geht – wie gesagt – von einem komplexer werdenden Lebensprozeß aus, der durch eine kontinuierliche Veränderung des Energiefeldes gekennzeichnet ist. Hat die Beschleunigung der Bewegung dieses ohnehin schon dynamischen Feldes Auswirkungen, und wenn ja, welche? Ist es möglich, daß sich angesichts einer umweltinduzierten Bewegung die Organisation des menschlichen Feldes, die ständig vonstatten geht, mit größerer Geschwindigkeit und Klarheit vollzieht?

Die Ergebnisse dreier Studien legen die Auffassung nahe, daß zwischen der passiven Bewegung auf der einen und dem Säuglingswachstum bzw. der Säuglingsentwicklung auf der anderen Seite eine nicht unbedeutende Beziehung besteht:

Mary Neal untersuchte eine Gruppe Frühgeborener und wies nach, daß Frühgeborene, die einer standardisierten Bewegung unterzogen wurden, wesentlich bessere Ergebnisse ($P < .001$) – gemessen mit dem „Rosenblith Verhaltenstest für Neugeborene" – auf der Motorik- und Reifungsskala aufwiesen als solche, die dieser Bewegung nicht unterzogen wurden (Neal 1967). Ferner stellte Neal fest, daß „die mit Hilfe des ‚Rosenblith Tests' gewonnenen Befunde zu den Reaktionen der Säuglinge auf die durchgeführten Bewegungen eindeutige Beziehungen zu den Werten der ‚8.-Monat-Messung' nach dem ‚Bayley Test' aufweisen, einem Test, der den Aktivitätsgrad und die geistige Entwicklung von Säuglingen mißt". Neal wandte die wiegende Bewegung auf alle Säuglinge der untersuchten Gruppe vom 5. bis zum 251. Tag nach der Geburt an.

Luz Porter untersuchte die Auswirkungen geplanter, passiver Bewegungsübungen auf den Entwicklungsverlauf an einer Gruppe durchschnittlicher, voll ausgetragener vier bis 16 Wochen alter Säuglinge. Zur Überprüfung der untersuchten Gruppe vor und nach den Bewegungsübungen und zum Vergleich mit der Kontrollgruppe verwendete sie die „Entwicklungstabellen nach Gesell" (Porter 1967). Die untersuchten Säuglinge wurden zwei Monate lang an sechs Tagen in der Woche täglich zweimal für zehn Minuten bewegt. Beide Gruppen, die Test- wie auch die Kontrollgruppe, erhielten während der Untersuchung die gleiche Betreuung und Zuneigung. Die Gruppe von Säuglingen, die an dem Experiment teilnahm, hatte am Ende der Untersuchung die Kontrollgruppe in ihrer Entwicklung bei weitem überrundet, und zwar hinsichtlich aller sechs Untersuchungskriterien: Gewicht: $P < .006$; Größe: $P < .001$; Motorik: $P < .004$; Adaptation: $P < .002$; Sprache: $P < .0002$ und persönliches und soziales Verhalten: $P < .0001$.

Auch die Untersuchung durchschnittlicher, voll ausgetragener Säuglinge von Anne Earle stützt die Richtigkeit der Befunde von Neal und Luz Porter (Earle 1968). Wenngleich diese Befunde nicht die Aussagefähigkeit besitzen wie die von Neal und Porter, so sind sie dennoch schlüssig. Earle untersuchte drei Gruppen von Säuglingen, (a) eine Gruppe, die eine zusätzliche mechanische, kinästhetische Stimulation erfuhr, (b) eine zweite Gruppe mit zusätzlicher kinästhetischer Stimulation durch die Mutter und (c) eine dritte Gruppe mit kinästhetischer Stimulation während Routinepflegemaßnahmen. Die Säuglinge der Gruppe (a) wurden in einer Wiege bewegt, die Mütter der Säuglinge der Gruppe (b) hielten ihre Kinder auf dem Arm, während sie in einem Schaukelstuhl schaukelten. Die Säuglinge der Untersuchungsgruppe (a) wurden von der sechsten Stunde nach ihrer Geburt bis zum Ende des dritten Tages dreimal täglich für 30 Minuten in der Wiege bewegt. Earle wendete zur Bestimmung der Entwicklungsstufen der drei Versuchsgruppen ebenfalls den „Rosenblith Test" an. Säuglinge der Untersuchungsgruppe (b) mit zusätzlicher kinästhetischer Stimulation durch die Mutter erreichten nach dem „Rosenblith-Test" eine wesentlich höhere Entwicklungsstufe ($P < .05$) als die Säuglinge der Untersuchungsgruppe (c), denen man nur Routinepflegemaßnahmen zuteil werden ließ. Auch die zusätzlich mechanisch-kinästhetisch stimulierte Säuglingsgruppe unterschied sich hinsichtlich der Entwicklungsstufe deutlich von der Gruppe (c), an der man ausschließlich Routinepflegemaßnahmen durchgeführt hatte. Verglichen mit den von Neal (ein bis zwei Monate Dauer) und von Porter (zwei Monate) durchgeführten Untersuchungen, ist das von Earle in nur drei Tagen durchgeführte Forschungsprojekt sehr kurz. Hätte sie ihre Untersuchung über eine längere Zeit hinweg durchgeführt, hätte man wahrscheinlich statistisch bedeutsame Befunde auch in der Gruppe (a), bei den zusätzlich mechanisch stimulierten Säuglingen machen können.

Mit den oben angeführten Untersuchungen ist empirisch belegt, daß zwischen der durch die Umwelt bedingten Bewegung und dem Wachstum bzw. der Entwicklung der Säuglinge ein direkter Zusammenhang besteht. Ist es nun möglich, über diese Befunde hinaus einen Zusammenhang herzustellen von vermehrter Bewegung auf der einen und der Beschleunigung der schöpferischen Evolution auf der anderen Seite? 1885 war im „Harper's Magazin" ein Artikel zu lesen, aus dem das folgende Zitat stammt: „Wurde der Mensch auf Rädern geboren? War seine Wiege ein Eisenbahnwagon? Wahrscheinlich ist er ständig in Bewegung gewesen. Ohne Zweifel startete er bei einer Geschwindigkeit von 50 Stundenkilometern, dieser erstaunliche Junge unserer heutigen Epoche. Er kam nicht in Ruhe in einem Hause zur Welt. Nein, ehe er seine Augen so richtig geöffnet hatte, ergriff ihn eine Lokomotive mit Pfiffen und Schnauben. Man wiegte ihn in einem Abteil, und seine ersten Lebenserfahrungen bestanden daraus, mit hoher Geschwindigkeit durch riesige, karge Weiten, Weidegebiete und an Felsschluchten entlang zu brausen. Daß sich diese schnelle und komfortable Fortbewegung auf den Charakter des Menschen auswirkt, mag man schon früher beobachtet haben, doch jetzt scheint es sich um die Entstehung einer neuen Gattung Mensch zu handeln: das Produkt unserer Eisenbahnära … Er gehört einer neuen, sich vermehrenden Rasse an, die in Bewegung leben muß." (Harper Centennial Issue 1950, S. 125)

Seit 50 Jahren ist der Mensch nun Geschwindigkeiten ausgesetzt, die das Tempo des frühen Eisenbahnzeitalters weit übertreffen. Kraftfahrzeuge, Hochgeschwindigkeitszüge, Flugzeuge mit Düsenantrieb und jetzt auch mit Überschallgeschwindigkeit, ganz zu schweigen von den Raumfahrzeugen, haben für die Menschheit ein Zeitalter zunehmender Beschleunigung anbrechen lassen. Zu fragen ist, ob und welche Veränderungen diese hohen Geschwindigkeiten für die Entwicklung des Menschen zur Folge haben. Mit dem Prinzip der Spiralität verfügen wir nun über Grundlagen, überprüfbare Hypothesen aufzustellen, die für diese Fragestellung von Bedeutung sein können.

Eine weitere Erforschung der Auswirkungen von Bewegung auf die Muster und die Organisation des Lebensprozesses ist notwendig. Dabei stellt sich insbesondere die Frage nach der effektivsten Form der Bewegung, die dem Menschen zum bestmöglichsten Gesundheitszustand verhelfen kann, und nach dem Organisationsprozeß, der dem menschlichen Feld bei der Entfaltung seines Entwicklungspotentials Richtung verleiht.

Neben den oben angeführten hat man weitere Umwelteinflüsse untersucht, die die Entwicklung des Lebensprozesses betreffen: Florence Downs untersuchte, ob zwischen Stress bei Schwangeren und der Entwicklung der Föten Zusammenhänge bestehen (Downs 1964). Bei Säuglingen, deren Mütter während der Schwangerschaft Stressituationen ausgesetzt waren, verzeichnete man nachweislich in dieser Untersuchung erheblich höhere Erkankungsraten ($P < .02$) als bei jenen, deren Mütter während der Schwangerschaft nicht solchen Stressituationen ausgesetzt waren. Als Stressituationen bezeichnete man in dieser Studie z. B. Umzüge über größere Entfernungen hinweg, Veränderungen der Familienstruktur, Streit in der Familie, Todes- oder Krankheitsfälle, eheliche Untreue, Verlassenwerden durch den werdenden Vater, Verlust finanzieller Sicherheit usw. Die empirischen Befunde dieser Untersuchung stimmen mit den Prinzipien der Wechselseitigkeit und der Gleichzeitigkeit überein.

Das Rooming-in von Müttern, deren Kinder – zwischen eineinhalb und drei Jahren alt – einer Krankenhausbehandlung bedurften, war Gegenstand einer weiteren Untersuchung, die Claire Fagin durchführte. Diese Untersuchung unterstrich nicht nur, wie bedeutsam die Anwesenheit der Mutter im Krankenhaus ist, sondern belegte außerdem, welch unerwarteten Gewinn das Rooming-in brachte (Fagin 1966): Die Kinder, deren Mütter im Krankenhaus blieben, unterschieden sich deutlich von denjenigen Kindern, deren Mütter kein Rooming-in in Anspruch nahmen, und zwar in ihren Reaktionen auf zeitweise, kurze Trennungen von ihren Müttern, in ihrer emotionalen Abhängigkeit, in ihrem Appetit, in ihrer Nahrungsauswahl und in ihrer Ausscheidungskontrolle, und das noch eine Woche bzw. noch einen Monat nach ihrem Krankenhausaufenthalt. Die Überraschung war schließlich perfekt, als sich andeutete, daß der Entwicklungsstand von Kindern, die zusammen mit ihren Müttern im Krankenhaus waren, möglicherweise über dem der Kinder ohne Krankenhausaufenthalt liegt.

Bekanntlich müssen Flugreisende den eingespielten Tagesrhythmus für verschiedene Variablen nach einer Reise durch mehrere Zeitzonen an die Ortszeit ihres Reiseziels anpassen. Was allerdings bisher weniger Beachtung fand, sind die möglichen Auswirkungen der Zeitumstellungen von der Winter- auf die Sommerzeit (und umgekehrt) auf die gegebene Regelmäßigkeit im Rhythmus der Menschen.

Geraldene Felton ging in ihrer Untersuchung von der Hypothese aus, daß sich abrupte einstündige Zeitverschiebungen von Lebensgewohnheiten in den Blutdruck- und Temperaturkurven nachweisen lassen (Felton 1968). Und tatsächlich belegte sie mit ihrer Untersuchung, daß die Zeitumstellung und die damit verbundenen Veränderungen der täglichen Lebensgewohnheiten sich in Form veränderter Blutdruckwerte und Temperaturverläufe auswirkten und daß die für die Veränderungen gefundenen Werte denen von Versuchpersonen gleichkamen, die eine oder mehrere Zeitzonen überquert hatten. Des weiteren konnte sie in ihrer Untersuchung herausfinden, daß die Anpassungszeiträume an die veränderten Ortszeiten vom Moment der Zeitumstellung an für Blutdruckwerte zwei und für Temperaturverläufe fünf Tage betrugen.

Welche Bedeutung haben nun die Befunde von Felton für die menschlichen Funktionen während der zweimal im Jahr abrupt durchgeführten einstündigen Zeitverschiebung, die die gesamte Bevölkerung betrifft? Der gemeinsame Nenner von Zeitumstellungen, von Reisen im Jet und in Überschallflugzeugen und von Erdumrundungen in Raumschiffen kann als eine bedeutende Variable bei der Voraussage der zukünftigen Entwicklung des Menschen angesehen werden. Ganz praktisch gesehen stellt sich für die Pflege damit die Frage, in welchem Ausmaß die gegenwärtig praktizierten Routineabläufe in Krankenhäusern menschliche Funktionen abrupt verändern, und dies zu einem Zeitpunkt, wo dies möglicherweise ernste Folgen nach sich ziehen kann.

Bei dem Versuch, ein Verzeichnis voraussagbarer Ereignisse in der Mensch-Umwelt-Beziehung zu erstellen, liessen sich für eine große Zahl von Variablen Zusammenhänge empirisch ausfindig machen. Aus den Fällen, in denen die Hypothesen widerlegt wurden, ergaben sich ausreichende Hinweise für die Notwendigkeit weiterer Untersuchungen; diese können sich sowohl auf die ursprüngliche Fassung einer Hypothese beziehen als auch auf neue Fragen, die sich aus den Befunden vorliegender Untersuchungen ergaben.

Lilian Runnerstrom verglich in einer Untersuchung schwangere Frauen, die über die normale Nahrungsaufnahme die benötigte Menge an Eisen erhielten, mit Frauen, die zusätzlich eisenhaltige Präparate zu sich nahmen, sowie die daraus resultierenden Hämoglobinwerte. Während ihrer Studie stieß sie auf eine unerwartet hohe Anzahl von Schwangeren, die unter Pikazismus[29] litten (Runnerstrom 1963). Als Konsequenz dieser Befunde wurde deutlich, daß auf diesem Gebiet weitere Untersuchungen mit Personen mit

---

[29] Als Pikazismus wird die gewohnheitsmäßige, oft zwanghafte, orale Aufnahme von nicht eßbaren Stoffen bezeichnet (M. A.).

besonders niedrigen Hämoglobinwerten nötig sind, obwohl Runnerstroms Befunde im allgemeinen ihre Hypothese bestätigten.

Eine von Beverly Dunston durchgeführte Studie von Menschen mit dem Pica-Syndrom (Pikazismus) ergab weitaus höhere Fallraten von Pikazismus, als dies bisher in der Fachliteratur beschrieben worden war (Dunston 1961). Dunston wies zudem eine wesentlich höhere Fallrate ($P < .01$) von Früh- und Todgeburten bei Frauen mit dem Pica-Syndrom nach als bei Frauen ohne Pica-Syndrom, ungeachtet der jeweiligen Hämoglobinwerte.

Es ist bemerkenswert, daß sowohl Runnerstrom als auch Dunston Fallraten von Pikazismus ermittelten, die über den allgemein angenommenen Raten lagen. Zurecht ist nach weiteren Untersuchungen zu fragen, die Licht in die Zusammenhänge von normalen bzw. abweichenden Ernährungsgewohnheiten von Schwangeren und der jeweiligen Fötenentwicklung bringen können. Und: Inwieweit stellt der Hämoglobinwert einen ausreichenden Indikator für die Gesundheit von werdenden Müttern dar?

Die Klassenzugehörigkeit gilt für zahlreiche Autoren als Index für das milieubedingte Verhalten von Menschen unter verschiedenen Bedingungen (Kessler 1968; Krieger 1967; Palmer 1963; Putnam 1963). Untersucht man diesen Zusammenhang in Verbindung mit zusätzlichen Variablen, dann kann davon ausgegangen werden, daß sich noch weitere Zusammenhänge ausfindig machen lassen, die über die mit der Klassenzugehörigkeit unmittelbar implizierten hinausgehen. Sieht man dies im Kontext einer ganzheitlichen Umwelt, dann läßt sich die Struktur der Klassenzugehörigkeit als Teil der von Mustern geprägten Komplexität in einem größeren Zusammenhang begreifen. Weitere Untersuchungen mit einer solchen Perspektive sind jedoch noch notwendig.

Dieses Kapitel enthält nur einige ausgewählte Untersuchungen, die dazu dienen, einige empirische Befunde der Pflegeforschung vorzustellen. Sieht man diese Untersuchungen im Zusammenhang mit dem konzeptionellen System der Pflege, so wird deutlich, daß sie die Entwicklung von Wissensbeständen fördern, die der praktischen Pflege Sicherheit geben. Neue Forschungsergebnisse, die in die bestehenden Wissensbestände eingefügt werden können, schaffen die Möglichkeit, neue Zusammenhänge herzustellen. Mittlerweile haben sich nicht wenige Befunde angesammelt, die man bisher noch nicht in bestehende Zusammenhänge einbauen konnte. Sie in das Theoriegebäude der Pflege einzufügen, ist aber von größter Wichtigkeit.

Literatur

(Alle nachfolgend aufgeführten Dissertationen sind an der „New York University Division of Nurse Education" angefertigt worden)

Downs, F.: Maternal Stress in Primigravidas as a Factor in the Production of Neonatal Pathology. (Dissertation) New York 1964

Dunston, B. N.: Pica, Hemoglobin, and Prematurity and Perinatal Mortality. (Dissertation) New York 1961

Earle, A.: The Effect of Supplementary Post-Natal Kinesthetic Stimulation on the Development Behaviour of the Normal Female Newborn. (Dissertation) New York 1969

Fagin, C.: Rooming-In and Its Effects on the Behaviour of Young Children. F. A. Davis Co., Philadelphia 1966

Felton, G.: An Abrupt One Hour Shift in the Social Routine and the Extent and Duration of Blood Pressure and Temperature Change in Young Women. (Dissertation) New York 1968

Harper's Centennial Issue, Heft 201, Nr. 1205, 1950

Hazzard, M.: Bioelectric Potentials in Non-Pregnant and Pregnant Rabbits. (Dissertation) New York 1967

Kessler, E.: Distress Among Mothers of Hospitalized Two Through Four Year Old Children and Its Relationship to Social Class Membership. (Dissertation) New York 1968

Krieger, D.: Attitutes Toward Physically Deviant Behaviour and Social Class Membership of Significant Persons and Social Class Membership of Significant Persons, and Social Responsibility in the Cerebral Palsied Adult. (Dissertation) New York 1967

Kuhtik, N.: Ovulation in White Females and Bioelectric Potential Differences. (Dissertation) New York 1968

Mathwig, G.: Living Open Systems, Reciprocal Adaptation and the Life Process. (Dissertation) New York 1968

Monck, M.: Bioelectrical Potential Differences and Suicidal Behaviour. (Dissertation) New York 1967

Palmer, I.: Perceptions of Patients to Imminent General Surgery. (Dissertation) New York 1963

Porter, L.: Physical-Physiological Activity and Infants' Growth and Development. (Dissertation) New York 1967

Putnam, P.: Social Class and Interpersonal Interaction in Young Children. (Dissertation) New York 1963

Ramey, I.: Hemiplegia, Muscle Function, and Bioelectric Potential Differences. (Dissertation) New York 1967

Runnerstrom, L.: Food Iron Intake and Hemoglobin Levels. (Dissertation) New York 1963.

15. FORMULIERUNG ÜBERPRÜFBARER HYPOTHESEN

„Was für die Bildung einer Hypothese vor allem benötigt wird, ist zunächst, daß sie das, was unbekannt ist, erklärt und daß sie vorliegenden Erkenntnissen entspricht. Dies bedeutet letztendlich, daß Muster erkannt werden, was wiederum im Kern auf die Fähigkeit der Vorstellungskraft hinausläuft, Verbindungen herzustellen." (Harold K. Schilling)

Es sind die professionell ausgebildeten Pflegekräfte[30], die die Verantwortung für den Ausbau und die Begründung der wissenschaftlichen Grundlagen der Pflege tragen. Von ganz besonderer Bedeutung ist dabei die weitere Entwicklung der wissenschaftlich-theoretischen Forschung, um das, was noch unbekannt ist, zu ergründen und neue Möglichkeiten zu eröffnen, den Menschen und die Welt, in der wir leben, zu verstehen. Ebenso wichtig ist aber, daß parallel dazu alle Pflegekräfte mit Studienabschlüssen von der Dringlichkeit überzeugt sind und sich davon motivieren lassen, ihr erworbenes Wissen zu erweitern und dieses Wissen für die Verbesserung der praktischen Pflege einzusetzen.

Es ist unsere tiefsitzende Neugierde in Verbindung mit unserem menschlichen Mitgefühl, die den Erwerb des Wissens garantieren, das zum Nutzen der Menschheit benötigt wird. Wir müssen mit Fleiß und Kreativität nach dem „Warum" menschlichen Verhaltens und Strebens suchen, das in diesem Universum voller Geheimnisse und Wunder verborgen liegt. Nur wenn wir das „Warum" verstanden haben, werden wir auch das „Wie" in Erfahrung bringen, das uns hilft, die Ziele der Pflege mit Hilfe der Kenntnisse zu erreichen.

Das konzeptionelle Modell der Pflege stellt eine der Möglichkeiten dar, den Menschen zu begreifen. Von diesem gegebenen Modell lassen sich überprüfbare Hypothesen ableiten, die für die Pflege von Bedeutung sind. Es ist dieses Modell, das den Bezugsrahmen dafür abgibt, in die Zusammenhänge von Ereignissen Einblick zu gewinnen. Auch das Bemühen, in diese Fakten eine Ordnung zu bringen, erfolgt im Rahmen des konzeptionellen Systems der Pflege, ebenso wie es nur in diesem Kontext möglich ist, deren Bedeutung zu erfassen.

---

[30] Rogers bezieht sich hier auf den Unterschied zwischen den „technical" und den „professional" ausgebildeten Fachkräften; siehe Anmerkung 2, S. 23 f., und Glossar, S. 197 ff. (M. A.).

Mit diesem Kapitel ist nicht beabsichtigt zu erklären, wie Konzeptionen zustande kommen. Auch will ich dem Leser keine Einführung in die vorhandenen Forschungsmethoden geben. Vielmehr verfolge ich damit das Ziel, die Fragen herauszuarbeiten, die in diesem Zusammenhang von Bedeutung sind, und mögliche Forschungsbereiche zu umreißen, die weitere Erfolge versprechen. Glen Seaborg verglich in einem Vortrag vor der „Secondary Education Board Konferenz" im Jahr 1957 die „wissenschaftliche Forschung mit dem Bergsteigen auf einer unerforschten Bergkette. Umfangreiche Vorbereitungen, Training und eine starke Motivation sind nötig, um in höhere Bergregionen aufzusteigen, selbst wenn keine der einzelnen Etappen besonders schwer ist. Ist man aber erst einmal oben angekommen, dann ist es recht einfach, einen Gesamtüberblick zu erlangen oder gar über neue Reichtümer zu stolpern." (Seaborg 1957)

Um solche höheren Regionen zu erreichen, benötigt man ausreichendes Wissen und Können, wie dies etwa herausragende Doktorarbeiten beinhalten. Ferner braucht man dazu die Fähigkeit, Vorstellungen und Fakten auf eine phantasievolle Art zu einer Synthese zu verbinden, auf deren Grundlage neue Einsichten möglich werden. Der Student oder der Praktiker, der kreativ, intelligent, unabhängig, neugierig, skeptisch, tatkräftig, unangepaßt und professionell ausgebildet ist und sich seinem Beruf verpflichtet fühlt und ein hervorragendes Auffassungsvermögen besitzt, der wird auch mit einer gewissen Wahrscheinlichkeit seine Begabung für schöpferische Forschungen entfalten. Man muß diese Menschen nur ermutigen und ihnen gegenüber duldsam sein, so daß sie ihre Fähigkeit zur Weiterentwicklung des pflegerischen Wissens vielleicht eines Tages einsetzen.

Aufrecht erhalten wird der Fortschritt in der Pflege vor allem durch das fruchtbare Zusammenwirken von Erkenntnisgewinn und Wissensanwendung. Mit der angewandten Pflegeforschung muß aber eine entsprechende Grundlagenforschung einhergehen. Des weiteren verfügen wir über zahlreiche Studien, die für die Pflege wichtige und brauchbare empirische Erkenntnisse beisteuern; diese gehören zu Recht in den Bereich der universitären Ausbildung der Pflegekräfte[31]. Das Theoriegebäude der Pflege zu erweitern und die vorhandenen Wissensbestände in die Ausbildung und pflegerische Praxis miteinzubeziehen, ist von grundlegender Bedeutung. Eine überaus wichtige Frage, die es zu erforschen gilt, ist die nach der Topologie, d. h. nach der Lage und Anordnung des menschlichen Feldes. Das lebende System

---

[31] Hier spielt Rogers erneut auf ihre Vorstellungen zur Ausbildung von Pflegekräften an; siehe Glossar, S. 197 ff. (M. A.).

stellt – wie bereits mehrfach gesagt – ein Energiefeld dar, von dem wir annehmen, daß es durch eine fluktuierende Grenze gekennzeichnet ist, die mit der Grenze des Umweltfeldes übereinstimmt. Wie kann man – so lautet die Frage – die Grenze des menschlichen Feldes erkennen?
Mit unserem konzeptionellen Modell erfaßen wir die Grenzen des Menschen innerhalb des gesamten menschlichen Feldes, von dem für das menschliche Auge aber nur ein Teil sichtbar ist. Die Vorstellung, daß dieses Feld elektrische Eigenschaften hat, zieht die Frage nach der Bestimmung seiner Grenzen und den dazu erforderlichen elektrischen Entsprechungen nach sich. Um diese eben genannten Entsprechungen zu bestimmen, benötigt man eine brauchbare Definition des menschlichen Feldes und präzise und zuverlässige Instrumente, um dieses zu messen. Möglichkeiten, mit denen man elektrische Felder kennzeichnen kann, gibt es bereits genug. Allerdings gilt es noch die entsprechende vorhandene Technologie anzupassen und neue Instrumente zu entwickeln, mit denen man das menschliche Feld messen kann, was durchaus im Bereich des Möglichen liegt.
Im Verlauf des menschlichen Lebens, von der Geburt bis ins hohe Alter und bis zum Tod, variiert – gemäß der aufgestellten Hypothese – das Energiefeld eines Individuums in Größe, Form, Intensität und Dichte. Verfügten wir über grundlegende Kenntnisse der Veränderungen von Feldgrenzen, die sich auf den Entwicklungsprozeß des Menschen und auf das Altern beziehen, so wären weitere Untersuchungen vieler Faktoren möglich, mit denen sich wiederum Zusammenhänge mit den Feldschwankungen herstellen liessen. Die Ergebnisse solcher Studien könnten Zusammenhänge bereitstellen, die uns wertvolle Vorhersagen für Pflegediagnosen und Interventionen bei Gesundheit und Krankheit ermöglichen.
Gelänge es, Wege zu finden, um die elektrischen Entsprechungen der Intensität und Dichte des menschlichen Feldes zu bestimmen, wäre dies eine weitere Quelle für Informationen über den Lebensprozeß im Menschen. Auch hier besteht ein großer Bedarf an Grundlagenwissen, nämlich die Entsprechungen für die Feldschwankungen des menschlichen Feldes je nach Umfang der Feldintensität und -dichte zu bestimmen. Die Ermittlung vorhersagbarer Wechselbeziehungen zwischen der Größe, Form, Intensität und Dichte des menschlichen Feldes könnte dazu führen, daß wir Meßwerte erhalten, die für die Beurteilung und für das Handeln in der Pflege Bedeutung haben.
Zur Erforschung der Grenzen des menschlichen Feldes müssen aber auch andere Ansätze erkundet werden. Wo glaubt der einzelne Mensch, die Grenzen seines Feldes wahrzunehmen? Welche Bedeutung haben die Unterschiede zwischen der individuell wahrgenommenen Feldgrenze und der sichtbaren Masse, die ihn als physischen Menschen ausweisen? Auf welche Art und

unter welchen Umständen verändern sich die wahrnehmbaren Feldgrenzen in Größe und Form? Was bedeutet es, wenn jemand sagt: „Ich gehe aus mir heraus" oder: „Ich schrecke zusammen, wenn ich diesen Menschen sehe"? Spiegeln solche Aussagen Änderungen in der Ausdehnung von Energiefeldern wider? Heranwachsende Kinder durchlaufen bekanntlich Entwicklungsphasen, in denen das „Ich", „Mir" und „Mein" dominiert (Egozentrismus). Könnte dieses Phänomen Ausdruck einer wachsenden Kohärenz des menschlichen Feldes sein, aus der die bewußte Identität des Selbst entsteht? Nehmen die menschlichen Feldgrenzen während des Wachstumsprozesses konkretere Formen an?

Menschen sind Körper, die Strahlungen aufweisen. In der Literatur werden bereits seit langem und ausgiebig die Fähigkeiten von Menschen beschrieben, die solche von Menschen ausgehenden Strahlungsphänomene erkennen können. Ohne Frage bereitet uns die Subjektivität, die solchen Beobachtungen anhaften, noch einige Probleme. Die Schwierigkeit liegt darin, die Wirklichkeit solcher Phänomene zu belegen. Darüber hinaus besteht im allgemeinen eine Tendenz, die Existenz von Phänomenen, die außerhalb des visuellen Spektrums der meisten Menschen liegen, zu verleugnen. Gelänge es, Daten zu bekommen, die diesen Gegenstandsbereich beschreiben, dann könnte damit ein bedeutender Beitrag zur Erweiterung unseres Wissens über das menschliche Energiefeld geleistet werden.

Im vorangegangenen Kapitel (S. 133 ff.) wurden verschiedene Befunde über passive Bewegungen und deren Auswirkungen auf die Entwicklungsmuster frühgeborener und voll ausgetragener Säuglinge vorgestellt. Bestehen möglicherweise – so lautet die Frage – ähnliche Bezüge für den erwachsenen Menschen während der gesamten Lebensspanne? Ist Bewegung nicht überhaupt ein wichtiger Bestandteil für die Entstehung von Mustern und Organisation im Menschen? Könnte es sein, daß es eine Beziehung gibt zwischen der Art und der Geschwindigkeit der Bewegung, der ein Individuum ausgesetzt ist, und seiner Kohärenz und Vollkommenheit? Ist Bewegung eine integrierende Kraft? In welchem Zusammenhang könnte die Bewegung mit Faktoren wie Langlebigkeit und rhythmischen Phänomenen stehen? Antworten auf diese und andere Fragen wären für die Pflegepraxis richtungsweisend.

Das dynamische Wesen des Menschen und der Umwelt belegt, daß die Welt in Bewegung ist. Die negentropischen Eigenschaften des Lebens deuten auf eine fortlaufende Innovation und eine zunehmende Komplexität hin. Wie mag die Bewegung mit der zunehmenden onto- und phylogenetischen Komplexität zusammenhängen?

Die Folklore, Literatur und Wissenschaft schreiben einer ganzen Reihe von menschlichen Verhaltensweisen bestimmte Laute zu. Die moderne Technologie und das heutige urbane Leben haben ganz neue Klangphänomene geschaffen. Das Klangmuster unserer Umwelt ist komplexer geworden. Welche Zusammenhänge können zwischen den Klangmustern und dem menschlichen Entwicklungsprozeß hergestellt werden? Wie sind die Schallwellen und das Entstehen von Mustern und deren Transformation im menschlichen Feld miteinander verbunden?

Nicht alles, was klingt, kann vom menschlichen Ohr auch gehört werden. Doch auch diese nicht hörbaren Klänge sind aktive Bestandteile des Interaktionsprozesses zwischen Mensch und Umwelt. Wenn man hörbare und nicht hörbare Schallwellen miteinander vermischt, entsteht etwas Neues. Dieses Phänomen muß untersucht werden. Lassen sich Entsprechungen für Schallwellenmuster auffinden, die angewendet werden können, um menschliches Verhalten vorauszusagen? Und: Besteht eine Verbindung zwischen der Art und der Frequenz der Klänge und der Natur bzw. der Schnelligkeit des Alterungsprozesses?

Die Fähigkeit von Menschen, mit ihresgleichen zu kommunizieren, ohne dafür einen der herkömmlichen fünf Sinne einzusetzen, ist ein uraltes Rätsel. Daß es solche Sachverhalte gibt, wird von vielen Menschen bestätigt. Was eine solche Kommunikation ermöglicht und wie man dieses Geschehen verstehen kann, darüber gibt es viele Mutmaßungen. Sind es die normalerweise unhörbaren Schallwellen, die dieses Phänomen hervorrufen, oder handelt es sich etwa um Strahlungsphänomene, die in solchen Situationen von einigen Menschen wahrgenommen werden können? Kann diese Art der Kommunikation ein weiteres Indiz für das reifende Bewußtsein des Menschen sein? Welcher Natur sind die Muster des menschlichen Feldes und die gleichzeitig bestehenden Muster des Umweltfeldes, die mit übersinnlichen Gedankenübertragungen einhergehen? Gibt es in den Feldern nachweisbare Entsprechungen für Gedankenübertragungen?

Die allenthalben bei jungen Menschen vorzufindenden Hörschäden führt man auf den Besuch von Diskotheken und auf die dort übliche hohe Lautstärke zurück. Ganz generell favorisieren Jugendliche heutzutage hohe Lautstärken, wenn sie das Radio, den Plattenspieler, die Stereoanlage oder das Fernsehgerät nutzen. Die heute populären musikalischen Rhythmen unterscheiden sich erheblich von denen der vorangegangenen Generation. Walkmans und der dazugehörende „Knopf im Ohr" zählen geradezu zur „Standardausrüstung" von Jugendlichen auf Straßen, in Bussen, in den Schulen und zu Hause. Welche Bedeutung für die Entwicklung der Jugendlichen hat die Tatsache, daß sie diese bestimmten Rhythmen fortwährend anhören und sich ihnen aussetzen? Spielt die Lautstärke für die Ausrichtung des menschlichen Feldes eine Rolle? Auch stellt sich die Frage nach der Beziehung zwischen den Umweltrhythmen und den Rhythmen des Individuums. Welche für die Entwicklung der Menschheit eventuell relevanten Gefühle werden durch diese Rhythmen wachgerufen?

Seit seinen Anfängen weiß der Mensch um die Vergänglichkeit der Zeit. In der Welt physikalisch beschreibbarer Vorgänge wird die Uhrzeit genutzt, um die Zeitdauer zu messen. Unsere Zeitwahrnehmung kann sich aber erheblich von der gemessenen Uhrzeit unterscheiden. Eine ganze Anzahl von Variablen können mit solchen abweichenden Wahrnehmungen in einem wechselseitigen Zusammenhang stehen: etwa Altersunterschiede; thermische und biochemische Faktoren; wenn man sich in eine Beschäftigung vertieft hat; oder Schlaf-Wachheits-Zustände, um einige der Bereiche zu nennen, die zur Erklärung unterschiedlicher Zeitwahrnehmung genannt wurden. Spiegelt sich in der Wahrnehmung der Zeit die wirkliche Welt wider, oder zeigt sich darin etwas anderes, eine andere Wirklichkeit? Kann es sein, daß die Wahrnehmung der Zeit relativ ist, die Zeit als eine relative Wirklichkeit wahrgenommen wird?

Menschen beschreiben ihre Wahrnehmungen der Zeit oft als Zeit, „die fliegt" oder die „schleppend vergeht", als Zeit, „die still steht", und als „zeit-los". Unterschiede zwischen den geschätzten Zeitabschnitten und den Zeitabschnitten der Uhrzeit sind häufig zu finden. Sind die Dispositionen für eine unterschiedliche Wahrnehmumg der Zeit und ihrer Geschwindigkeit ein Anhaltspunkt für die Schnelligkeit des Alterungsprozesses? Wie ist die Beziehung zwischen der Zeitwahrnehmung und der Vollkommenheit des menschlichen Feldes beschaffen? Ist das Wahrnehmen, wie die Zeit vergeht, ein rhythmisches Phänomen? Gibt es beschreibbare elektrische Entsprechungen für die Wahrnehmung der Zeit? Welche Beziehung besteht zwischen der Zeitwahrnehmung und den Sinneseindrücken? Nehmen Menschen, die zu übersinnlichen Wahrnehmungen fähig sind, Zeit anders wahr als diejenigen, die keine Erfahrungen dieser Art haben?

Das menschliche Feld ist – wie bereits mehrfach gesagt – in eine vierdimensionale Raum-Zeit-Matrix eingebettet, wobei sich die menschlichen Feldgrenzen im Lebensprozeß ständig verändern. Sodann ist vorauszusetzen, daß das menschliche Feld die Raum-Zeit-Dimensionen einnimmt. Dieser Vorgang beinhaltet sowohl Aspekte der menschlichen Vergangenheit wie auch Aspekte der Zukunft. Der Konzept „Gegenwart" erlangt somit eine umfassendere Bedeutung. Wie entstehen die Muster und die Organisation aus dem Mensch-Umwelt-Interaktionsprozeß in Verbindung mit der Beschaffenheit und Ausdehnung des menschlichen Feldes und in Verbindung mit der Fähigkeit eines Individuums, sich an die Vergangenheit zu erinnern und sich die Zukunft vorzustellen? Gibt es bislang unbekannte Dimensionen der Entwicklung und rhythmische Phänomene, die im Raum-Zeit-Kontinuum verborgen sind?

Das Erinnerungsvermögen und die Vorstellungskraft variieren im Menschen und zwischen den Menschen entlang der Lebensachse. Sind Rückerinnerungen und Vorahnungen Facetten dieses Phänomens? Welche Erscheinungsformen unserer Umwelt lassen sich mit dem Erinnerungsvermögen und dem Zukunftsdenken verknüpfen? Können für solche Zusammenhänge in kosmischen Phänomenen, in thermischen, biochemischen und Strahlungsfaktoren, in der Art und Geschwindigkeit der Mensch-Umwelt-Interaktionen, in onto- und phylogenetischen Rhythmen und im Austausch zwischen lebenden Systemen Anhaltspunkte gefunden werden? Können menschliche Feldgrenzen in der Raum-Zeit-Dimension beschrieben werden?
Zeit und Raum als voneinander getrennte Dimensionen anzusehen, diese Vorstellung hat mit den Jahren an Boden gewonnen, ebenso die Ansicht, daß es sich lohnt, beide Dimensionen getrennt zu erforschen. Einige der diesbezüglichen Fragen sind – soweit sie das Phänomen „Zeit" betreffen – schon gestellt worden. Hinsichtlich der Dimension „Raum" ist zu fragen, welche Bedeutung dieser Begriff hat. Wie nimmt der Mensch „Raum" wahr? Die Auswirkungen überhöhter Tierbestände in der Natur hat man mit großer Aufmerksamkeit verfolgt. Erforscht werden auch die Bedeutung des persönlichen Raums und die Zusammenhänge mit verschiedenen Verhaltensmustern. Die Bevölkerungsdichte sieht man in Verbindung mit einer Reihe sozialer und asozialer Verhaltensweisen. Welches Raumbedürfnis haben Menschen? Wie unterschiedlich sind diese Bedüfnisse von Mensch zu Mensch? Gibt es brauchbare Anhaltswerte, um diesen Raumbedarf anzugeben? Wie kann man Dichte und Intensität des Umweltfeldes und des menschlichen Feldes mit dem sich verändernden Raumbedarf in Beziehung setzen? Welche Zusammenhänge lassen sich zwischen dem Entwicklungspotential des Individuums und der Menschheit insgesamt und des Lebensraumes der Menschen herstellen? Ist unsere Wahrnehmung des Raumes relativ, bzw. nehmen wir den Raum als eine relative Wirklichkeit wahr?
Von dem englischen Sozialphilosophen Thomas Robert Malthus (1766–1834) zu Beginn des letzten Jahrhunderts bis in die Gegenwart zeigen sich Menschen wegen der zunehmenden Bevölkerungszahlen besorgt. Die gegenwärtige „Bevölkerungsexplosion" hat weltweit Bemühungen um Geburtenkontrolle und zur Senkung der Geburtenrate ausgelöst. Daß das Bevölkerungswachstum allem Anschein nach in rhythmischen Abläufen erfolgt, kann man anhand von Statistiken über mehrere Generationen hinweg (Bevölkerungspyramiden) belegen. Niemand zieht in Zweifel, daß ökologische Faktoren auf das Ausmaß und den Zeitpunkt des Bevölkerungswachstums Einfluß haben. Einen biochemischen Eingriff in die menschlichen Fruchtbarkeit stellt die populäre „Pille" dar. Forscher, die die Auswirkungen von LSD und ähnlichen Drogen auf Gene untersuchten, konnten deren Schäd-

lichkeit belegen. Seit kurzem sieht man im DDT einen möglicherweise bedeutsamen negativen Faktor für die Fruchtbarkeit. Die unmittelbaren Auswirkungen von Thalidomid und Röteln auf die Entwicklung von Embryonen sind allgemein bekannt.

Die massiven und rasanten ökologischen Veränderungen hat man mit der Vielzahl biochemischer Neuentwicklungen in Verbindung gebracht. Diese neuen Stoffe können von großer Bedeutung sein, ohne daß dies unmittelbar ersichtlich ist. Der Evolution stehen nach dem Prinzip der Wahrscheinlichkeit mehrere Möglichkeiten offen. Es werden nicht die Sterberaten sein, an denen man die sich vollziehenden Veränderungen mißt, sondern die Fähigkeit von Lebewesen, die eigenen Grenzen zu überwinden. Werden die „Pille" und die anderen Wirkstoffe die langfristigen Möglichkeiten der menschlichen Entwicklung beeinflussen und, wenn ja, wie? Sind die Zusammenhänge abgeklärt, mit denen man solche Auswirkungen aufzeigen kann? Verfügen wir über entsprechende Meßwerte, mit denen sich Voraussagen machen lassen, die für das tägliche Leben des Menschen relevant sind? Deutet die Bevölkerungsexplosion auf die nächste Entwicklungsstufe im Menschen hin und schafft sie damit eine ausreichende Grundlage, aus der zukünftige Generationen entstehen können?

In den letzten Jahren haben sich die Untersuchungen auf dem Gebiet der rhythmischen Phänomene vervielfacht. Es liegen heute reichlich Befunde über die rhythmischen Beziehungen zwischen biologischen und Umweltfaktoren vor. Auch daß zwischen den Phasen biologischer Systeme und ihren Komponenten in den Subsystemen Beziehungen bestehen, kann nachgewiesen werden. Als Grundlage für Wahrscheinlichkeitsaussagen ist von großer Bedeutung, daß Rhythmen vorhanden sind.

Wie oben schon festgestellt, deuten Mensch-Umwelt-Rhythmen auf den evolutionären Entfaltungsprozeß hin, auf die zunehmende schöpferische Komplexität des Lebens. Wie läßt sich in diesem Zusammenhang der Schlaf-Wach-Zyklus verstehen? Aus ontogenetischer Sicht schläft das Individuum zu Beginn seines Lebens den größten Teil der 24stündigen Perioden. Im weiteren Verlauf des Entwicklungsprozesses kehrt sich dieser Schlaf-Wach-Rhythmus um. Der Erwachsene ist die meiste Zeit des Tages wach. Möglicherweise kann die Geschichte der Menschheit als ein analoger Evolutionsprozeß gesehen werden.

Ist es möglich, zwischen der „wacher werdenden" Wahrnehmung des Menschen und den heutigen, sich beschleunigenden Veränderungen einen Zusammenhang herzustellen? Finden die Entwicklung gesellschaftlicher Visionen und die Sinnsuche ihre Entsprechung in der zunehmenden Fähigkeit des Menschen, seinen Platz in der natürlichen Welt zu erkennen? Gibt es einen Zusammenhang zwischen den Träumen während des Schlafs und den

„Tagträumen"? Wird man in den Träumen – wenn man sie denn so bezeichnen kann – während des noch weitgehend unbekannten Stadiums zwischen Schlafen und Wachen bedeutungsvolle Inhalte finden? Stellt der Schlaf-Wach-Rhythmus eine Facette der Raum-Zeit-Dimension dar? Bestehen im Muster der Schlaf-Wach-Rhythmen Unregelmäßigkeiten, die denen von Gesundheit und Krankheit, des Alterungsprozesses und denen des Entwicklungsprozesses entsprechen?

Die Rhythmen des Lebens sind untrennbar mit den Rhythmen der Umwelt verwoben. Veränderungen in der rhythmischen Beziehung zwischen Mensch und Umwelt können sich darin manifestieren, daß diese Beziehung und die Reorganisation des menschlichen Feldes und des Umweltfeldes unterbrochen wird – mit dem Ziel, eine neue rhythmische Beziehung zwischen Mensch und Umwelt herzustellen. Welche Bedeutung haben Störungen dieses Prozesses? Wie wirken sich diese Störungen auf die Vollkommenheit des menschlichen Feldes aus? Welche Beziehung besteht zwischen Störungen in diesen Rhythmen auf der einen und menschlichen Krankheiten auf der anderen Seite? Welche Faktoren lassen sich mit der Reaktion des Menschen auf rhythmische Störungen in Verbindung bringen?

Die Menschen sind bestrebt, die verschiedenen Bereiche ihrer Umwelt zu kontrollieren. In der Realität gestalten sie ihre Umwelt in der Hoffnung, daß die Ergebnisse ihren Zielvorstellungen entsprechen. Doch allzuhäufig entspringt dieses Bestreben nur der Kurzsichtigkeit und Engstirnigkeit. Denn wie oft verfolgt der Mensch naheliegende Ziele und setzt dabei unabsichtlich unvorhersehbare Veränderungen in Gang, die von wesentlich größerer Tragweite sind. Das Konzept der Monokausalität durch das der Multikausalität zu ersetzen, trägt wenig dazu bei, die Sicht für das Wesen von Veränderungen oder der Phänomene der Mensch-Umwelt-Interaktion zu erweitern. Es ist vielmehr die ganzheitliche Wesensart des Menschen und seiner Umwelt und die wechselseitige Beziehung zwischen beiden, die in der fortwährenden Neuerung ihrer Muster ihren Ausdruck finden und die Zukunft erahnen lassen.

Wie können die Muster der Umwelt und wie die Muster des menschlichen Feldes erkannt werden? Gibt es empirische Anhaltspunkte für den Entstehungsprozeß von Mustern, die für Voraussagen genutzt werden können? Hängt die Entstehung von Mustern des menschlichen Feldes mit einer bestimmten Anordnung, mit elektrischen Faktoren oder mit den Sinnen zusammen? Wie funktioniert der Prozeß der Mustererneuerung? Welche Fähigkeit besitzt der Mensch, um bewußt an der Musterung des menschlichen Feldes oder der Umwelt mitzuwirken?

Ein Großteil unseres täglichen Lebens ist heute mit Verbotsschildern gespickt, seit Forscher behaupten, die Krankheiten vermehren sich aufgrund zu hoher Cholesterinspiegel, des Zigarettenkonsums, von Zuckerersatzstoffen, der Strahlenbelastungen, des ständigen Sitzens, der Autoabgase, der Pestizide, von Drogen, der Wasser- und Luftverschmutzung, übermäßiger Nahrungsaufnahme und einer großen Anzahl weiterer Faktoren. Jährlich werden große Geldbeträge für die Ausbildung von Leuten ausgegeben, die die „seelisch Kranken" behandeln sollen, während zur selben Zeit die Automation, das big business, die komplizierte Regierungsapparat und die Vertreter der mechanistischen Weltanschauung das Individuum noch weiter entmenschlichen.

Ökonomisch, bildungsmäßig und sozial benachteiligte Gruppen fordern ihre Chancen ein und kämpfen um ihre Anerkennung, während sich die etablierten Interessengruppen bemühen, weiterhin die überholte, hierarchische Struktur aufrechtzuerhalten. An den Universitäten wird protestiert; gleichzeitig versuchen Freiwillige des „Vista-und-Peace-Corps", den weniger vom Glück Begünstigten zu helfen; und der Mensch geht auf dem Mond spazieren.

Wie können die im vorangehenden Abschnitt aufgelisteten Ereignisse aus Sicht der homöodynamischen Prinzipien der Pflege interpretiert werden? Lassen sich diese Ereignisse als Ausdruck eines sich heute vollziehenden beschleunigten Veränderungsprozesses und einer evolutionären Weiterentwicklung sehen? Haben die weitverbreiteten, angstauslösenden (und oft widersprüchlichen) „Verbotsschilder" als Handlungsanleitung Hand und Fuß? Oder sind sie nicht eher Kunstprodukte, die als ein Zeichen für den Lebensprozeß im Menschen zur Schau gestellt werden? Existieren erkennbare Muster in diesen scheinbaren Ungereimtheiten und Zwiespältigkeiten, die die Möglichkeit zu einem besseren Verständnis des Lebensprozesses im Menschen bieten? Lassen sich die gegenwärtigen Ereignisse als Abfolgen der schöpferischen Natur des Lebens begreifen?

Diese Welt ist voll von Kriegen und von Konflikten, in der die Nachbarn einander angreifen, in der Kindesmißbrauch durch Eltern solche Ausmaße annimmt, daß zu gesetzlichen Maßnahmen gegriffen werden muß, in der Jugendbanden mit Schlagstöcken in der Hand durch die Straßen ziehen, in der hierarchische Systeme – ob rassische, regierungsamtliche, soziale, ökonomische usw. – so ins Wanken geraten, daß die Forderungen nach Menschenrechten zunehmend militante Form annehmen. In dieser Welt sollten wir die Fragen nach den ökologischen Zusammenhängen stellen, die höchstwahrscheinlich Feindseligkeit, Haß, Angst, Aggression und Unterdrückung usw. fördern. Darüber hinaus sollten wir die ökologischen Bezüge thematisieren, die den Respekt vor der menschlichen Würde, die Freiheit, die Anerkennung von individuellen und Gruppenunterschieden, die Liebe usw. möglich machen.

Die sogenannten pathologischen Zustände – gleich welcher Natur sie sind und wie deutlich sie sich manifestieren – verkörpern mit hoher Wahrscheinlichkeit bestimmte Mensch-Umwelt-Interaktionen und unidirektionale Übergänge. Welche Bedeutung hat dieser Zusammenhang nun für die Interpretation von Krankheiten, deren Auftreten und Verteilung, deren Virulenz und Prognose und weiterer, scheinbar zufälliger Faktoren in Verbindung mit anatomischen, biologischen, sozio-kulturellen, psychischen und physischen usw. Unregelmäßigkeiten innerhalb der Enstehung ganzheitlicher Muster? Die Suche nach einem besseren Verständnis des Menschen und seiner Welt hat gerade erst begonnen. Eine Vielzahl von Fragen wartet auf ihre Beantwortung. Neue Zusammenhänge müssen ausfindig gemacht und überprüft werden. Durch neues Wissen können überholte Vorstellungen berichtigt werden. Jede weitere Synthese der vorhandenen Wissensbestände wird neue Muster und Beziehungen sichtbar machen. Der Lebensprozeß bekommt eine neue Bedeutung. Je mehr wir den Lebensprozeß im Menschen verstehen, desto mehr befähigen wir die Pflege, sinnvolle Handlungen zu planen und umzusetzen – mit dem Ziel, das Wohlbefinden der Menschen zu steigern.

Literatur

Seaborg, G.: Ansprache anläßlich der Secondary Education Board Conference am 5. April 1957. San Francisco, California 1957.

16. Umsetzung in die Praxis

> „... diejenigen, die genügend theoretische Kenntnisse, kritisches Urteilsvermögen und die Disziplin zu lernen besitzen, um sich schnell an neue Situationen und Aufgabenstellungen anzupassen, die in unserer heutigen Welt ständig auftreten."
> (René Dubos)

Die Pflege ist sowohl eine Wissenschaft als auch eine Kunst. Die Pflegewissenschaft ist ein Theoriegebäude, das durch wissenschaftliche Forschung und logische Analyse entstanden ist. Es ist dieses Theoriegebäude, das die beschreibenden, erklärenden und voraussagenden Prinzipien der Pflege beinhaltet, die für eine professionelle praktische Pflege unerläßlich sind. Es obliegt der Kunst der Pflege, dieses theoretische Wissen der Pflege für ihren Dienst am Menschen in die Praxis umzusetzen. Mit der Zunahme der theoretischen Wissensbestände und deren Anwendung in der Praxis erreicht die Pflege neue Formen der Vollendung.

Ihren sozialen Auftrag erfüllt die Pflege dadurch, daß sie die Theorie und Praxis verbindet. Zugleich ist aber zu bedenken, daß Theorie und Praxis zwei voneinander klar zu unterscheidende Wissensgebiete sind, die nicht miteinander verwechselt werden dürfen. Auch bildet die berufliche Erfahrung keinen Ersatz für theoretisches Wissen. Der Mikrobiologe Norman Campbell führte hierzu aus: „Es gibt keine irreführendere Auffassung als die, die besagt, daß man durch Erfahrung lernt; die Fähigkeit, wirklich etwas aus Erfahrung zu lernen, ist eine der seltenen, herausragenden Gaben, die von geduldigen Menschen nur durch lange und mühsame Übung erlangt wird. ... Erst wenn wir erkannt haben, wie wenig wir dem ‚praktischen Wissen' vertrauen können, werden wir den Wert des theoretischen Wissens erkennen." (Campbell 1952, S. 170) Michael Polanyi unterstreicht die Aussage dieses Zitats durch folgenden Feststellung: „Fast jeder bedeutende systematische Fehler, der die Menschheit Tausende von Jahren in die Irre geführt hat, basierte auf praktischer Erfahrung." (Polanyi 1958, S. 183)

Eine Wissenschaft entsteht nicht einfach im luftleeren Raum, sondern durchläuft zunächst verschiedene vorwissenschaftliche Stadien. In diesen verdichten sich die gewonnenen Erkenntnisse so, daß damit wissenschaftliche Konzeptionen formulieren lassen. Ist ein solches konzeptionelles System entwickelt und sind die einheitlichen Prinzipien der Pflege abgeleitet und die hypothetischen Verallgemeinerungen aus diesem konzeptionellen System vorgenommen, dann sind die Grundlagen für die professionelle, praktische Pflege geschaffen. Um bei den rasanten Veränderungen und den häufig auftretenden, unvorhersehbaren Umständen in der Pflege angemessen handeln

und diese Situationen verstehen zu können, benötigt die Pflege solche weitgefaßten Prinzipien, bzw. müssen die Fachkräfte kompetent sein, diese Prinzipien auf außergewöhnliche Weise zu kombinieren.
In der professionellen Pflegepraxis ist Kreativität und Phantasie gefordert. Seine Wurzeln hat das praktische Handeln im theoretischen Wissen, im kritischen Urteilsvermögen und in der Empathie. Patentrezepte, nach denen man handeln kann, gibt es nicht. Auch die vielbemühten Faustregeln sind fragwürdig, da sie vor allem auf dem Erinnerungsvermögen und einer unkritischen Handlungsbereitschaft beruhen. Es gibt bekanntlich viele Möglichkeiten praktischen Handelns, doch jene daraus auszuwählen, die den Bedürfnissen des Individuums, der Familie oder der Gesellschaft entsprechen, hängt entscheidend vom Denkvermögen der Pflegekraft ab.
Die Pflege gibt es, um den Menschen zu dienen. Sie trägt eine unmittelbare und umfassende Verantwortung für die Gesellschaft. Der Pflegeberuf ist ein autonomer Beruf, wenngleich er wie alle anderen Berufe auch mit den Vertretern anderer Fachbereiche zusammenarbeitet. Das Gesundheitswesen braucht auch eine solche „konzertierte Aktion vieler Fachdisziplinen", wenn sie ihre Dienstleistungen noch sicherer und angemessener anbieten will. Die Kompetenz einer Pflegepraxis hängt ab von der Art und dem Umfang der pflegewissenschaftlichen Kenntnisse der Praktiker und davon, wie dieses Wissen durch phantasiereiches und kritisches Handeln im Dienst am Menschen zum Tragen kommt.
Die technologische Entwicklung hat das Spektrum und die Anwendungsmöglichkeiten zweckdienlicher Technik für die Pflege stark erweitert. Diese rasanten Neuentwicklungen lassen die im Einsatz befindlichen Geräte sehr schnell veralten, so daß Pflegepraktiker sich ständig in der Anwendung neuer Geräte weiterbilden müssen. Die manuelle Geschicklichkeit läßt sich recht schnell erlernen. Ein Handeln in der Praxis, das sicher und solide ist, hängt jedoch davon ab, ob der Gegenstand der Pflege ausreichend verstanden ist. Dafür bilden das konzeptionelle System der Pflege und seine richtungsweisenden Prinzipien die Grundlage für ein solches Verständnis. Es wird immer nachdrücklicher darauf hingewiesen, daß die Therapie entscheidend durch die Qualität der zwischenmenschlichen Beziehung beeinflußt wird. Die Ganzheit des Menschen und seine Verbundenheit mit der Natur bilden die Grundlagen, die in der Pflegepraxis richtungsweisend sind.
Die professionelle Pflegepraxis versucht, „die symphonischen" Interaktionen zwischen dem Menschen und seiner Umwelt zu unterstützen sowie den Einklang und die Integrität des menschlichen Feldes zu stärken. Um den bestmöglichen Gesundheitszustand des Menschen herbeizuführen, ist sie bestrebt, auf die ständige Neubildung von Mustern des menschlichen Feldes und des Umweltfeldes entsprechend einzuwirken.

Die Erhaltung und Förderung der Gesundheit sollte zu den Hauptanliegen eines Staates zählen, wenn er eine gesunde Gesellschaft schaffen will. Den Menschen wahrzunehmen und die Entwicklungsphasen vorauszusehen, dafür bietet das konzeptionelle System der Pflege einen Rahmen. Das Prinzip der Spiralität beschreibt die unidirektionale, rhythmisch zunehmende Komplexität des menschlichen Feldes und kann zugleich die Menschen in ihrem Bestreben nach einem guten Gesundheitszustand richtungsweisend unterstützen. Gleichzeitig wird die nach dem Wahrscheinlichkeitsprinzip gegebene Zielrichtung der Entwicklung zu einer Stütze der Werte, an denen sich der Mensch an jedem Punkt im Raum-Zeit-Kontinuum orientieren kann. Die Veränderungen der menschlichen Werte stellen in sich selbst Produkte der spiralförmigen Evolution dar und spiegeln die negentropische Natur des Menschen und seiner Umwelt wider. Aus dieser Perspektive betrachtet, kann der Prozeß der Erhaltung und der Förderung der Gesundheit offener gestaltet werden; er läßt größere Spielräume für individuelle Unterschiede und berücksichtigt im Einklang mit der Gesundheit die Reifung des Menschen und dessen vielschichtige Komplexität.

Die Aktivitäten des täglichen Lebens sollten mit den Rhythmen des Mensch-Umwelt-Austausches in Einklang stehen und mit ihnen vereinbar sein. Ein solcher Austausch stimuliert die Neubildung von Mustern und entspricht damit der Offenheit der Natur. Zum Beispiel verfügen wir über Befunde aus Untersuchungen über die sogenannte Sinnesdeprivation, die beschreiben, wie die Menschen auf die nach Art und Anzahl gegebenen unterschiedlichen Sinneseindrücke reagieren. Man hat diese Reaktionen sowohl auf übermäßige wie auch auf zu geringe Stimulation hin untersucht. Das Prinzip der Resonanz hebt ab auf den rhythmischen Fluß der Energiewellen, die das menschliche Feld fortwährend in eine Ordnung bringen. Die Mensch-Umwelt-Beziehung ist von einer komplexen Symmetrie, die den Menschen mit seiner Umwelt in einer Art universeller Orchestrierung der dynamischen Wellenmuster verbindet. Die Art, die Anzahl und die Geschwindigkeit, mit der sich diese Wellen ausbreiten, deuten auf eine Störung oder auf eine Verbesserung der menschlichen Entwicklung hin. Eine solche Verbesserung in der Entwicklung des Menschen setzt einen Eingriff in diesen Prozeß voraus, der die Mensch-Umwelt-Symmetrie stärkt.

Man sollte bei allen gesundheitsfördernden Maßnahmen auf die individuell unterschiedlichen Bedürfnisse achten und die Menschen dahingehend unterstützen, Muster zu entwickeln, die den Umweltveränderungen entsprechen, anstatt mit ihnen in Konflikt zu leben. Dies soll nicht heißen, daß der Mensch die sich ergebende Umweltveränderungen einfach hinzunehmen hat; vielmehr soll damit auf den Sachverhalt hingewiesen werden, daß sich Mensch und Umwelt gemeinsam verändern; der Mensch selbst spielt – bewußt oder

unbewußt – in diesen Veränderungen eine richtungsweisende Rolle. Ungeachtet der angestrebten Ziele und den Bemühungen, diese zu erreichen, ist doch die Gegenseitigkeit dieses Prozesses ein bedeutender Faktor.
Zur Erhaltung und Förderung der Gesundheit gehört, neben der Prävention und den Hilfen bei gesundheitlichen Einschränkungen auch solche Probleme in den Blick zu nehmen, die sich aus sozialer Ungleichheit, aus technologischen Fortschritten und aus sonstigen gesellschaftlichen Entwicklungen ergeben. Als Brennpunkte mit einem einschlägigen Bedarf für öffentliches Handeln führen Menschen, die sich für die Gesundheitsfürsorge in den Kommunen einsetzen, an: die ärmlichen und unzureichenden Behausungen, das Leben in Ghettos, Rassismus, berufliche Diskriminierung, ferner wirtschaftliche und bildungsbedingte Mißstände, Lebensverhältnisse mit hoher Kriminalität und hohen Selbstmordraten, Drogenabhängigkeit, Zerstörung von Eigentum, Entwicklungsrückstände im geistigen Bereich sowie die unzureichende Gesundheitsversorgung. In der Betreuung von Menschen mit kardiologischen Erkrankungen, Krebserkrankungen und Hemiplegien hat es sich erwiesen, daß es für diese Krankheiten durchaus finanzielle und gesetzgeberische Unterstützung wie auch ein öffentliches Interesse gibt. Doch gleichzeitig offenbart sich hier, daß der Ansatz, diese zu lindern, krankheitsorientiert ist. Institute, die mit der seelischen Gesundheit befaßt sind, sowie Kinderberatungsstellen verweisen mit Nachdruck auf die Verbreitung seelischer Störungen. Durch den Gebrauch von Pestiziden und Reinigungsmitteln erzeugen wir ökologische Ungleichgewichte. Mit der Wasser- und Luftverschmutzung verschlechtern wir zudem noch unsere Lebensbedingungen. Die Bevölkerungsexplosion, die Implantation künstlicher Organe, steigende Strahlungsintensitäten und neue Entdeckungen auf dem Gebiet der Genforschung bringen zusätzliche Schwierigkeiten mit sich.
Der Bedarf an soliden und wirksamen kommunalen Gesundheitsdiensten war noch nie so dringlich wie heute. Wer die Vielzahl der obengenannten Probleme besser bewältigen möchte, sollte die Fähigkeit besitzen, (Feld-)Muster ausfindig zu machen, eine Vorstellung von der Ganzheit des Menschen und seiner Umwelt haben und über die Kenntnis der sich beschleunigenden dynamischen Evolution verfügen.
Niemand kann sich den Auswirkungen von Umweltveränderungen, der sozialen Gegebenheiten und dem eigenen gesundheitlichen Befinden entziehen. Wenn wir Eingriffe in diese Zusammenhänge vornehmen, dann müssen diese auf vielen Ebenen erfolgen. Die Prinzipien der Homöodynamik können uns die Richtung für solche Eingriffe weisen. Verfügt man über eine konzeptionelle Vorstellung vom Menschen und seiner Umwelt, die einander ständig formen, nimmt man zudem die Gleichzeitigkeit der Veränderungsprozesse wahr und folgt man der Annahme, daß das menschliche Feld zuneh-

mend komplexer werdenden Rhythmen entspricht, dann lassen sich daraus Vorstellungen über kommunale Gesundheitsdienste entwickeln, die sich von den gegenwärtig bestehenden fundamental unterscheiden.

Der Mensch selbst ist ein wesentlicher Teil des Interventionsprozesses. Pflegerische Einschätzungen und Handlungen im hier verstandenen Sinne basieren weder auf den Krankheitsphänomenen selbst, noch legen sie ihr Augenmerk auf die Erkrankung einzelner Teile dieses geordneten Ganzen. Die Beschreibung von Krankheiten als solchen und von Teilen des Ganzen können hilfreiche und bedeutsame Fakten darstellen, die man tunlichst zur Bestimmung einer Pflegediagnose miteinbezieht. Sie kennzeichnen aber weder das lebende System noch den Lebensprozeß. Die Pflegemaßnahmen – wie wir sie verstehen – basieren auf der Ganzheit des Menschen und erlangen ihre Zuverlässigkeit und Wirksamkeit durch das konzeptionelle System von den im Menschen ablaufenden Prozessen. Für die Pflege ist von Belang, das Befinden eines Individuums (oder einer Gruppe) und gleichzeitig den Zustand seiner Umwelt zu beurteilen, und darüber hinaus interessiert sie sich für die vorangegangenen Ereignisse, soweit sie für die Gegenwart von Bedeutung sind. Der pflegerische Eingriff beruht auf dieser Beurteilung und fügt so den angestrebten Zielen und den wahrscheinlichen Resultaten eine bewußte Dimension hinzu. Der Pflegepraktiker bildet einen Teil der Umwelt des zu pflegenden Menschen; er stellt somit immer einen Faktor im Interventionsprozeß dar.

Gesundheit und Krankheit sind Teil desselben Kontinuums und stellen keine gegensätzlichen Zustände dar. Die vielen Ereignisse, die sich entlang der Lebensachse vollziehen, zeigen an, wie groß das Ausmaß ist, in dem der Mensch sein größtmögliches Gesundheitspotential entfalten kann. Sie variieren vom Zustand bester Gesundheit und reichen bis zu einem Status, der mit einer weiteren Aufrechterhaltung des Lebensprozesses unvereinbar ist. Die Pflegediagnose beruht auf dem Muster aller Ereignisse eines gegebenen Punktes im Raum-Zeit-Kontinuum. Die Pflege ist bemüht, diese Daten zu ermitteln und sie zu bewerten, unmittelbare und langfristige Pflegeziele für das Individuum, die Familie und die Gesellschaft festzulegen sowie Maßnahmen einzuleiten, die helfen, diese Ziele möglichst zu erreichen. Die dynamische Natur des Lebens hat zur Folge, daß man eine ständige Überprüfung der Inhalte und Angemessenheit der diagnostischen Daten und damit auch der eingeleiteten Maßnahmen vornehmen muß.

Einen Bezugsrahmen, mit dem man die diagnostischen Daten erfassen und interpretieren kann, bildet das konzeptionelle Modell der Pflege. Die Ziele der Pflege bestehen gleichermaßen in der Erhaltung und Förderung eines sinnvollen Lebens wie in der Gestaltung eines sinnvollen Übergangs vom Leben in den Tod. Im allgemeinen entwickelt sich der Lebensprozeß auf vorhersagbare Art. Die richtungsweisenden Prinzipien der Pflege bieten eine Grundlage, auf der sich die Maßnahmen auswählen lassen, die für bestimmte Pflegeziele angemessen sind, wobei diese Ziele Einzelpersonen wie auch die gesamte Gesellschaft oder die Zukunft des Menschen betreffen können. Mit diesen Prinzipien werden weitgefaßte, generelle Aussagen zur Verfügung gestellt, durch die es möglich ist, eine große Anzahl von Phänomenen zu erklären, zukünftige Ereignisse vorauszusagen und die auf dem Wahrscheinlichkeitsprinzip beruhenden Resultate zahlreicher Handlungen zu bestimmen. Werden Zusammenhänge zwischen diesen Phänomenen bestätigt, verstanden und in das konzeptionelle System der Pflege eingefügt, dann läßt sich die Genauigkeit der Voraussagen erhöhen, wodurch wiederum die Pflegepraxis neue Ebenen der Zuverlässigkeit erlangt.

Will man klugerweise in einer gegebenen Situation Maßnahmen bestimmen, die für einen Eingriff angemessen sind, und zwar so, daß sie mit dem diagnostizierten Muster und den angestrebten Pflegezielen übereinstimmen, dann verlangt dies die phantasievolle Kombination pflegerischer Kenntnisse auf eine Weise, die den besonderen Bedürfnissen des Individuums oder einer Gruppe entsprechen. Die eingreifenden Maßnahmen verkörpern das „Warum" der Pflege.

Bei der Durchführung pflegerischer Handlungen lassen sich eine Reihe von Gegenständen verwenden, die die Wirksamkeit der praktischen Pflege unterstützen. Thermometer, Monitore, Sauerstoffausrüstungen und eine Anzahl weiterer mechanischer Vorrichtungen und Geräte können von Pflegekräften angewendet werden, um die vorliegende diagnostische Daten zu ergänzen und eine Therapie erfolgreich zu gestalten. Persönliche und verfahrenstechnische (Be-)Handlungen wie Bäder, Übungen, Injektionen, Katheterisierung, Einläufe und viele andere solcher Maßnahmen basieren auf manueller Geschicklichkeit und manipulativem Können. Will man die gewünschten Veränderungen herbeiführen, dann kommen diese Hilfsmittel zum Einsatz. Das geistige Vermögen, die benötigten Hilfsmittel und die geeigneten Verfahren in einem bestimmmten Fall auszuwählen, sowie die Kunst, diese mechanischen und persönlichen Ressourcen anzuwenden, sind gewiß wichtige Dimensionen der pflegerischen Tätigkeit. Doch es muß völlig klar sein, daß diese Gerätschaften und Verfahren nur Hilfsmittel bei der praktischen Tätigkeit darstellen und nur in dem Maße gut und sinnvoll sein können, wie deren Auswahl und Anwendungsmöglichkeiten auf der Grundlage ausreichender pflegerischer Kenntnisse erfolgt.

Es gibt viele Formen, das theoretische Wissen in der Praxis anzuwenden. Lassen sich – so ist zu fragen – Beispiele anführen, die die Bedeutung der Forschung für die praktische Pflege aufzeigen? Die oben (siehe S. 137) dargestellte Feltonstudie etwa belegt anhand ausgewählter Variablen die Störungen, die in Menschen durch eine abrupte einstündige Verschiebung ihrer Lebensgewohnheiten verursacht werden. Ein Mensch, der in ein Krankenhaus aufgenommen wird, erlebt häufig noch weitaus drastischere Veränderungen seiner Lebensgewohnheiten als die von Geraldene Felton untersuchte Zeitverschiebung von einer Stunde. Des weiteren erhalten die von ihr untersuchten Menschen während der Umstellungsphase ihre Lebensgewohnheiten noch aufrecht, während der Mensch im Krankenhaus in der Regel eine Veränderung seiner Gewohnheiten und eine Umstellung der Tageszeiten erlebt. Es ist also besonders der Krankenhausaufenthalt, so wie man ihn heutzutage erlebt, der zu noch weiteren Störungen der durch den Aufnahmegrund ohnehin schon erheblich beeinträchtigten rhythmischen Muster eines Individuums führen kann. Welche Veränderungen sollte man deshalb – so fragt sich – an den gegenwärtigen Arbeitsabläufen in Krankenhäusern vornehmen, damit die Aufnahme in ein Krankenhaus die Unversehrtheit des Menschen fördert, statt die Wirksamkeit der Therapie zu beeinträchtigen und dadurch möglicherweise die Sicherheit des Menschen zu gefährden?

Man kann sich durchaus vorstellen, bei der Aufnahme im Krankenhaus die Rhythmusprofile eines Individuums als diagnostischen Teil von Pflegeanamnesen zu erheben. Die Routineabläufe in Krankenhäusern lassen sich so flexibilisieren, daß das Individuum die Möglichkeit hat, neue, wechselseitige Mensch-Umwelt-Muster zur Stabilisierung seiner Entwicklung zu bilden. Man müßte hierzu – außer den von Felton erforschten – weitere einschlägige Variablen beschreiben und untersuchen.

Die praktische Pflege umfaßt eine Reihe von Verhaltens-, Arbeits- und Verfahrensweisen. Man sollte für die Pflegepraxis Abläufe ausarbeiten, die den rhythmischen Mustern entsprechen, und diese bei der Planung und der Umsetzung von Pflegemaßnahmen in Betracht ziehen. Für den Patienten und für die Pflegekraft sind diese Erwägungen von großer Bedeutung. Die weitverbreitete Arbeit in Wechselschicht in den Krankenhäusern läßt die Schlußfolgerung zu, daß sich die Pflegekräfte selbst in einem kontinuierlichen Zustand arhythmischen Funktionierens befinden, was wiederum für ihre praktische Arbeit Folgen hat und möglicherweise schädliche Auswirkungen auf den Patienten haben kann. Die rhythmischen Entsprechungen der Feldmuster des Personals bedürfen noch der weiteren Untersuchung.

Die oben (siehe S. 133 ff.) erwähnten Studien über Bewegung, die Neal, Porter und Earle durchgeführt haben, unterstreichen die Bedeutung zusätzlicher passiver Bewegung für das Wachstum und die Entwicklung der Säuglinge. Obgleich auf diesem Gebiet noch weitere Forschungen nötig sind, geben diese Studien bereits genügend Anlaß dafür, das Pflegepersonal und die Eltern zu ermuntern, Säuglingen zusätzliche passive Bewegung zu ermöglichen. Sollten wir die alte Wiege – so ist zu fragen – wieder in das Säuglings-

zimmer zurückbringen? Kann Schwangerschaftsgymnastik die Entwicklung von Föten zusätzlich fördern?
Die oben (siehe S. 136) dargestellte Studie von Fagin über das Rooming-in der Mütter von Kleinkindern, die einer Krankenhausbehandlung bedürfen, erbrachte substantielle Befunde für die Notwendigkeit, daß auch pädiatrische Stationen in Krankenhäusern ihre Einstellung verändern und es Müttern ermöglichen, ja sie dazu ermuntern, bei ihren Kindern in der Klinik zu bleiben. Nicht jede Mutter kann während eines Krankenhausaufenthaltes ihres Kindes fortwährend anwesend sein. Für diese könnte man eigene Besuchszeiten einführen und sich bemühen, ihnen so lange wie möglich den Zugang zu ihren Kindern zu ermöglichen. Die Pflege von Kindern in Krankenhäusern in Anwesenheit der Mütter könnte neue Maßstäbe setzen, die Perspektiven für die professionelle Pflegepraxis in pädiatrischen Abteilungen erweitern und zusätzlich zur therapeutischen Wirksamkeit des Krankenhausaufenthaltes des Kindes einen Beitrag leisten.
Das konzeptionelle Modell der Pflege hat für alle Menschen die gleiche Bedeutung, ganz gleich, ob man sie als krank oder als gesund ansieht. Die Verhaltensmuster sind gemäß den Prinzipien der Homöodynamik zu bewerten. Auch die bewußt geplanten Veränderungen der Muster des Lebensprozesses werden innerhalb des Rahmens des konzeptionellen Systems der Pflege festgelegt. An der Verbesserung der Gesundheit und des Wohlbefindens des Menschen läßt sich die Effektivität dieses Handlungsrahmens für die praktische Pflege messen.
Die praktische Pflege konzentriert sich auf den Menschen in seiner Totalität und seiner Ganzheit. Dagegen hat die Pflegediagnose die Mensch-Umwelt-Beziehung zum Inhalt und ist bemüht, die Reihenfolge und den Querschnitt der Muster des Lebensprozesses zu beschreiben. Die Pflegemaßnahmen schließlich zielen darauf ab, die Muster des Menschen und der Umwelt mitzugestalten und zu erneuern, so daß der Patient die in seinem Lebensprozeß enthaltenen Fähigkeiten besser ausschöpfen kann. Diese im Leben enthaltenen Fähigkeiten schließen die Menschlichkeit, die schöpferischen Möglichkeiten, die Fähigkeit, zu empfinden und zu denken, und das „symphonische" Potential der erkennbaren Formen und Funktionen des Menschen ein.
Die praktische Pflege sollte flexibel und kreativ sowie am Individuum und am Sozialen orientiert sein und sich durch Empathie und Können auszeichnen. Die professionellen Pflegekräfte sind dazu ausgebildet, ihr theoretisches Wissen im Dienst am Menschen anzuwenden und dieses Wissen und Können zugunsten interdisziplinärer Zusammenarbeit einzubringen. Die Grundlage der praktischen Pflege ist das konzeptionelle System der Pflege. Die Erkenntnisse, die in der Praxis Anwendung finden sollen, stellen die angewandte Forschung und die Grundlagenforschung bereit.

Literatur

Campbell, N.: What is Science? Dover Publications, New York 1952
Polanyi, M.: Personal Knowledge. The University of Chicago Press, Chicago/Illinois 1958.

17. Skizzen zur Bedeutung des Modells

> „... jeder große Fortschritt der Menschheit zieht einen Verlust nach sich: frühere Sicherheiten werden geopfert und neue Spannungen werden geschaffen und verstärkt." (William Barrett)

Die moderne Pflege entstand aus einem Idealismus heraus, der ihr die Kraft verlieh, die Realität des neunzehnten Jahrhunderts zu meistern: das menschliche Leid, die soziale Ungerechtigkeit und das unangemessene und qualitativ unzureichende Gesundheitswesen. Im vergangenen Jahrzehnt haben sich die Zeiten infolge der Flut wissenschaftlicher und technologischer Fortschritte geradezu kaleidoskopartig verändert. Die Öffentlichkeit verlangt nach Sozial- und Gesundheitsdiensten mit einer Qualität und von einer Art, wie es sie bisher noch nicht gegeben hat oder wie sie überhaupt noch nicht vorstellbar sind. Die Automatisierung bedroht die Privatsphäre des Menschen. An Menschen werden ohne Aufklärung und Einwilligung der Betroffenen Experimente durchgeführt; inzwischen sind solche verwerflichen Praktiken zum öffentlichen Thema geworden und haben den Gesetzgeber auf den Plan gerufen, der dazu neue Gesetze erlassen hat. Die Genforschung und die Implantation künstlicher Organe lassen die „Androiden" aus den Science Fiction Romanen Wirklichkeit werden. Inzwischen geht der Mensch sogar auf dem Mond spazieren. Doch die Rolle und Verantwortung der Mitarbeiter des Gesundheitswesens sind (noch immer) an der Vergangenheit ausgerichtet und für das Heute und Morgen völlig unpassend.

Am 20. Juli 1969 erlebten wir den Eintritt des Menschen in ein neues Zeitalter. Nur 60 Jahre nach der epochemachenden Vorführung einer fliegenden Maschine durch die Gebrüder Wright und weniger als zehn Jahre nach dem Beginn der Planungen für die Mondlandung verwirklichten Neill Armstrong, Edwin B. Aldrin und Michael Collins den uralten Traum der Menschheit und brachen in neue Welten auf.

Der Mensch ist nicht mehr länger an den Planeten Erde gebunden. Die älteren Kosmologien reichen nicht mehr aus, das Wesen des Menschen und seine Entstehung zu erklären. Wesentliche Annahmen, die den Gesundheitsdiensten von heute zugrunde liegen, sind angesichts neuer Erkenntnisse und neuer Deutungen des Menschen und seiner Umwelt hinfällig. Die engstirnige, phantasielose und unzureichend durchdachte Ausweitung der Krankenversorgung kann sich die Gesellschaft nicht mehr länger leisten, und wenn sie in noch so guter Absicht erfolgt, – es sei denn, man konzipiert sie als Ergänzung umfassenderer Ziele: als Dienst an der Erhaltung und Förderung der menschlichen Gesundheit und Wohlfahrt. Nach wie vor stellen wir eine überkommene Konzentration auf eine bestimmte Kategorie von Erkrankungen fest. Diese überkommene Ansicht verhindert, auf eine sinnvolle Art und Weise zum Wohlbefinden des Menschen beizutragen. Dazu müßten aber die gegebenen Krankheiten in eine weitergefaßte Sichtweise mit ökologischen Bezügen eingebunden werden. Innerhalb des gesamten Gefüges des Gesundheits- und Wohlfahrtswesens, ob in Tagespflege- oder Rehabilitationseinrichtungen, muß sichtbar werden, daß sich Mensch und Umwelt ergänzen.

Eine zunehmend besser informierte Öffentlichkeit will miteinbezogen werden, wenn über die Art und die Qualität öffentlicher Dienste, im Bildungs-, Gesundheits-, und Wohlfahrtswesen, im staatlichen Sektor und in den sonstigen Bereichen des menschlichen Lebens Entscheidungen getroffen werden. Die Öffentlichkeit erwartet zwar von jeder professionellen Berufsgruppe wissenschaftliche Kenntnisse, die allen einen wirklichen Dienst erweisen. Doch zum Schutze von Eigeninteressen ist sie – und dies mit Fug und Recht – gegenüber autoritärer Bevormundung mißtrauisch, wo immer eine solche vorkommt. Die Beschaffenheit und die Leistungen des Gesundheitswesens werden einer ernsthaften Überprüfung unterzogen. Landesweite Aufmerksamkeit erfährt, was im Gesundheitswesen an fragwürdigen Methoden, an übermäßigen Kosten und an bedenklichem Mangel an Fachpersonal sichtbar wird. Zwar wurden eine Reihe von Maßnahmen geschaffen, von denen man sich Abhilfe erhofft, doch allzuoft sind solche Maßnahmen schlecht geplant oder werden miserabel umgesetzt.

Den professionell ausgebildete Pflegekräften ist die eigentliche Verantwortung aufgetragen, ihre Führungsrolle in der Konzeptionalisierung, Einführung und Umsetzung von Gesundheitsdiensten deutlich zu machen, – von Diensten, die mit den gegenwärtigen Kenntnissen auch wirklich in Einklang stehen und auf die uns unbekannte Zukunft ausgerichtet sind. Zum Beispiel beschränkt sich gegenwärtig das Angebot in kommunalen Gesundheitszentren auf die medizinische Versorgung, obwohl ein dringender Bedarf nach einem umfassenderen Gesundheitsdienst besteht. Dafür werden aber keine Mittel bereitgestellt, da dann in diesen Diensten neben Medizinern auch Fachpersonal aus anderen Fachdisziplinen angestellt werden müßte (z. B. professionelle Pflegekräfte, klinische Psychologen, Sozialarbeiter, Zahnärzte u. a., darunter – so mein Vorschlag – auch Fußpflegespezialisten. Des weiteren bedarf an den kommunalen Gesundheitszentren dringend der Integration von Diensten, die der Erhaltung und Förderung der Gesundheit (nicht zu verwechseln mit der Krankheitsvorsorge) dienen. Die gegenwärtig noch zaghaften Reformansätze müßten zu wirklichen kommunalen Einrichtungen der Gesundheitsförderung umgebaut werden.

Seit mehr als 100 Jahren leisten die Pflegekräfte eine gemeindebezogene Krankenpflege (zuhause in der Wohnung, in der Schule usw.); dies geschieht in einer Reihe öffentlicher Gesundheitseinrichtungen, auf freiwilliger Basis und durch öffentliche Mittel gefördert, auf dem Land und in der Stadt, für gesunde und für kranke Menschen. Die Berufsausbildung in der Pflege beinhaltet traditionell das Thema „Der Mensch – in allen seinen Lebenslagen und in jeder möglichen gesundheitlichen Verfassung". Es waren die führenden Pflegekräfte von Florence Nightingale bis zu den heutigen Fachkräften, die durch ihre Weitsicht und ihr soziales Engagement die großen Fortschritte im öffentlichen Gesundheitswesen bewirkt haben.

Die organisierte Hauskrankenpflege existiert bereits seit mehreren Jahrzehnten. Es mutet daher etwas seltsam an, wenn in den vergangenen Jahren Vorschläge laut wurden, genau solche Dienste einzurichten, ohne deren lange Geschichte zu kennen, womit die bereits bestehenden Dienste nur vervielfältigt würden. Dem Gesundheitswesen und seiner Leistungsfähigkeit wäre besser gedient, ideenreiche neue Möglichkeiten für die Ausweitung, Verbesserung und Veränderung bestehender Dienste zu entwickeln, als sich – zudem noch schlecht informiert – für kostspielige Duplikate bestehender Dienste einzusetzen.

Bedenklich am Personalmangel in der Pflege ist in der Hauptsache, daß es an professionell ausgebildeten Pflegekräften mangelt und das Gesundheitssystem rückständig ist und daß die professionellen und technischen Pflegekräfte[32] falsch eingesetzt werden. Leidtragende der Einstellung der großen Zahl Unausgebildeter und Unterqualifizierter ist die Allgemeinheit, die davon keine Kenntnis hat. Diese unausgebildeten Kräfte gehen in der Zeit pflegerischen Tätigkeiten nach, in der das System die Pflegefachkräfte zwingt, die Hälfte ihrer Tätigkeit für nicht-pflegerische Aufgaben aufzuwenden. Viele dieser nicht-pflegerischen Tätigkeiten fallen eigentlich in den Verantwortungsbereich anderer Berufsgruppen und anderer Funktionsbereiche eines Krankenhauses. Durch die Anschaffung entsprechender Geräte könnten zudem die nicht-pflegerischen Tätigkeiten stark reduziert und die Zeit, die eine Pflegekraft mit dem Patienten verbringt, verlängert werden, mithin sowohl die technische als auch die professionelle Pflegepraxis verbessert werden. Die professionellen Pflegekräfte verbringen nicht nur (zu) viel Zeit mit nicht-pflegerischen Tätigkeiten, sondern ihnen wird, wenn sie nicht aufpassen, auch noch die Möglichkeit genommen, gemäß ihrer Ausbildung zu pflegen und ihre fachliche Kompetenz einzubringen, was zum Schutz der Öffentlichkeit geboten ist und über den Horizont der technischen Pflegekräf-

---

[32] Siehe Fußnote 2, S. 23 f., und Glossar, S. 197 ff. (M. A.).

te hinausgeht. Die professionellen und technischen Pflegekräfte sind genauso wenig gegenseitig austauschbar wie Zahnärzte gegen Zahntechniker oder Mediziner gegen Medizintechniker.

Um die Relevanz des konzeptionellen Systems der Pflege zu belegen, lassen sich eine Vielzahl von gegenwärtigen Problemstellungen heranziehen. Es sind die massiven Probleme des täglichen Lebens, die die Weltbevölkerung zu den Forderungen veranlaßt haben, die Menschen mit besserer Nahrung, Unterkunft und Kleidung zu versorgen, allen Menschen die Früchte der Wissenschaft und Technologie verfügbar zu machen und allen gleichermaßen die Möglichkeiten zur Bildung und Gesunderhaltung einzuräumen. Der Weg, diese geradezu utopischen Ziele einzulösen, ist aber gesäumt von den überstrapazierten Versuchen, die Lösungen des neunzehnten Jahrhunderts auf die Probleme des zwanzigsten Jahrhunderts zu übertragen, obwohl hinlänglich bekannt ist, daß die heute entwickelten Lösungsvorschläge bereits jetzt schon nicht mehr genügen. George S. Count (1962, S. 21) bemerkt hierzu, daß, wenn „unsere Füße den Boden einer neuen Welt berühren, unsere Köpfe immer noch in der Vergangenheit leben", was trotz der bemannten Mondlandung leider auf die gegenwärtige Lage zutrifft. Genauso kurzsichtig sind aber diejenigen, die behaupten, der Mensch müsse erst die Probleme auf seinem Planeten in Ordnung bringen, bevor er mit der Erforschung des Weltraums weiter fortfährt.

Die auf das Erdenleben fixierte Vergangenheit des Menschen muß einer auf den Weltraum ausgerichteten Zukunft weichen. Diese Sichtweise stellt keinesfalls den dringenden Bedarf in Abrede, das Wohlbefinden des Menschen im Rahmen seiner planetaren Existenz auf der Erde zu fördern. Noch ist es eine Behauptung, daß die Entstehung des Lebens auf der Erde aufs engste mit dem Aufbruch des Menschen in diese neue Dimension des Universums verbunden ist. Diese ökologischen Bezüge müssen aber besser wahrgenommen werden, um die ökologischen Veränderungen miteinzubeziehen, die mit der noch einfachen Raumfahrt des Menschen schon in Gang gesetzt worden sind. Daß diese Potentiale noch unausgeschöpft sind, dies ist uns gewissermaßen mit der Wirklichkeit der zunehmenden negentropischen Komplexität versprochen.

Dieser Entwurf zur Bedeutung des Modells gründet in einer Philosophie des schöpferischen Lebens und in dem Glauben an die evolutionär hervorgebrachte Zukunft des Menschen. Konstruktiv ist ein Zugang zur Verbesserung der Gesundheit und des Wohlbefindens der Menschen, wenn die sogenannten „gesundheitsfördernden" Verhaltensregeln von angstmachenden Vorschriften und der Androhung von Lebensverkürzung befreit werden. Gesundheitsdienste der Zukunft müssen Verhaltensweisen unterstützen, die das Leben verbessern.

Das konzeptionelle System der Pflege bereichert das große Feld „Gesundheit und Wohlbefinden" um eine dringend benötigte Dimension. Die Formulierung der Prinzipien der Pflege öffnet den Weg, die Bedingungen, unter denen bestimmte Prinzipien gültig sind, ausführlich zu untersuchen. Sind diese Prinzipien als gültig und verläßlich verifiziert, dann wird ihre richtungsweisende Bedeutung für die Pflegepraxis deutlicher werden. Finden diese wissenschaftlich fundierten Erkenntnisse der Pflege in die humanitäre Arbeit Eingang, dann verfügen die Gesundheitsdienste über einen wesentlich weiteren Rahmen, und die Öffentlichkeit kommt in den Genuß größerer Sicherheit, als dies gegenwärtig der Fall ist.

Professionelle Mitarbeiter, die sich mit allgemeiner Gesundheit und Wohlfahrt beschäftigen, tun gut daran, gegenseitigen Respekt für das Wissen und Können der verschiedenen Fachrichtungen zu entwickeln und sich bewußt zu werden, daß heutzutage selbst die zuverlässigen Gesundheitsdienste der gemeinsamen Anstrengungen der verschiedenen Fachdisziplinen bedürfen, um ihre Aufgabe zu bewältigen. Keine der Fachdisziplinen besitzt alleine den Schlüssel zur Gesundheit und zum Wohlbefinden des Menschen. Und keine einzelne Berufsgruppe verfügt über die Kompetenz, die Aufgabengebiete und die Tätigkeiten der anderen Gruppen festzulegen. Im Verlauf des Zusammenwirkens verschiedener Fachdisziplinen – so es auf der Basis der Gleichberechtigung erfolgt – entwickelt sich ein Potential, durch das man individuelles Können transzendieren und sozial ausgerichtete und relevante Ziele für die Zukunft der Menschheit entwickeln kann.

In die Entwicklung und den Aufbau von Diensten muß die Bevölkerung miteinbezogen werden, wenn jene dem Wohlbefinden der Menschen dienen sollen. Das individuelle Recht auf Aufklärung und die Einwilligung von Personen, die an Experimenten teilnehmen, ist nur zum Teil gesetzlich geregelt. Der Versuch, den Verbund von Gesundheitsdiensten auszuweiten, ist gefährdet, da bestehende Auffassungsunterschiede über Finanzierung und Kosten noch nicht abgeklärt sind. Will man die heutigen Probleme wirklich nachhaltig bewältigen, dann ist es von größter Wichtigkeit, die individuellen Unterschiede zu achten und diesem Bestreben neues Gewicht zu verleihen. Viele, die bei Konflikten nach Recht und Ordnung schreien, ignorieren die sozialen Ungerechtigkeiten, die diese Konflikte verursachen. Wir weiten die Angebote psychiatrischer Einrichtungen aus, gleichzeitig ändern wir aber nichts am Fortbestand jener Faktoren, die zur Entstehung von emotionalen Problemen beitragen.

Daß die Evolution des Menschen möglicherweise einer bedeutenden Beschleunigung unterliegt und diese mit den sich beschleunigenden Fortschritten in Wissenschaft und Technologie einhergeht, diese Vermutung ist bislang kaum wahrgenommen worden. Ihren Ausdruck findet die in diesem Buch postulierte Erneuerung der Muster des menschlichen Feldes und des Umweltfeldes in deren zunehmender unidirektionalen, synchronen und zunehmenden Komplexität. Im allgemeinen werden Ereignisse in der Umwelt danach eingestuft, ob sie für den Menschen unmittelbar von Schaden sind oder nicht. Die langfristigen und evolutionären Auswirkungen solcher Ereignisse werden in der Regel ignoriert.

Die Gesundheitsdienste müssen so gestaltet werden, daß sie die evolutionäre Weiterentwicklung von Mensch und Umwelt miteinbeziehen. Auf dramatische Weise und mit unerwarteten Konsequenzen verändern sich die ökologischen Verhältnisse. In den Mustern von Gesundheit und Krankheit offenbart sich, in welchem Ausmaß in den letzten Jahrzehnten Veränderungen zu verzeichnen sind. Weltweit finden wir soziale Unruhen. Die Jugend verlangt grundlegende Bildungsreformen. Immer mehr Menschen erreichen ein hohes Lebensalter.

Der Mensch bereitet sich auf ein Leben in neuen Dimensionen vor, – auf ein Leben im Weltraum und in anderen Welten. Weltraumkrankenhäuser nähern sich bereits der Startrampe. Diese Krankenhäuser könnten – neben der Versorgung von Weltraumreisenden – auch ein therapeutisches Umfeld für Menschen sein, die unter Herzproblemen, emotionalen Problemen und anderen Einschränkungen des Wohlbefindens leiden. Die Möglichkeit, unterschiedliche Niveaus der Schwerkraft bereitzustellen, eröffnet weiterführende Dimensionen für die pflegerischen Interventionen. Ferner könnte man darüber spekulieren, ob es in Zukunft Menschen geben wird, die bei ihren Besuchen auf der Erde die Systeme brauchen, die von heutigen Astronauten im Weltraum benutzt werden.

Die gesundheitlichen Probleme lassen sich nicht von den sozialen Mißständen der Welt abtrennen. Andererseits aber lassen sich letztere nicht wirksam bekämpfen, solange man dort mit krankheitsorientierten Maßnahmen vorgeht. Mit (Präventions-)Kampagnen, die auf Abschreckung setzen und Angst auslösen, bewirkt man in den angeblich gesundheitsgefährdenden Verhaltensweisen wenig an Veränderung. Kurzsichtige Interpretationen statistischer Zusammenhänge ohne eine philosophische Grundlage hinsichtlich des Wesens und Werdens des Lebens führen zu allenfalls kurzlebigen, zweifelhaften Empfehlungen für gesundheitsförderndes Verhalten. Gesundheitsmarotten aller Art wetteifern mit fachlichen Empfehlungen von Experten und erfreuen sich großer Beliebtheit. Die Kritik an den unzulänglichen Leistungen des Gesundheitswesens nimmt zu, doch wesentlich größer sollten die Bedenken gegenüber der Qualität dessen sein, was im Gesundheitssystem geleistet wird.

Will man die Gesundheitsprobleme lösen und die Gesundheit der Bevölkerung verbessern, dann bedarf es dazu eines neuen Konzeptes vom einheitlichen Menschen und von seinem Empfindungs- und Denkvermögen. Der Mensch birgt große Ressourcen in sich, mit denen er die Richtung des Entwicklungsprozesses steuern kann. Die Menschen müssen darüber aufgeklärt und als aktiv Mitwirkende in die Erforschung der Gesundheit einbezogen werden. Eingreifende Maßnahmen sollten darauf ausgerichtet sein, dem Individuum bewußte oder unbewußte Hilfestellungen zur Mobilisierung der eigenen Ressourcen zu geben, so daß die Mensch-Umwelt-Beziehung gestärkt und die Integrität des Individuums aufgebaut wird. Die therapeutischen Verfahrensweisen müssen den Menschen als ein denkendes und fühlendes Wesen begreifen. Um die Gesundheitsdienste zu motivieren, benötigen wir humanitäre Zielsetzungen.

Um die Relevanz des konzeptionellen Systems der Pflege greifbar zu machen, muß man Muster erkennen können. Dieses System schafft einen Bezugsrahmen, um in Fragen der Qualität und Leistung eines Gesundheitswesens einen neuen Zugang zu entwickeln. Phantasie und Vorstellungsvermögen sind für die Entwicklung von Gesundheitsressourcen und zur Bestimmung entsprechender kurz- und langfristiger Ziele vonnöten; letzteres sollte auf einem aktuellen Wissensstand und mit Voraussicht geschehen. In der Ausbildung professioneller Pflegepraktiker müssen zum einen die Allgemeinbildung und zum anderen die allgemeinen Grundsätze besonders betont werden, die auf neue und nicht vorhersagbare Weise in den Dienst am Menschen Eingang finden können. Die Berufsausbildung der Pflegekräfte muß dahingehend verändert werden, daß vor allem die Grundlagen des Lebensprozesses im Menschen und besondere Bereiche in den Blick genommen werden, die sich aus der durch die Evolution sich entwickelnden Ganzheit des Menschen ergeben. Lehrende und Forschende in der Pflege müssen sich der spannenden Aufgabe verschreiben, neues Wissen zu entwickeln und es in den Ausbildungsprozeß zu integrieren, damit diese Erkenntnisse in Maßnahmen einmünden, die für die Gesellschaft nützlich sind.

Das seit langem praktizierte Engagement der Pflege auf dem Gebiet der menschlichen Gesundheit und der Wohlfahrt wird durch die Entwicklung eines eigenen wissenschaftlichen Theoriegebäudes und durch neue Möglichkeiten für einen sinnvollen Dienst am Menschen erneut bestärkt. Sinn und Zweck der Pflege ist es, Menschen im Rahmen ihrer eigenen Fähigkeiten darin zu unterstützen, einen bestmöglichen Gesundheitszustand zu erlangen. Dies stellt für alle Pflegekräfte ein stark verbindendes Element dar. Das Grundverständnis der Pflege, eine soziale Notwendigkeit zu sein, verbindet die Pflegekräfte untereinander. Das Interesse am Mitmenschen und das Einfühlungsvermögen ihm gegenüber veranlassen Menschen, den Pflegeberuf zu ergreifen. Dieses Selbstverständnis zu verwirklichen und dem eigenen Wissen und der eigenen Ausbildung gemäß dem Menschen zu dienen, diese

Gelegenheit hält die Leute in der Pflege. Ein Pflegedienst, der hochqualifiziert ist und professionell arbeitet, leistet für die Zukunft des Menschen einen bedeutenden Beitrag, was immer diese Zukunft auch bringen mag.

Literatur

Counts, G. S.: „The Impact of Technological Change". In: The Planing of Change. Holt, Rinehart & Winston, New York 1962.

Weiterführende Literatur zu Teil 3

Andrews, D. H.: The Symphony of Life. Unity Books, Lee's Summit Mo. 1966
Arendt, H.: The Human condition. Doubleday & Co., Garden City N. Y. 1958
Asimov, I.: Understanding Physics: Motion, Sound, and Heat. George Allen & Unwin Ltd., London 1966
Asimov, I.: Understanding Physics: Light, Magnetism, and Electricity. George Allen & Unwin Ltd., London 1966
Asimov, I.: Understanding Physics: The Electron, Proton, and Neutron. George Allen & Unwin, London 1966
Asimov, I.: Die exakten Geheimnisse unserer Welt. (Band 1 und 2) Droemer Knaur, München 1985
Bergmann, P. G.: The Riddle of Gravitation. Charles Scribner's Sonds, New York 1968
Berrien, F. K.: General and Social Systems. Rutgers University Press, New Brunswick N. J. 1968
Berthold, J. S.: „Theoretical and Empirical Clarification of Concepts". In: Nursing Science, Heft 2, Oktober 1964, S. 406–422
Bunge, M.: Intuition and Science. Prentice-Hall, Englewood Cliffs N. J. 1962
Chester, M.: Relativity, An Introduction for Young Readers. W. W. Norton & Co, New York 1967
Crowther, J. G.: The Science fo Energy. Frederick Muller Ltd., London 1954
Danto, A./Morgenbesser, S. (Hrsg.): Philosophy of Science. Meridian Books, New York 1960
Dubos, R.: The Dreams of Reason. Columbia University Press, New York 1961
Dubos, R.: So Human An Animal. Charles Scribener's Sons, New York 1968
Dunn, H.: „Man, Energy and the Life Process". In: Main Currents in Modern Thought, Band 15, September 1958, S. 17–21
Fischer, R. (Hrsg.): Interdisciplinary Perspectives of Time. New York Academy of Science, New York 1967
Gates, D.: Energy Exchange in the Biosphere. Harper & Row, New York 1962
Glaser,B./Strauss A.: The Discovery of Grounded Theory, Strategies for Qualitative Research. Aldine Publishing Co., Chicago 1967
Hempel, C. G.: Fundamentals of Concept Formation in Empirical Science. University of Chicago Press, Chicago 1952 (deutsch: Aspekte wissenschaftlicher Erklärung)

Kerlinger, F.: Foundations of Behavioural Research. Holt, Rinehart & Winston, New York 1964

Krieger, D.: „About the Life Process". In: Nursing Science, Heft 1, Juni 1963, S. 105–115

Lehninger, A. L.: Bioenergetics. W. A. Benjamin, New York 1965

Lerner, D. (Hrsg).: Evidence and Inference. The Free Press, Glencoe, Ill. 1962

Maslow, A. H.: The Psychology of Science. Harper & Row, New York 1966

McGuiness, M./Schwartz, J.: Einstein für Anfänger. Rowolth, Reinbek 1984

Platt, John R. (Hrsg.).: New Views of the Nature of Man. The University of Chicago Press, Chicago 1965

Polanyi, M.: Personal Knowledge. University of Chicago Press, Chicago 1958

Popper, K.: The Logic of Scientific Discovery. Harper & Row, New York 1965 (deutsch: Die beiden Grundprobleme der Erkenntnistheorie)

Putnam, P.: „A Conceptual Approach to Nursing Theory". In: Nursing Science, Band 3, Dezember 1965, S. 430–442

Rogers, M. E.: Reveille in Nursing. F. A. Davis Co., Philadelphia 1964

Stebbing, L. S.: A Modern Elementary Logic. Barnes & Noble, New York 1961

Tarski, A.: Introduction to Logic. Oxford University Press, New York 1946 (deutsch: Einführung in die mathematische Logik).

Epilog

> „Das Vergangene ist nur ein Prolog." (Inschrift am Gebäude des Nationalarchivs Washington D. C.)

Folgende Geschichte erzählt man sich in Washington: Eine Touristin, die im Taxi am Gebäude des Nationalarchivs vorbeifährt, fragt ihren Fahrer, welche Bedeutung die Inschrift „Das Vergangene ist nur ein Prolog" an diesem Gebäude habe. Der antwortete ihr: „Lady, das heißt, daß Sie bis jetzt noch gar nichts gesehen haben." Diese Antwort ist in meinen Augen eine bemerkenswert einfache Prophezeiung der Wunder, die noch kommen werden.
Die Zeiten ändern sich genauso wie die Interpretationen des Kosmos. Ein Aspekt dieser Veränderungen ist die Verwissenschaftlichung der Pflege. Die Geschichte des in grauer Vorzeit in Erscheinung getretenen Lebens und seiner Entwicklung bestärkt uns in dem Glauben an die evolutionäre Zukunft des Menschen. Die rasanten Veränderungen bei Mensch und Umwelt lassen erkennen, daß der Mensch jetzt, wo er sich auf ein außerirdisches Leben vorbereitet, an der Schwelle eines Übergangs steht. Gesunde Astronauten berichten darüber, wie leicht man sich auf dem Mond im Gegensatz zur Erde fortbewegen könne. Damit verlieren die Schreckensmeldungen über die drohenden Gefahren der bemannten Raumfahrt zu neuen Welten an Gewicht. Der Gefahr, mit der Raumfahrt schädliche Organismen auf die Erde einzuschleppen, wurde großes Interesse entgegengebracht; dagegen war über die ökologischen Vorteile und das kreative Potential, die durch die Ankunft des Menschen im Weltraum erlangt werden, nur wenig zu hören.
Die Völker der Erde werden von vielen Schwierigkeiten geplagt; sie rufen nach Hilfe. Diese Probleme lassen sich lösen. Es gibt unendlich viele soziale und ökonomische Ungleichheiten. Viele Menschen sind von einer Menge gesundheitlicher Probleme betroffen. Die „Bevölkerungsexplosion" und die wachsende Anzahl der Menschen, die das siebzigste Lebensjahr erreichen, deuten darauf hin, daß der verfügbare Raum für den einzelnen enger wird. In der Genforschung, bei der Organtransplantation und in den Versuchen an Menschen werden ethisch bedeutsame Entscheidungen von großer Tragweite getroffen. Doch die Regierenden entfremden sich zunehmend von der alltäglichen Wirklichkeit.
Die technologischen Erfolge haben eine rasante weltweite Kommunikation möglich gemacht. Eine große Zahl von Menschen in den sogenannten „Schwellenländern" überspringt die Jahrhunderte, die die westliche Entwicklung benötigte, seit moderne Transportsysteme Menschen und Wissen bis in die entlegendsten Winkel der Welt befördern. Trotz der Ideologien, die

miteinander wetteifern, und trotz des weit verbreiteten Nationalismus ist die Welt so klein geworden wie noch nie zuvor.
Infolge der Abgase der Transportmittel in der Luft und am Boden, des nuklearen Fallout, der industriell bedingten Luftverschmutzung, der chemischen Treibmittel, der von Menschenhand geschaffenen elektrischen Spannungsentladungen, der von Vulkanen ausgestoßenen Gase und einer weiteren Reihe zum größten Teil noch unerkannter Phänomene schreiten die Veränderungen in der Atmosphäre voran. Die Erdatmosphäre zu Zeiten unserer Urahnen unterschied sich erheblich von der, die wir modernen Menschen erleben. Die heutige Komplexität der Umwelt beinhaltet immer schneller ablaufende Veränderungen in der Zusammensetzung der Luft, die wir Menschen atmen.
Unser Alltag ist von derart außergewöhnlichen Geschwindigkeiten gekennzeichnet, von denen man vor einem halben Jahrhundert nicht mal zu träumen wagte. Die Bevölkerung konzentriert sich immer mehr in städtischen Ballungsgebieten. Die Internationalisierung der Nahrungsmittel verdrängt die regionalen Ernährungsgewohnheiten. In vielen Gebieten steigt die Produktion bei gleichzeitig sinkender Arbeitszeit. Die radikalen Veränderungen und ständigen Neuerungen in der Arbeitswelt legen die gravierendsten Unzulänglichkeiten und überalterten Strukturen des Bildungs- und Ausbildungswesens offen. Die Arbeitssuchenden von morgen benötigen aber ein breitgefächertes Wissen, Flexibilität und die Fähigkeit, ihre Kenntnisse kreativ anzuwenden.
Der schöpferische Lebensprozeß drückt sich darin aus, daß der Mensch das Universum bewußter wahrnimmt und fähig wird, seine Welt mittels übersinnlicher Wahrnehmung zu erfassen. In seinem Denk- und Empfindungsvermögen kommt die Menschlichkeit des Menschen zum Ausdruck; dieses Vermögen bedingt darüber hinaus die Suche des Menschen nach einem Sinn im Leben. Einstellungen mit humanitären Zielsetzungen breiten sich trotz aller spezieller Eigeninteressen und zunehmender Meinungsverschiedenheiten aus. Die Probleme der Welt, die wir im Bereich der Gesundheit, Bildung und Wohlfahrt haben, müssen wir im Kontext der unvorstellbaren Großartigkeit unserer menschlichen Fähigkeiten sehen.
Die Grenzen der Pflege sind beweglich geworden. Durch ein vorwissenschaftliches Stadium hindurch hat sie sich bis zur „Morgendämmerung des wissenschaftlich fundierten Humanitarismus" vorgearbeitet, der der Menschheit neue und größere Vorteile verspricht. Die Pflege ist ein Beruf mit hohen Anforderungen an die Bildung des einzelnen. Professionell ist diese Bildung, wenn darin das Gedankengebäude der abstrakten Prinzipien zur Anwendung kommt, die auf wissenschaftlicher Forschung und logischer Analyse basieren. Mit Hilfe eines geordneten Systems von Begriffen wird

ein Bezugsrahmen geschaffen, von dem überprüfbare Hypothesen abgeleitet und in den die Forschungsergebnisse eingeordnet werden können. Das Theoriegebäude der Pflege ist pflegespezifisch und umfaßt die beschreibenden, erklärenden und voraussagenden Prinzipien der Pflege, die für die professionelle Praxis unerläßlich sind. Wenn hier davon die Rede ist, daß wir ein solches Theoriegebäude der Pflege unbedingt brauchen, dann ist damit nicht ausgesagt, daß die technischen Fertigkeiten unwichtig sind. Es ist vielmehr so, daß wir die technischen Fertigkeiten als Mittel ansehen, die, wenn man sie mit vernünftiger Einsicht nutzt und meisterhaft anwendet, die Theorie in einen gesellschaftlich bedeutsamen Dienst am Menschen übersetzt.

Die Prinzipien der Homöodynamik stellen einen Weg zum Verständnis des Menschen und seiner Welt dar; aus ihnen ergeben sich Anhaltspunkte für Voraussagen, wie die menschliche Entwicklung beschaffen ist und in welche Richtung sie verläuft. Gesundheit und Krankheit verbinden sich in der synergetischen Ganzheit des Menschen zu einer untrennbaren Einheit. Aus dem synchronen Prozeß der Ergänzung von Mensch und Umwelt können Abweichungen entlang der Lebensachse hervorgehen. Versuche, mit pflegerischen Maßnahmen in diese Vorgänge einzugreifen, sollten die Integrität des Mensch-Umwelt-Verhältnisses stärken und den Anstrengungen des Menschen, neue Ebenen des Wohlbefindens zu erlangen, eine Richtung zu geben.

Die Pflegewissenschaft muß in der Forschung, in der Ausbildung und in der Praxis erkenntlich sein. Zwischen den Disziplinen muß es einen Austausch zur Entwicklung phantasievoller und vorausschauender Ideen geben, die die menschliche Gesundheit und das Wohlbefinden verbessern helfen, – ein Austausch, der alle Fachdisziplinen, die im Gesundheitswesen tätig sind, miteinbezieht. Es muß sich eine verantwortungsbewußte Führungsschicht herausbilden, die sich der wahrlich großen Aufgabe verschreibt, ein Gesundheitswesen aufzubauen, das mit der sich rasant verändernden Welt Schritt hält und humanitären Zielen verpflichtet ist. Es gibt kein Zurück mehr. Die neuen Horizonte wollen erschlossen werden. Für die Pflege und für ihren Dienst am Menschen ist eine neue Zeit angebrochen.

Nachträge

WISSENSCHAFT VOM EINHEITLICHEN MENSCHEN*

Vor einigen Jahren wies Elisabeth Kemble[1] darauf hin, daß „... einiges geschrieben und gesagt worden ist, was den Geist, die Kunst und die Wissenschaft der Pflege betrifft. Niemand wird die Wichtigkeit aller drei Faktoren in der Pflegepraxis bezweifeln. Aber der hehre Geist allein ist nicht genug. Denn die Kunst der Pflege greift selbst bei einer guten Gesinnung kurz. Nur wenn die Pflegepraxis auf einer theoretischen Grundlage basiert, können Geist und Kunst voll wirksam werden." Diese theoretische Grundlage, die die Pflege als Wissenschaft und Kunst auszeichnet, erfordert ein gegliedertes abstraktes System, von dem sich einheitliche Prinzipien und hypothetische Generalisierungen ableiten lassen. Durch Grundlagen- und angewandte Forschung lassen sich diese Prinzipien und Theorien überprüfen, was zu neuen Einsichten und wiederum zu neuen Fragen führt. So erlangen die Beschreibungen, Erklärungen und Vorhersagen eine neue Bedeutung, und die Wissensbestände der Pflege gewinnen an Gehalt und nehmen neue Formen an.

Die Einzigartigkeit der Pflege liegt – wie bei anderen Wissenschaften auch – in ihrem Gegenstand begründet. Der von der Pflege bereits lange praktizierte Umgang mit Menschen und ihrer Welt stellt gleichsam einen natürlichen Vorläufer des gegliederten, abstrakten Systems dar, das die Menschen und ihre Umwelt umfaßt. Es sind die als Energiefelder begriffenen Individuen, die mehr als die Summe ihrer Teile sind und mit ihren jeweiligen Umweltfeldern interagieren, die den Unterschied der Pflege zu anderen Wissenschaften ausmachen und ihr zentrales Anliegen kennzeichnen.

Die Wissenschaft vom einheitlichen Menschen, die auf dem Gegenstand der Pflege aufbaut, erfordert eine neue Weltanschauung und ein konzeptionelles System, das sich spezifisch mit Pflegephänomenen befaßt. Die Ausarbeitung abstrakter Konzeptionen und die Herausbildung einer entsprechenden Fachsprache deuten darauf hin, daß diese wissenschaftlichen Grundlagen sich

---

* Dieser Beitrag von Martha Rogers ist entnommen dem 1986 im Verlag Appleton & Lange, Northwalk/Connecticut, verlegten Sammelband: V. Malinski (ed): Explorations on M. Rogers' Science of Unitary Beings; S. 5 ff. (S. W.).

[1] Elisabeth Kemble ist die frühere Dekanin der Universität North Carolina School of Nursing at Chappel Hill, N. C. (S. W.).

herausbilden. Die Wissenschaftssprache entwickelt sich aus der Umgangssprache. Die Fachtermini für das konzeptionelle System werden klar und präzise definiert. Ihr einheitlicher Gebrauch ermöglicht Kommunikation. So können exakte Forschung betrieben und Untersuchungen wiederholt werden. Alle außer den systemspezifischen Termini werden in ihrer umgangssprachlichen Bedeutung interpretiert.

Betrachtet man die Pflege als Wissenschaft, dann wird das Wort „Pflege" zum Substantiv, das diesen Gegenstand beschreibt. Die Pflegepraxis ist der kreative Gebrauch dieses Wissens, die Verbesserung des menschlichen Daseins. Die Pflegeforschung studiert die einheitlichen Menschen im Interaktionsprozeß mit ihrer Umwelt. Der wissenschaftliche Prozeß hat kein Ende; er bringt fortlaufend Veränderungen hervor. Neues Wissen führt zu neuen Einsichten. Die Entwicklung einer Wissenschaft vom einheitlichen Menschen ist ein niemals beendbarer Vorgang. Das konzeptionelle System, das ich vor einigen Jahren präsentiert habe, hat an Substanz gewonnen. Mit dem Ziel, größere Klarheit zu erhalten, haben wir Irrtümer korrigiert und Definitionen revidiert. Entsprechend wurden auch die Inhalte kontinuierlich aktualisiert. Die theoretische Grundlagenforschung ist von entscheidender Bedeutung für die Weiterentwicklung dieses Wissensgebietes.

Die Entwicklung eines konzeptionellen Systems stellt eine kreative Synthese von Fakten und Ideen dar, aus der ein neues Produkt, das konzeptionelle System, entsteht. Daraus lassen sich Prinzipien und Theorien ableiten, die in der Wirklichkeit überprüft werden. Die Ergebnisse der Forschung werden in das konzeptionelle System zurückgeführt, wodurch es fortwährend Änderungen, Revisionen und Wandlungen erfährt. Ein konzeptionelles System existiert nur als Ganzes. Es zeugt von Ganzheit und Einheit und eröffnet einen Weg, die Menschen und ihre Welt wahrzunehmen.

Das konzeptionelle System, auf dem eine Wissenschaft vom einheitlichen Menschen basiert, ist weder von einer oder mehreren Wissenschaftsdisziplinen abgeleitet, noch stammt es aus dem luftleeren Raum. In der Wissenschaft vom einheitlichen Menschen fließt unterschiedliches Wissen aus vielerlei Quellen zusammen und schafft ein Kaleidoskop neuer Möglichkeiten. Wir haben grundlegende Konzeptionen entwickelt und in Übereinstimmung mit dem sich entwickelnden System die wesentlichen Termini definiert. Durch eine humane und optimistische Sicht der Lebenspotentiale entsteht eine neue Wirklichkeit. Wir setzen voraus, daß der Mensch fähig ist, bewußt sich an diesem Veränderungsprozeß zu beteiligen.

Die einheitlichen Menschen werden als nicht reduzierbares Ganzes definiert. Ein Ganzes läßt sich nicht verstehen, wenn man es auf seine Einzelteile zurückführt. Die Verwendung des Terminus' „einheitlicher Mensch" darf nicht verwechselt werden mit dem gegenwärtig populären Gebrauch des

Terminus' „holistisch", der generell die Summe von wenigen oder vielen Teilen bzeichnet. Ebensowenig auf seine einzelnen Teile reduzierbar ist die einheitliche Natur der Umwelt. Das Konzept, das wir mit dem Begriff „Feld" bezeichnen, ermöglicht es, den Menschen und seine jeweilige Umwelt als nicht reduzierbares Ganzes wahrzunehmen.

Vier Konzepte wurden als Basis für das vorgeschlagene konzeptionelle System postuliert, und zwar: Energiefelder, Offenheit, Muster und Vierdimensionalität. Diese Konzepte werden umgangssprachlich definiert und erhalten gemäß dem hier diskutierten konzeptionellen System ihre besondere Bedeutung:

„Energiefelder" werden als gegeben angesehen, um die fundamentale Einheit von Leben und Nicht-Leben zu konstituieren. Das „Feld" ist ein einheitliches Konzept. Der Wortbestandteil „Energie" bezeichnet die dynamische Natur des Feldes. Die „Energiefelder" sind unendlich. Bisher haben wir zwei Energiefelder identifiziert: die Felder „Mensch" und „Umwelt", genauer ausgedrückt: Die Menschen und ihre Umwelten besitzen keine Energiefelder, sondern sie sind Energiefelder. Darüber hinaus sind die Felder „Mensch" und „Umwelt" keine biologischen oder physikalischen bzw. sozialen oder psychologischen Felder; sie sind auch nicht die Summe der biologischen, physikalischen, sozialen und psychologischen Felder. Mit dieser Position bestreiten wir nicht, daß es auch noch andere Felder gibt. Weiter ist klarzustellen, daß die Umweltfelder ihre eigene Identität besitzen und nicht mit den Teilen eines Ganzen verwechselt werden dürfen.

Seit Anfang unseres Jahrhunderts gelangt man zunehmend zur Ansicht, daß wir in einem Universum von *offenen Systemen* leben. Mit der Einführung der Relativitäts-, Quanten-, Wahrscheinlichkeits- und Evolutionstheorie wurde den gegenwärtig gültigen Absolutismen einen vernichtender Schlag versetzt. In den zwanziger Jahren entdeckte Hans Selye die Adaptation, in den Dreißigern führte Ludwig von Bertalanffy seine Gedanken zur negativen Entropie vor; kurz darauf entwickelte Cannon die Idee der Homöostase, in den fünfziger Jahren begann die Raumfahrt, und in den Sechzigern schlugen einige Physiologen vor, den Terminus „Homöostase" durch den der „Homöokinese" zu ersetzen. Je schneller sich das neue Wissen ausweitete, um so weniger ließen sich die traditionellen Bedeutungen von „Homöostase", „Steady State" (Fließgleichgewicht; S. W.), „Adaptation" (Anpassung; S. W.) und „Equilibrium" (Gleichgewicht; S. W.) noch halten. Man begann das bis dato gültige geschlossene System, das Entropie-Modell des Universums zu hinterfragen. In einem Universum offener Systeme steht das Konzept der Kausalität nicht mehr zur Debatte. Mit der Quantentheorie kam auch das Konzept der Akausalität auf. Bertrand Russel schrieb dazu einige

Jahre später: „Das Gesetz der Kausalität ... ist das Relikt eines vergangenen Zeitalters, das überlebt wie die Monarchie, nur weil ihm irrtümlich unterstellt wird, es richte keinen Schaden an." (Russel 1957, S. 387) Energiefelder sind nicht ein kleines bißchen oder nur manchmal offen, sondern sie sind es kontinuierlich. Die Energiefelder „Mensch" und „Umwelt" stehen miteinander in einer Wechselwirkung. Der Begriff „Kausalität" hat damit seine Gültigkeit verloren. Die Veränderungen sind kontinuierlich innovativ.

Den *Begriff „Muster"* definieren wir als das unterscheidende Charakteristikum eines Energiefeldes, das man als einzelne Welle verstehen kann. Der Begriff „Muster" ist eine Abstraktion, die dem Feld Gestalt gibt. Das Wesen des Musters verändert sich ständig. Jedes menschliche Feldmuster ist einzig und mit seinem eigenen einzigartigen Umweltfeldmuster verwoben. Den Terminus „Muster" verwenden wir nur in Bezug auf ein Energiefeld. Die Manifestationen der Feldmuster erwachsen aus den gegenseitigen Interaktionsprozessen zwischen den Feldern „Mensch" und „Umwelt". Diesen Sachverhalt diskutieren wir weiter unten.

Die *Vierdimensionalität* ist charakteristisch für die Felder „Mensch" und „Umwelt". Sie wird definiert als ein nicht-linearer Bereich ohne räumliche oder zeitliche Attribute. Für die gesamte Realität setzen wir voraus, daß sie vierdimensional ist, womit der relative Charakter von Veränderungen deutlich wird. Die Vierdimensionalität wird für dieses System als gegeben vorausgesetzt. Sie ist nicht etwas, in das man sich hineinbegibt oder das im Werden begriffen ist, sondern sie ist eine Betrachtungsweise, die Menschen und ihre Welt wahrzunehmen.

Die Definitionen werden um so klarer und präziser, je weiter das konzeptionelle System wächst. Der einheitliche Mensch (der Mensch als Feld) wird als ein nicht-reduzierbares, vierdimensionales Energiefeld definiert, das durch Muster gekennzeichnet ist und das Charakteristika zeigt, die zum einen mehr als seine Teile sind und zum anderen auch mit Hilfe des Wissens um einzelne Bestandteile nicht vorhersagbar sind. Das Umweltfeld definieren wir als ein nicht-reduzierbares, vierdimensionales Energiefeld, das durch Muster gekennzeichnet ist und Charakteristika zeigt, die anders sind als als seine Teile. Jedem Umweltfeld entspricht ein ihm zugehöriges menschliches Feld. Beide Felder verändern sich wechselseitig und kontinuierlich auf kreative Weise.

Die Felder „Mensch" und „Umwelt" sind unendlich und befinden sich in einem wechselseitigen Interaktionsprozeß. Die einheitlichen Prinzipien und hypothetischen Generalisierungen lassen sich aus dem konzeptionellen System herleiten. Die drei Prinzipien der Homöodynamik postulieren gemeinsam das Wesen und die Richtung der Veränderungen. Diese Prinzipien werden wie folgt definiert:

Das *Prinzip der Resonanz*: Darunter ist die kontinuierliche Veränderung von langsamen zu höherfrequenten Wellenmustern in den Feldern „Mensch" und „Umwelt" zu verstehen.

Das *Prinzip der Spiralität*: Darunter verstehen wir die kontinuierliche, innovative, wahrscheinlich anwachsende Vielfalt der Felder „Mensch" und „Umwelt", die durch eine sich nicht wiederholende Rhythmik gekennzeichnet sind.

Das *Prinzip der Integralität* (vormals das Prinzip der Gleichzeitigkeit): Darunter ist der kontinuierliche, gegenseitige Austauschprozeß der Felder „Mensch" und „Umwelt" zu verstehen.

Das Konzept „Muster" hat eine Schlüsselstellung innerhalb dieser Prinzipien, die hier so deutlich voneinander abgegrenzt werden, um Begriffsverwirrungen wie in früheren Definitionen zu vermeiden. Der Terminus „Integralität" hat den Begriff „Gleichzeitigkeit" abgelöst, um eine größere Genauigkeit und Klarheit des Konzepts zu erreichen. Im Text habe ich die Muster als eine Abstraktion bezeichnet. In Wirklichkeit manifestieren sich die Feldmuster als beobachtbare Ereignisse. Wir setzen voraus, daß sie aus der wechselseitigen Interaktion der Felder „Mensch" und „Umwelt" erwachsen. Die Veränderungen sind kontinuierlich, relativ und innovativ. Kennzeichnend für den Veränderungsprozeß ist die anwachsende Vielfalt der Feldmuster. Die individuellen Unterschiede machen deutlich, daß die Vielfalt relativ ist; so besitzt z. B. die wechselnde Rhythmik jeweils eine individuelle Einzigartigkeit. Bei den Individuen unterscheidet sich der Übergang vom längeren Schlafen zu einem längeren Zustand des Wachseins bis hin zu erweiterter Wachheit[2] stark. Weitere Unterschiede dieser Art finden wir bei sogenannten „Tag- oder Nachtmenschen" sowie bei weiteren Beispielen rhythmischer Vielfalt.

Über zahlreiche Untersuchungen, die die Gültigkeit der Prinzipien zum einen der Homöodynamik und zum anderen der Veränderungen im Erscheinungsbild der Feldmuster überprüfen, wird in diesem Buch[3] berichtet. Die Untersuchungen auf diesem Gebiet werden fortgesetzt.

---

[2] Rogers verwendet hier den begriff „beyond waking". Dieser ist sowohl im Sinne eines erweiterten Bewußtseins als auch im Sinne eines verlängerten Wach-seins zu verstehen. John Phillips, der Leiter der Fakultät für Pflege an der New York University, weist ausdrücklich (Rogerian Conference 1994) darauf hin, daß diese Entwicklungsstufen nicht linear zu verstehen sind, sondern auch beim einzelnen Individuum immer wieder wechseln können (S. W.).

[3] Die Rede ist von Studien, die im Sammelband, dem dieser Beitrag entnommen ist, veröffentlicht sind (S. W.).

Jede Wissenschaft kennt eine große Zahl von Theorien. Werden diese überprüft, lassen sich einige bestätigen, andere nicht. Das Vertrauen in eine vorliegende Theorie läßt sich dadurch erhöhen, daß die Untersuchungen wiederholt werden. Alltagsereignisse, die im Rahmen einer neuen Weltanschauung aus anderer Perspektive überprüft werden, ziehen neue Fragen nach sich und regen zu neuen Erklärungen an.

Die Theorie der beschleunigten Evolution, die von dem konzeptionellen System abgeleitet ist, erfordert eine Neubetrachtung der sich heute rapide ändernden Durchschnittswerte beim Blutdruck, der kindlichen Verhaltensänderungen, der länger gewordenen Wachheitsperioden u. a. Höherfrequente Wellenmuster zunehmender Vielfalt führen zu neuen „Normalwerten", die der beschleunigten Veränderung angepaßt sind. Definitionen von Krankheiten auf der Basis der alten Normalwerte führen zu hypochondrischem Verhalten und sind nicht selten iatrogenen Ursprungs. „Normal" bedeutet so viel wie „durchschnittlich". In allen Altersgruppen sind heute die normalen Blutdruckwerte signifikant höher als noch vor einigen Jahrzehnten. Die Schlußfolgerung, daß der generell veränderte Blutdruck die allgemeine Gesundheit gefährde, entbehrt jeder Grundlage. Die Relativität der zunehmenden individuellen Unterschiede in einem dynamischen, kontinuierlichen, innovativen System wirft kritische Fragen zu Sinn und Zweck von Reihenuntersuchungen und zur uneingeschränkten Förderung regelmäßiger Blutdruckkontrollen auf. Großzügig werden Medikamente verschrieben und verursachen nicht selten weniger gesunde Nebenwirkungen. Die Beschäftigten im Gesundheitswesen haben lange beklagt, daß die Bevölkerung ihren Empfehlungen nicht nachkomme. Vielleicht gibt es so etwas wie eine Volksweisheit, die die Unvorsichtigen und den „ungläubigen Thomas" schützt.

Nicht nur die durchschnittliche Wachheitsperiode der Menschen hat sich verlängert, auch die Schlaf-Wach-Gewohnheiten sind zunehmend vielfältiger geworden. Die Kennzeichen der durchschnittlichen Entwicklung von Kindern haben sich in den letzten Jahren signifikant verändert. Begabte und sogenannte „hyperaktive" Kinder zeigen oft ganz ähnliche Verhaltensweisen. Es erscheint sinnvoller, die Hyperaktivität – hypothetisch – als eine Beschleunigung der Evolution zu sehen, statt sie als eine Rhythmik zu verunglimpfen, die von veralteten Durchschnittswerten und von ohnedies nicht mehr stimmigen Erwartungen abweicht. Die Erscheinungsbilder der sich beschleunigenden menschlichen Feldrhythmen gehen einher mit höheren Frequenzen der Umweltfeldmuster. Strahlungen sehr unterschiedlicher Frequenzen sind zu den üblichen Begleiterscheinungen unseres Alltags geworden. Die atmosphärische und kosmische Komplexität nimmt zu. Die Bewegung der Umwelt ist schneller geworden. Elektromagnetisch angetriebene Hochgeschwindigkeitszüge, in der Menschen mit 20.000 Kilometer pro

Stunde über das Land fegen können, liegen bereits im Bereich des Menschenmöglichen. Am nahen Horizont tauchen bereits „Monddörfer" und „Weltraumstädte" auf.

Die Felder „Mensch" und „Umwelt" entwickeln sich gemeinsam und in Wechselwirkung miteinander. Die Weltuntergangspropheten, die die Selbstvernichtung des Menschen vorhersagen, ziehen nicht die reichlich vorhandenen innovativen Potentiale mit in Betracht. Höhere Lebensalter, das Fortschreiten der Wissenschaft und Technik, die Erforschung des Weltraums, der vehemente Einsatz für die Menschenrechte und viele andere Entwicklungspotentiale des Menschen werden Wirklichkeit und zeugen von einer Zukunft, die die Menschen so nicht vorhergesehen haben.

Mit zunehmender Lebenserwartung wird der Anteil alter Menschen an der Bevölkerung höher werden. Gegen eine statische Sicht innerhalb eines geschlossenen Systemmodells des Universums, das das Altern als einen Zerfallsprozeß sieht, setzt die Wissenschaft vom einheitlichen Menschen das Altern als einen Entwicklungsprozeß. Von der Empfängnis bis zum Sterbeprozeß vollzieht sich das Altern als ein kontinuierlicher Vorgang. Zunehmende Vielfalt und Kreativität kennzeichnen die Feldmuster. Die Alten schlafen weniger, ihre Schlaf-Wach-Frequenzen variieren mehr. Alte Menschen berichten häufig, daß sie die Zeit als rasend erfahren; dies kann man sich sinnvoll mit höherfrequenten Mustern erklären. Altern ist weder eine Krankheit noch eine „Einbahnstraße in den Himmel". Die innovative, von Vielfalt gekennzeichnete Entwicklung zeigt nicht-lineare Erscheinungsformen und steht im Gegensatz zur herkömmlichen Betonung des chronologischen Alterns als entscheidende Merkmal der Veränderung. Die Feldmuster, die vielfältiger sind, ändern sich schneller als die weniger vielfältigen. In dem Maße, wie individuelle Unterschiede sich mehren, wird die Bevölkerung die sogenannten Durchschnittswerte ignorieren. Dieses konzeptionelle System erfordert einen deutlich anderen Zugang zur Personengruppe der Alten. Unter den älteren Menschen artikuliert sich ein neues Selbstwertgefühl.

Die Erforschung paranormaler Phänomene – auf solider Grundlage – war immer beeinträchtigt durch den Mangel an vernünftigen Theorien, die diese Vorkommnisse erklären. Das hier präsentierte konzeptionelle System bietet einen Rahmen, entsprechende Theorien zu entwickeln und zu überprüfen; einige davon werden in diesem Buch[4] vorgestellt. Alternative Heilmethoden, Meditationsarten und Phantasiereisen erfreuen sich zunehmender Popularität. Über die Wirksamkeit der von Dolores Krieger entwickelten Me-

---

[4] Siehe Fußnote 3, S. 176 (S. W.).

thode der „Therapeutischen Berührung" konnten bereits Ergebnisse gewonnen werden. Ein Gesundheitswesen, das sich durch Kreativität auszeichnet, zieht daraus bemerkenswerte Folgerungen. Man darf erwarten, daß nicht-invasive Therapien und ein geringerer Medikamentengebrauch an die Stelle der heute gängigen mechanistischen Auffassungen von Krankheit treten werden.
Die Pflegenden befassen sich mit dem Leben und mit dem Sterben. Die Rhythmen des einheitlichen Menschen und der Umwelt finden ihren Ausdruck in der Rhythmik des Leben-Sterben-Prozesses. So, wie wir das Altern als Entwicklung auffassen, so ist auch das Sterben – hypothetisch – als Entwicklung anzusehen. Der Sterbeprozeß und die Phänomene der „Erlebnisse in Todesnähe" fanden in den letzten Jahren vermehrt öffentliche Beachtung und wissenschaftliches Interesse. Auch in der Literatur wurden Untersuchungen über eine Reihe von Phänomenen, die den Tod betreffen, vorgestellt. Immer häufiger wird diskutiert, wie man den Tod definieren soll. Die fragwürdigen Praktiken zur Sicherung von Organen zu Transplantationszwecken haben den Gesetzgeber veranlaßt, in dieser Angelegenheit tätig zu werden. Das Recht auf einen würdigen Tod wird bereits in „Patiententestamenten" festgeschrieben und vor Gerichten ausgefochten. Parallel dazu füllen Berichte über Todesnähe- und Nach-Todes-Erfahrungen die Bestsellerlisten. Das hier präsentierte konzeptionelle System ermöglicht, sich neu mit der Erforschung des Sterbeprozesses anzufreunden. Die Natur und Kontinuität von Feldmustern unmittelbar vor dem Sterben ist zugegebenermaßen ein schwieriges Forschungsfeld, nichtsdestotrotz steht es theoretischen Untersuchungen offen.
Forschungsergebnisse unterstützen die Sichtweise der Veränderungen, wie sie in den Prinzipien der Homöodynamik als gegeben vorausgesetzt werden; manche dieser Forschungen werden in diesem Buch[5] vorgestellt, andere Untersuchungen sind noch zu vervollständigen. Erforderlich sind zudem neue Meßinstrumente für das Studium jener Fragen, die sich aus dieser neuen, sich von der vorherrschenden Weltanschauung abhebenden Perspektive ergeben. Die Forschungspotentiale des hier vorgestellten konzeptionellen Systems sind unbegrenzt. Das System ist logisch und wissenschaftlich tragfähig, flexibel und offen. Nachweislich lassen sich daraus praktische Folgerungen für die Verbesserung des menschlichen Daseins ziehen.
Die Welt aus dem hier dargelegten Blickwinkel zu betrachten, erfordert eine neue Synthese, einen kreativen Schub und die Ausprägung neuer Standpunkte und Werte. Die leitenden Prinzipien stellen nichts anderes dar als

---

[5] Siehe Fußnote 3, S. 176 (S. W.).

umfassende Generalisierungen, zu deren Umsetzung Vorstellungskraft und innovative Mittel gebraucht werden. Die Wissenschaft vom einheitlichen Menschen betont die Einzigartigkeit der Pflege und zeigt die Möglichkeiten der Pflegenden auf, ihrer sozialen Verantwortung im Dienst am Menschen gerecht zu werden. Innerhalb der Wissenschaft vom einheitlichen Menschen ist es unerläßlich, Grundlagenforschung zu betreiben. Nur dann kann die theoretische Absicherung der Fundamente weiter vorangehen.

Literatur

Russel, B.: On the notion of cause, with applications to the free will problem. In: Feigl, H./Brodbeck, M. (eds.): Readings in the philosophie of Science. Appleton-Century-Crofts, New York 1953, S. 387.

PFLEGE – DIE WISSENSCHAFT VOM EINHEITLICHEN,
NICHT-REDUZIERBAREN MENSCHEN
AKTUALISIERUNG 1990*

Der Count-down für das einundzwanzigste Jahrhundert läuft. Neue Fakten und Ideen ermöglichen fortlaufend Synthesen neuer Weltbilder. Die mechanistischen Erklärungen des Lebens, die die Gen-Technologie anbietet, werfen ethische Fragen auf, die weit über Aldous Huxleys „Schöne neue Welt" aus dem Jahre 1932 hinausgehen. Parallel dazu erfuhren die Begriffe „pflegen bzw. fürsorgen" einen gewaltigen Boom, wobei der Öffentlichkeit ein ganz bestimmtes Verständnis von Pflege vermittelt wird, etwa eine Mutter pflegt wirklich, wenn sie ihrem Kind Rhizinus gibt, oder Pflege besteht darin, daß eine Ehefrau ihren Gemahl mit Nutragrain[1] verköstigt. Heutzutage sind die meisten amerikanischen Gesundheitsprobleme iatrogen bzw. nosokomial und nosophobisch verursacht. Mittlerweile nimmt der „toxische Terrorismus" im Gesundheitsbereich überhand und versorgt häufig die Terroristen selbst.
Die grundlegenden Veränderungen in der Wirtschaft vollziehen sich im Moment innerhalb des Unternehmertums. Hand in Hand gehen die Herausbildung neuer Berufe und die Ausformulierung neuer Weltbilder. Verstärkt kommen dabei innovative Technologien zum Einsatz. Für die Phantasievollsten stellt die Möglichkeit, im Weltraum Karriere zu machen, eine Herausforderung dar. Am Horizont zeichnet sich die Entwicklung des Homo spacialis ab. Die Möglichkeit, auf dem Mond Dörfer, im Weltraum Städte und auf dem Mars Gemeinden anzulegen, kündigt eine neue Welt an.
Soll in einer auf den Weltraum ausgerichteten, innovativen Gesellschaft die Vorbereitung der Pflegenden auf einen Dienst erfolgen, der wissenschaftlich fundiert ist, dann muß der Übergang von der vorwissenschaftlichen zur wissenschaftlichen Pflege vollzogen sein. Als Auftakt für das Studium der Gesundheit des Menschen und zur Gestaltung der Gesundheitsförderung sowohl auf der Erde wie auch im Weltall ist ein neues Weltbild notwendig, das sich mit dem fortschrittlichsten zugänglichen Wissen vereinbaren läßt.
Als erlernter Beruf ist Pflege beides: eine Wissenschaft und eine Kunst. Die Einzigartigkeit der Pflege liegt – wie bei einer anderen Wissenschaft auch –

---

* Dieser Beitrag von Martha Rogers ist entnommen dem 1990 im Verlag National League for Nursing, New York/NY, erschienenen Sammelband: A. M. Barrett (ed.): Visions of Rogers' Science Based Nursing, S. 3 ff. (S. W.).

[1] Nutragrain ist eine Getreidekost, ähnlich unserem Müsli (S. W.).

in ihrem Gegenstand begründet. Den Vorläufer für das gegliederte abstrakte konzeptionelle System bildet das seit langem vorhandene Interesse der Pflege an den Menschen und an der Welt, in der sie leben. Die nicht-reduzierbare Natur des Individuums ist nicht gleich der Summe seiner Teile. Die Integralität von Mensch und Umgebung, abgestimmt mit dem multidimensionalen Universum von offenen Systemen, verweist auf ein neues Paradigma: die Identität der Pflege als eine Wissenschaft. Der Zweck der Pflege besteht darin, die Gesundheit und das Wohlbefinden für alle Personen zu fördern, wo immer sich diese aufhalten. Die Kunst der Pflege verkörpert den kreativen Gebrauch der Pflegewissenschaft für die weitere menschliche Entwicklung.

Eine Wissenschaft ist nichts anderes als ein geordnetes, abstraktes konzeptionelles System. Sie stellt eine Synthese von Fakten und Ideen dar und ist ein neues Produkt. Historisch gesehen ist der Begriff „Pflege" als Verb gebraucht worden, um damit eine Tätigkeit näher zu umschreiben. Versteht man Pflege nun als Wissenschaft, dann verwenden wir diesen Begriff substantivisch, um damit einen Gegenstand abstrakten Wissens zu bezeichnen. Von diesem gegliederten Gegenstand abstrakten Wissens lassen sich Theorien ableiten. In der Konsequenz sind Theorien, die von der Wissenschaft des einheitlichen Menschen erarbeitet werden, pflegespezifisch, genauso wie Theorien, die die Biologie hervorbringt, sich auf biologische Phänomene beziehen, Theorien der Soziologie soziologische Phänomene zum Gegenstand haben und die Theorien der Physik zur physikalischen Welt gehören. Mehr noch: Man muß sich klar machen, daß das, was die Biologen studieren und tun, nicht das Studium der Biologie ist. Analog ist das Studium der Pflegekräfte und deren Tätigkeit nicht das Studium der Pflege.

Jede Wissenschaft verfügt in ihrer Disziplin über eine Vielzahl von Theorien. Pflege ist das Studium der einheitlichen, nicht-reduzierbaren, unteilbaren Felder „Mensch" und „Umwelt". Eine komplexe Forschungsmethodologie läßt sich nicht an die Stelle von gehaltvollen Inhalten auf irgendeinem Gebiet setzen. Florence Downs (1988, S. 20) merkte dazu richtig an „... unsere Forschungsbemühungen zeichnen sich durch anspruchsvolle Methoden aus, angewandt auf simple Inhalte." Diese theoretischen Wissensbestände in pflegerisches Wissen zu übersetzen, daraus gewinnt die Ausbildung von Pflegekräften ihre Identität. Die Pflegepraxis verkörpert den kreativen Gebrauch dieses Wissens im Dienst am Menschen. Reine Untersuchungsmethoden ohne Forschungsinhalte bleiben hohl. Die Pflegeforschung erfordert einen auf die Pflege bezogenen Wissensbestand. Die Forschung(-sbefunde) auf anderen Gebieten bietet(n) dafür keinen Ersatz.

Für die Entwicklung eines abstrakten konzeptionllen Systems der Pflege ist ein neues Weltbild unabdingbar. Dieses System in einer präzisen und klaren

Abbildung 1: Schlüsselbegriffe der Pflegewissenschaft[2]
und deren Definition

Energiefeld (energy field) meint die fundamentale Einheit von Leben und Nicht-Leben. Das „Feld" ist als ein einheitliches konzipiert. „Energie" bezeichnet die dynamische Natur des Feldes; ein Feld ist in kontinuierlicher Bewegung und unendlich.

Unter *Muster* (pattern) verstehen wir die unterschiedliche Charakteristik eines Energiefeldes, das als einzelne Welle wahrgenommen wird.

Multidimensional (multidimensional[3]) bezeichnet einen Bereich, der nicht-linear und ohne räumliche oder zeitliche Attribute ist.

Mit *einheitliche Menschen*/dem *Feld „Mensch"* (unitary human beings/human field) bezeichnen wir ein nicht-reduzierbares, unteilbares, multidimensionales Energiefeld, das durch Muster und durch manifeste Charakteristika gekennzeichnet ist, die spezifisch für das Ganze und durch das Wissen über seine Teile nicht vorhersagbar sind.

Das *Feld „Umwelt"/Umweltfeld* (environment/environmental field) meint ein nicht-reduzierbares, unteilbares, multidimensionales Energiefeld, das durch Muster gekennzeichnet und nur zusammen mit dem Feld „Mensch" vollständig ist.

Sprache zu formulieren und es weiterzuvermitteln, dafür sorgt eine Fachsprache (siehe Abbildung 1). Sie ermöglicht auch die Wiederholbarkeit von Untersuchungen. Die Pflege stellt – wie andere Wissenschaften auch – eine Synthese von Fakten und Ideen dar, sie ist etwas Neues. Dabei handelt es sich nicht um eine Zusammenfassung von Theorien und Prinzipien aus anderen Forschungsdisziplinen mit anderen Gegenständen und Paradigmen. Der Bezug auf den einheitlichen Menschen und seine Welt – wie in dem hier vorge-

---

[2] Den übersetzen Begriffen füge ich die englischen Bezeichnungen bei, damit die Leser die ursprünglichen, von Rogers gewählten Termini ersehen können (S. W.).

[3] Im Jahr 1993 änderte Rogers den Terminus „Multidimensionalität" noch einmal und ersetzte ihn durch den Begriff „Pandimensionalität". Damit glaubte sie auch im Bereich der Dimensionen der von ihr vorausgesetzten Unbegrenztheit besser Ausdruck verleihen zu können (S. W.).

legten konzeptionellen System vorgenommen –, ist allein der Pflege vorbehalten.

Es ist das Universum offener Systeme, das die wachsende Vielfalt von Menschen und ihren Umgebungen unterstreicht. Des weiteren sollte hervorgehoben werden, daß die Menschen Energiefelder sind (und nicht Energiefelder haben). Mit dieser Definition wird die gesamte Realität als eine multidimensionale vorausgesetzt (und die Ansicht, daß sie multidimensional wird, verworfen). Dies ist ein Weg, die Realität zu begreifen, wobei der Austausch des Begriffs „vierdimensional" durch den Terminus „multidimensional" keine definitorische Veränderung darstellt. Es ist sehr schwierig, Begriffe herauszufinden, die die Gedanken eines Menschen treffend wiedergeben. Der Begriff „multidimensional" deckt einen unendlichen Bereich ohne Grenzen ab.

Das abstrakte konzeptionelle System ist als ein nicht-reduzierbares Ganzes zu sehen. Die Natur der Veränderungen kommt in den Prinzipien der Homöodynamik zum Ausdruck. Neue Erkenntnisse tragen kontinuierlich zur Revision dieses Denkens bei. Eine dieser begrifflichen Veränderungen haben wir im Prinzip der Spiralität vorgenommen. Interessanterweise ist diese Änderung mit dem abstrakten konzeptionellen System zu vereinbaren, das durch neue Erkenntnisse bestätigt wird. Hier ist eine Klarstellung erforderlich: Dem Leser ist bekannt, daß wir Absolutheits-Aussagen zu Wahrscheinlichkeits-Aussagen abgeändert haben. In der Literatur wird jetzt sogar darauf hingewiesen, daß Unvorhersagbarkeits-Aussagen gegenüber Wahrscheinlichkeits-Aussagen noch bedeutsamer sind. Eugene Mallove (1989, S. 18) schreibt dazu: „Im späten zwanzigsten Jahrhundert herauszufinden, daß die Unvorhersagbarkeit eine herausragende Rolle im geordneten Universum spielt, ist nicht nur eine überraschende Entwicklung, sondern eine Revolution in der Geschichte der Wissenschaft." I. Peterson (1989) diskutiert darüberhinaus die Unvorhersagbarkeit von selbst-organisierten kritischen Systemen.

Der Austausch des Begriffs „Wahrscheinlichkeit" im abstrakten konzeptionellen System, auf dem die Wissenschaft vom einheitlichen Menschen basiert, durch den Terminus „Unvorhersagbarkeit" ist nur folgerichtig und unterstreicht das Wesen der Veränderung, die mit dem Prinzip der Homöodynamik vorgeschlagen wurde. Die überarbeitete Form der Prinzipien der Homöodynamik sind in der Abbildung 2 festgehalten.

Diese Prinzipien dienen pflegerischen Praxis als grundlegende Anhaltspunkte. Sie sind Gegenstand weiterer Untersuchungen und stehen sowohl der Grundlagen- als auch der angewandten Forschung in der Pflegewissenschaft zur Verfügung. Die Energiefelder sind kontinuierlich in Bewegung. Seit wir vor über 25 Jahren dieses konzeptionelle System entworfen haben,

Abbildung 2: Die Prinzipien der Homöodynamik

Das Prinzip der Resonanz (resonancy) bezeichnet die kontinuierliche Veränderung von niedrig- zu höherfrequenten Wellenmustern in den Feldern „Mensch" und „Umwelt".

Das Prinzip der Spiralität (helicy) meint die kontinuierliche, innovative, nicht-vorhersagbare und zunehmende Verschiedenheit der Feld-Muster von Mensch und Umwelt.

Unter dem *Prinzip der Integralität* (integrality) verstehen wir den kontinuierlichen Interaktionsprozeß der Felder „Mensch" und „Umwelt".

stellen die Feldmuster darin ein zentrales Konzept dar. In diesem Zusammenhang ist interessant, daß M. Ferguson in ihrem Buch „Aquarian Conspiracy" geschrieben hat, daß „Synthese und Muster" als die überlebensnotwendigen Fertigkeiten im einundzwanzigsten Jahrhundert gesehen werden können. Fergusons Kommentar bezieht sich sicher auf die Wissenschaft vom einheitlichen Menschen. Die Muster im abstrakten konzeptionellen System der Pflege sind ihrerseits Abstraktionen, die sich durch ihre Manifestationen offenbaren. Die Manifestationen der Muster ergeben sich aus den Interaktionsprozessen der Felder „Mensch" und „Umwelt" und sind durchgängig innovativ. Die Evolution von Lebendem und Nicht-Lebendem ist ein dynamischer, nicht-reduzierbarer, nicht-linearer Prozeß, für den die zunehmende Komplexität der Energie-Feld-Muster charakteristisch ist. Die Beschaffenheit der Veränderungen ist nicht vorhersagbar und von zunehmender Vielfalt (siehe Abbildung 3, S. 186).

Die Formulierung „scheinbare Kontinuität" in der Abbildung 3 bezieht sich auf eine Wellenfrequenz, die so hoch ist, daß der Beobachter sie nur noch als einzelnes ununterbrochenes Ereignis wahrnimmt. Die Vielfalt der Feld-Muster ist nicht nur für jeden einzelnen individuell gegeben, sondern auch dadurch gekennzeichnet, daß die Vielfalt zwischen den Individuen anwächst. Die Auswirkungen dieses Sachverhalts für die zunehmende Individualisierung der Pflegedienstleistungen liegt auf der Hand.

Die Wissenschaft vom einheitlichen Menschen ist in gleicher Weise auf Gruppen wie auf Individuen anwendbar. Unter „Gruppe" verstehen wir zwei oder mehr Individuen. Das Energiefeld „Gruppe" könnte man folgendermaßen kennzeichnen: Ob es sich um eine Familie oder eine soziale Gruppe handelt, um eine Masse von Menschen oder um andere Kombinationen, das

Abbildung 3: Manifestationen von Feldmustern im einheitlichen Menschen

Die Evolution der einheitlichen Menschen ist ein dynamischer, nicht-reduzierbarer, nicht-linearer Prozeß, der durch die zunehmende Verschiedenheit der Muster der Energiefelder charakterisiert werden kann. Die Manifestationen der Muster gehen aus den Interaktionsprozessen der Felder „Mensch" und „Umwelt" hervor und sind kontinuierlich innovativ. Der Begriff „Muster" ist eine Abstraktion, der sich selbst über deren Manifestationen erläutert.
Die Beschaffenheit des einheitlichen Feldmusters ist nicht vorhersagbar und kreativ. Die Veränderungen sind relativ und zunehmend verschieden. Einige Manifestationen dieser relativen Verschiedenheit in den Feldmustern führen wir im Folgenden auf:

kleinere Verschiedenheit		größere Verschiedenheit
längere Rhythmen	kürzere Rhythmen	scheinbare Kontinuität
langsamere Bewegung	schnellere Bewegung	scheinbare Kontinuität
Zeit wird langsamer erfahren	Zeit wird schneller erfahren	Zeitlosigkeit
pragmatisch	imaginativ	visionär
längeres Schlafen	längeres Wachsein	erweiterte Wachheit

Gruppen-Feld ist – unabhängig davon, wie man die Gruppe definiert – nicht reduzierbar, unteilbar und eng verzahnt mit seinem Umwelt-Feld. Jedes existierende Gruppen-Feld steht nur zu einem Umwelt-Feld in Beziehung. Die Prinzipien der Homöodynamik postulieren, daß die Art der Veränderungen des Gruppen-Feldes in gleicher Weise vor sich wie die des Feldes „Individuum".
Es wird oft gefragt, ob die Mutter und der Fötus ein oder zwei Felder sind. Dieser Sachverhalt läßt sich auf zwei Weisen betrachten: Man kann es als ein einziges unteilbares, wenn man so will: als Gruppen-Feld ansehen, wobei dieses Feld nicht reduzierbar wäre. Richtet man das Augenmerk je für sich auf die Mutter oder auf den Fötus, dann wären die individuellen Felder jeweils integral mit ihren eigenen einzigartigen Umwelt-Feldern verbunden. Egal, für welche Sichtweise man sich entscheidet, wesentlich ist, daß man nicht von den Teilen auf das Ganze schließen kann; so lassen sich beispiels-

weise aus dem Studium der einzelnen Mitglieder einer Gruppe keine Erkenntnisse über das Wesen der Gruppe gewinnen.
Die Wissenschaft vom einheitlichen Menschen bezieht auch den Aufbruch von uns Menschen in das Weltall ein. Die Astronauten von heute sind die Vorboten unserer auf den Weltraum gerichteten Zukunft, – einer Zukunft, die schon Wirklichkeit ist. Der Planet Erde wird mit der vergrößerten Welt der menschlichen Wirklichkeit verbunden. Die Weltraumzukunft wird nicht nur darin bestehen, unser Wissen um die Planeten und unsere Fähigkeiten im All anzuwenden, sondern auch darin, das neue Weltbild zu vervollkommnen, und zwar dadurch, daß neues Wissen und neue Verfahrensweisen neue Fragen aufwerfen, neue Antworten hervorbringen und andere Regeln der Evolution erkennen lassen.
G. S. Robinson und H. M. White (1986) nehmen an, daß der Homo spacialis den Homo sapiens innerhalb von zwei Generationen nach der Besiedlung des Weltraums überholen wird. Unsere an den Aufenthalt auf der Erde gebundenen physiologischen Richtwerte sind keine angemessenen Parameter für die Menschheit im All. Was wir hier auf der Erde als pathologisch bezeichnen, könnte im All Gesundheit bedeuten.
Vom abstrakten konzeptionellen System der Pflege lassen sich überprüfbare Hypothesen ableiten. Mit Hilfe der Forschung können wir die Beschaffenheit der Evolution und ihre vielfältigen unvorhersagbaren Potentiale verstehen. Wer als Pflegende über solches beschreibendes, erklärendes und prognostisches Wissen verfügt, wird fähiger, seine Praxis entsprechend seinem Ausbildungsniveau und seiner Ausbildungsdauer sowie seiner pflegewissenschaftlichen Kenntnisse zu gestalten. Gegenwärtige Trends wie der Holismus verlangen nach neuen Wegen des Denkens und bieten neue Weltbilder. S. J. Gould (1977, S. 21) schrieb einmal: „Fakten sprechen nicht für sich selbst. Sie werden gelesen im Lichte einer Theorie". Was wir in der Perspektive des einheitlichen Menschen als Gesundheit bezeichnen, bedeutet nichts anderes als die Manifestation des nicht-reduzierbaren Feldes „Mensch". Dieses Feld läßt sich mit den Parametern der Biologie, der Physik oder der Sozialwissenschaften usw. nicht messen. Die Prinzipien der Homöodynamik setzen voraus, daß das Wesen der Veränderungen für Individuen wie für Gruppen, für den Homo sapiens wie für den Homo spacialis und darüber hinaus gleich bedeutend ist.
Im Moment unterziehen wir die Erziehung und Bildung einer eingehenden Prüfung. S. Davis (1989, S. 16) hält dazu fest, daß „... die Erziehung und Bildung, die wir heute genießen, nicht für das ganze Arbeitsleben ausreicht", und weist mit Nachdruck auf „die Verschiebung zu lebenslangem Lernen, das über unser jetziges Wissen hinausgeht," hin. Die Grundlagen- und die angewandte Forschung in der Pflegewissenschaft sind ein Muß.

Die Wissenschaft vom einheitlichen Menschen wird neue Interventionsformen hervorbringen, die der Entwicklung des Lebens von der Erde zum All und darüber hinaus ähnlich sind. Was aus den Weltraumunternehmungen als Nebenprodukte abfällt, könnte auf der Erde zu einem wirkungsvolleren Dienst am Menschen führen. Nicht-invasive Behandlungsweisen werden sich durchsetzen. Zunehmen werden Einstellungen, die gegenüber Veränderungen insgesamt positiver gestimmt sind. Der Weitblick und die Phantasie des Menschen wachsen an. Ziel der Pflege besteht in der Verbesserung des menschlichen Daseins, wo immer sich die Menschen aufhalten – auf dem Planeten Erde oder im Weltall.

Das Gesundheitswesen ist – bedarfsgemäß – auf kommunaler Ebene angesiedelt. Noch sind die speziellen Dienste und die Kliniken statt auf die Gesundheit auf die Krankheit hin ausgerichtet. Gewinnt die Gesundheitsförderung erst mal ein Übergewicht, werden viel weniger Menschen „Krankendienste" benötigen, als dies zur Zeit der Fall ist. Unsere heutige Welt verändert sich rapide zu einer Unternehmer-Gesellschaft, und die Pflegekräfte befinden sich bereits mitten in diesem Strom. Hier ist Kritik angebracht – bei gegenseitigem Respekt für die Unterschiede zwischen den Beschäftigten im Gesundheitswesen, den Pflegekräften, den verschiedenen Feldern des Gesundheitswesens und den wissenschaftlichen Bereichen.

Für die Pflegepraxis wird verstärkt die Anwendung nicht-invasiver Verfahren typisch sein. Pflegewissenschaftliche Forschungen rechtfertigen bereits heute schon Fertigkeiten, die gestern noch als unwissenschaftlich angesehen wurden. Ein exzellentes Beispiel dafür stellt die Arbeit von Dolores Krieger (1979) über die „Therapeutische Berührung" dar. Zu beachten ist in diesem Zusammenhang außerdem die Kunst der abendlichen Fürsorge, der Einreibungen auf dem Rücken und das Auflegen einer kühlen Hand auf die Stirn bei Fieber. Beispiele dieser Art gibt es noch viele.

Wie die Vielfalt so wächst auch die Individualisierung der Dienste. Wie – so ist zu fragen – können die Pflegekräfte am besten Menschen befähigen, ihren eigenen Rhythmus zu finden? Meditation, Imagination und Entspannungstechniken besitzen Kräfte, die man früher sich nicht hätte träumen lassen. Die liebevolle Zuwendung, die nicht an Bedingungen gebunden ist, gewinnt langsam die Aufmerksamkeit, die sie verdient. Haltungen wie etwa hoffnungsvolle Einstellungen, Humor und gute Laune stellen nachweislich häufig bessere Therapien dar als Medikamente.

Die Grundlagenforschung in der Wissenschaft vom einheitlichen Menschen weitet sich aus (Ludumirski-Kalmanson 1985; Malinski 1986). Dazu führte Senator Clairborne Pell in der Februar-Ausgabe der Zeitschrift „Omni" im Jahr 1988 aus, daß er die weitere Forschungs-Entwicklung außerhalb der dominierenden Wissenschaftsströmungen mit allen Mitteln zu verhindern versuche, was bedauerlicher Weise dazu führen würde, daß alle Forschungsgelder den traditionellen Wissenschaftsrichtungen zugeteilt würden. Pflegekräfte täten gut daran, zu erkennen, daß biomedizinisch ausgerichtete Forschung keine Pflegeforschung ist.

Wenn Sie die Beiträge in diesem Buch[4] im Kontext des neuen Weltbildes lesen, überprüfen Sie diese sorgfältig auf Widersprüche. Stellen Sie sich die Zukunft nicht nur beim Lesen der Beiträge vor. Geniessen Sie Ihre Ausflüge ins Unbekannte. Die Veränderungen vollziehen sich fortwährend und zwangsläufig und stecken voller Überraschungen.

Literatur

Davis, S.: Envisioning the future. In: Futurific, 1, 1989, S. 16–18
Downs, F.: Nursing research: State-of-the-art. In: Journal of the New York State Nurses' Association, 3, 1988, S. 20
Ferguson, M.: The aquarian conspiracy: Personal and social transformation in the 1980s. J. P. Tarcher, Los Angeles 1980
Gould, S. J.: This view of life. In: Natural History, 52, 1977, S. 20–24
Huxley, A.: Brave new world. Modern Library, New York 1932
Krieger, D.: The therapeutic touch: How to use your hands to help or to heal. Prentice Hall, Englewood Cliffs/NJ 1979
Lauden, L.: Progress and its problems: Toward a theory of scientific growth. University of California Press, Berkeley 1977
Ludormirski-Kalmanson, B.: An empirical investigation in support of M. Rogers' principle of integrality. In: Proceedings of the 10th National Research Conference. University of Toronto Faculty of Nursing, Toronto/Ontario 1985, S. 201–204
Malinski, V. (ed.): Explorations on Martha Rogers' science of unitary human beings. Appleton-Century-Crofts, Norwalk/CT 1986
Mallove, E. T.: The solar system in chaos. In: The Planetary Report, 5/6, 1989, S. 12–13
Pell, C.: First Word. In: Omni, 14, 1988, S. 32–34
Peterson, I.: Digging into sand. In: Science News,1, 1989, S. 42
Robinsohn, G. S./White, H. M.: Envoys of mankind. Smithsonian Institute Press, Washington/DC 1986.

---

[4] Siehe Fußnote 3, S. 176 (S. W.).

Anhang

Lebenslauf von Martha E. Rogers

Martha Elizabeth Rogers wurde am 12. Mai 1914 in Dallas, Texas, geboren. Ihre *Ausbildung* umfaßt mehrere Abschlüsse an verschiedenen Colleges und Universitäten in den USA: 1931 bis 1933 Associate Degree, Universität von Tennessee, Knoxville, TN; sie belegte dort Kurse in Psychologie, Französisch, Zoologie, Genetik, Embryologie, Mathematik und Medizin. 1936 Pflegestaatsexamen, Knoxville General Hospital, Krankenpflegeschule. 1937 Bachelor of Science (Public Health Nursing), George Peabody College, Nashville, TN. 1945 Master of Arts (Erziehungswissenschaften), Teachers College, Columbia Universität, New York, NY. 1952 Master of Philosophy (Public Health), Johns Hopkins University, Baltimore, MD. 1954 Doktor der Naturwissenschaften (Public Health), Johns Hopkins University, Baltimore, MD.

Ihre *Berufstätigkeit* weist folgende Stationen auf: 1937 bis 1939 Gemeindekrankenschwester, Children's Fund of Michigan; sie hatte dort zunächst eine stellvertretende Leitungsfunktion inne und wurde dann stellvertretende Leitung der innerbetrieblichen Fortbildung. 1940 bis 1945 Leitende Unterrichtsschwester, Visiting Nurse Association of Hartford, CT. 1945 bis 1951 Direktorin, Visiting Nurse Service of Phoenix, AZ; 1952 bis 1953 Gastlektorin, Katholische Universität von Amerika, Washington, D. C. 1953 bis 1954 Mitarbeiterin in der Forschung, John Hopkins Universität, Baltimore, MD. 1954 bis 1975 Direktorin und Professorin der Abteilung für Pflege, New York Universität. 1975 bis 1979 Professorin, Abteilung für Pflege, Universität New York. 1979 bis 1994 Professorin Emerita, Universität New York.

Als *Ehrenmitglied* wurde sie in folgende Verbände berufen: Sigma Theta Tau – National Honor Society in Nursing –, Kappa Delta Pi National Honor Society in Education, Amerikanische Akademie der Pflege.

Folgende *Ehrendoktorwürden* wurden ihr verliehen: Ehrendoktor der Naturwissenschaften (Science) von der Duquesne Universität (1978), Fairfield Universität (1984), Emory Universität (1986), Adelphi Universität (1986), Washburn Universität, Topeka (1987), Case Western Reserve Universität (1992), und der Ehrendoktor für Geisteswissenschaften (humane letters) von der Universität San Diego (1979), Iona College (1981) und Mercy College (1986).

Sie hat unzählige *Preise und Ehrungen* erhalten. Unter anderem wurde ein Stern im Sternbild des großen Bären nach ihr benannt.

In folgende *Nachschlagewerke* wurde ihr Name aufgenommen: Herausragende ErziehungswissenschaftlerInnen in Amerika; Zweitausend erfolgreiche Frauen: Who's Who in America; Welt-Who is Who der Wissenschaft; Who is Who der Amerikanerinnen; Who is Who im amerikanischen Bildungswesen; Who is Who in der Wissenschaft; Lexikon internationaler Biographien; u.a.m.

Sie war unter anderem *Beraterin* des Ministeriums für Hochschulbildung in Brasilien und Beraterin und Consultant Emeritus des Chefchirurgen im Generalstab der amerikanischen Luftwaffe.

Martha E. Rogers starb am 13. März 1994 im Alter von 79 Jahren in Phönix/Arizona.

Literatur

Persönliche Korrespondenz mit Martha E. Rogers im September 1993
Barret, E. A. M./Malinski, V.: Her Life and Her Work. F. A. Davis, Philadelphia 1994.

Anmerkungen zur Übersetzung, Glossar, neuere Literatur

Die Übersetzung des vorliegenden Werkes von Martha E. Rogers aus dem Jahre 1970 und der beiden Artikel von 1986 und 1990 war insofern eine problematische Arbeit, als die Autorin eine ihrer „Wissenschaft von den einheitlichen Menschen" entsprechende *eigene Fachsprache* entwickelt hat. Bisherige in deutscher Sprache erschienene Artikel über den von Rogers entwickelten theoretischen Rahmen der Pflege verwenden äußerst unterschiedliche Termini, die zu einiger Verwirrung führen können. Da es sich bei Rogers um einen ihren Vorstellungen entsprechenden Sprachgebrauch handelt, scheint uns der Hinweis auf die Bedeutung der korrekten Wortwahl wichtig. Sprache wird zum schwierigen Medium, wenn es darum geht, die Fachausdrücke dieser Wissenschaft so zu übersetzen, daß die Wortprägungen in der deutschen Sprache den Sinn und Inhalt der amerikanischen Originale auch korrekt wiedergeben. Wo den LeserInnen treffendere Übersetzungsmöglichkeiten angebracht erscheinen, sind wir für Vorschläge dankbar, die wir in der nächsten Auflage gerne berücksichtigen werden.

Den englischsprachigen Literaturangaben am Ende eines Kapitels sind in Deutschland erschienene Übersetzungen hinzugefügt. Es handelt sich hierbei nur um die Bücher, die zur Zeit im Handel erhältlich sind. Da das Buch „An Introduction to the Theoretical Basis of Nursing" 1970 erschienen ist, haben wir die Literaturangaben in diesem Buch um *aktuelle Werke* zum Thema ergänzt (siehe S. 196).

Im Original hat das vorliegende Buch einen lilafarbenen Einband. Lila ist im Spektrum des sichtbaren Lichts die Farbe mit der höchsten Frequenz. Rogers sah darin ihre Vorstellungen hinsichtlich des visionären Denkens, der Zeitlosigkeit, ihrer Theorien der beschleunigten Evolution und der paranormalen Phänomene sowie der höchstfrequenten Schwingungen als mögliches Muster von Energiefeldern am besten symbolisiert. Lila wurde so zur Farbe der „Rogerianer".

Im November 1986 gründeten Rogers und vier weitere PflegewissenschaftlerInnen die „Society of Rogerian Scholars", einen *Verein* zur Förderung der „Wissenschaft von den einheitlichen Menschen". Die Mitgliedschaft steht jenen offen, die sich mit Pflegewissenschaft und Rogers konzeptionellem System beschäftigen. Der Verein veröffentlicht regelmäßig das Pflegejournal „Visions". Die Anschrift lautet: Society of Rogerian Scholars, Canal St. Station, P. O. Box 1195, New York NY 10013-0867, Tel. 001-800-474-9793.

Wir danken Frau Dr. Ursula Gray, Sabine Krieger, Annemie Dillmann, Prof. Elizabeth A. M. Barrett und Prof. W. Richard Cowling, III für Rat und Unterstützung bei diesem Projekt. Unser besonderer Dank gilt auch dem Verlag und dem Lektor Rudi Briel für seine umfassende Hilfe. –

Zum besseren Verständnis besonderer oder eigentümlicher Begriffe haben wir ein *Glossar* angefertigt, aus dem auch die Übersetzung dieser Termini in die deutsche Sprache ersichtlich ist. Generell galt für uns, so nah wie möglich am Original und an der Rogersschen Fachterminologie zu bleiben:

Bewußtsein (consciousness, awareness): Rogers wendet den Begriff „Bewußtsein" in ihrem Werk sehr vorsichtig an. Sie nutzt im Original hauptsächlich den Begriff „awareness", den wir mit „Wahrnehmung" übersetzt haben. Im Kontext des vorliegenden Werkes und der Theorie der paranormalen Phänomene bleibt die Frage nach einer Definition des Begriffs „Bewußtsein" im Sinne von „consciousness" offen.

einheitlich (unitary, unified, unifying): Dieser Begriff ist im Sinne der Rogersschen Definition des Ganzen zu verstehen, d. h. „eine Einheit bildend", „eine Einheit erkennen lassend"; „einheitlich" ist nicht im Sinne von „gleich" zu verstehen. Rogers verwendete dieses Wort, um ihre Vorstellungen vom Menschen zu präzisieren. Sie vermied damit das Wort „ganzheitlich", das die Bedeutung „eine untrennbare Einheit bildend" nicht wiedergibt und vielfach entgegen dem Rogersschen Sinne angewendet wird.

Einheit (unity, unit): Dieser Begriff ist auch im Sinne von „eine Einheit bildend", „als Ganzes wirkend" zu verstehen.

Entropie (entropy): Der Begriff basiert auf Beobachtungen innerhalb geschlossener Systeme der unbelebten Natur (lineare Veränderungen, die an ein Equilibrium heranreichen). In diesen Systemen kann Energie, nicht jedoch Masse ein- und austreten. Ein solches System kann sich durch irreversible Prozesse in einen Zustand der völligen Entropie, d.h. der völligen Unordnung, verwandeln. Anders dagegen verläuft die Evolution lebender Systeme. Lebende Systeme sind offene Systeme, d. h. sie unterliegen irreversiblen, nicht-linearen Veränderungen; sie sind also weit entfernt von einem Equilibrium. Diese offenen System sind in der Lage, Energie und Materie mit der Umwelt auszutauschen. Werden die Aussagen der Thermodynamik auf lebende Systeme angewendet, dann zeigt sich folgende Eigenschaft: die Fähigkeit zur Selbstorganisation, d.h. zur plötzlichen Veränderung von niedrigen zur höheren Ebenen der Organisation und Komplexität. Ein Hauptmerkmal irreversibler Prozesse ist ihre Konstruktivität. Lebende Systeme geben positive Entropie (Unordnung) an die Umwelt ab und nehmen negative Entropie aus der Umwelt auf, um die innere Ordnung und Komplexität zu steigern. Man bezeichnet diese sich selbst-organisierenden, lebenden Systeme auch als „dissipative Strukturen", da sie fortwährend hohe Entropieenergie dissipieren (verteilen, zerstreuen) und an die Umwelt zurückgeben.

Entsprechungen (correlate), auch Wechselbeziehungen.

Konzept (concept): Dieser häufig verwendete Begriff bedeutet soviel wie „eine klar umrissene Grundvorstellung", „gedanklicher Entwurf", eine Konzeption.

Konzeptioneller Rahmen, konzeptionelles System (conceptual framework, conceptual system): Das vorliegende Werk verkörpert für Rogers keine Theorie, sondern ein konzeptionelles System, aus dem sich Theorien ableiten lassen, wie z.B. die Theorie der paranormalen Phänomene, die Theorie der beschleunigten Evolution und die Theorie der rhythmischen Entsprechungen von Veränderung. Von Rogers selbst wie auch in der Literatur über sie werden folgende Begriffe als Synonyme verwendet: die Wissenschaft vom einheitlichen Menschen (Rogerian science), Rogers' Modell (Rogers' model), Rogers' konzeptueller/konzeptioneller Rahmen (Rogers' conceptual framework), Rogers' Pflegemodell (Rogers' nursing model), Rogers' System (Rogers' system), Rogers' abstraktes System der Pflege (Rogers' anstract system).

Negentropie, negative Entropie (negentropy): Eine Entwicklung, die durch zunehmende Komplexität und Vielfalt gekennzeichnet ist, wird als Negentropie bezeichnet. Eine auf negativer Entropie basierende Kosmologie enthält die Vorstellung der Entfaltung und des kontinuierlichen Werdens.

Theoriegebäude, theoretischer Rahmen, Wissensbestände (a body of scientific knowledge): Damit wird ein Theoriegebäude eines Wissensgebiets oder einer Fachdisziplin bezeichnet.

Unidirektional (unidirectionally): Dieser Begriff ist im Sinne von „in eine Richtung verlaufend", „nicht-linear" zu verstehen. Rogers verwendet in ihren Arbeiten seit 1986 diesen Begriff nicht mehr, da er als linear mißverstanden werden könnte.

Vierdimensional (four dimensional): Diesen Begriff verwendet Rogers bis 1990, danach gebraucht sie den Terminus „multidimensional" und seit 1994 „pandimensional". Diese Veränderungen stellen eine Präzisierung ihrer Fachsprache dar, die noch nicht abgeschlossen ist.

Zentrales Anliegen der Pflege (nursing's central concern): Die vielfältigen weiteren Möglichkeiten, „concern" zu übersetzen, schienen uns nicht die entsprechende Weite zu besitzen.

Technische Pflegekraft (technical nurse): Damit ist eine Pflegekraft mit Schulabschluß und anschließender Ausbildung in der Pflege an einer Krankenpflegeschule oder mit dem Universitätsabschluß „Associate de-

gree" – entspricht einem zweijährigen Studium allgemeinbildender Fächer – gemeint.
Professionelle Pflegekraft (professional nurse): Darunter versteht Rogers eine Pflegekraft mit Schulabschluß und einem „baccalaureate degree" – entspricht einem vier- bis fünfjährigen Studium im Fach „Pflege" an einer Universität. –

Im Laufe der Arbeit an ihrem konzeptionellen System hat Martha E. Rogers *Veränderungen in ihrer Terminologie* vorgenommen, um sie weiterzuentwickeln und zu präzisieren. So wurden die Prinzipien der Wechselwirkung (reciprocy) und Gleichzeitigkeit (synchrony) innerhalb der Prinzipien der Homöodynamik durch den Begriff der „Integralität" (integrality) ersetzt. Die Begriffe „Wechselwirkung" und „Gleichzeitigkeit" ließen in dieser Form den Schluß zu, daß Umwelt und Mensch voneinander getrennt werden konnten (Fawcett 1989, S. 263ff.). Die Begriffe „Unidirektionalität" (unidirectionality) und Entwicklung wurden von ihr später nicht mehr verwendet, weil diese zu der Ansicht führen könnten, die menschliche Entwicklung verlaufe linear. Ferner hat Rogers in Veröffentlichungen zunehmend darauf geachtet, den Sexismus in der Sprache zu überwinden. Daher verwendet sie in späteren Schriften bei der Formulierung „die Wissenschaft von den einheitlichen Menschen" den Plural.
Für manche LeserInnen mag die fortwährende Veränderung der Terminologie verwirrend sein. Die Entwicklung des konzeptionellen Systems von Rogers ist ein kontinuierlicher Prozeß. Die aktuellen Begriffsdefinitionen und Neuerungen sind bei Elizabeth A. M. Barrett und Mary Madrid (1994) zu finden. Denjenigen LeserInnen, die Rogers Denkansatz verwirrend finden, soll folgender Ausschnitt aus einem Interview gewidmet sein, das sie 1988 gegeben hat. Sie wurde darin über die ersten Reaktionen ihrer Mitmenschen auf ihre Veröffentlichungen befragt. Es waren ihr Mut und ihr Humor, die sie zu folgender Antwort bewegten: „Nun, es gab jene die sagten: ‚Die hat ja nicht alle Tassen im Schrank!'. Es war alles so neu und so anders. Ich versuchte, ihnen meine Vorstellungen vom Leben, dessen Veränderungen und der Unidirektionalität verständlich zu machen. Es gab viele Menschen, die mich mißinterpretierten, und ebenso viele die sagten: ‚Die weiß ja nicht, wovon Sie redet'. Man sagte mir auch, daß sogar einige meiner Doktoranden die Meinung äußerten: ‚Sie spinnt, aber sie ist so nett, daß uns das nichts ausmacht' ... Ich hielt einmal ein dreiwöchiges Seminar an der Universität Washington ab. Ungefähr 50 StudentInnen nahmen regelmäßig am täglichen Unterricht teil. Sie waren alle sehr höflich und hörten aufmerksam zu, aber sie waren alle überzeugt davon, daß ich den Verstand verloren habe." (Barrett/Malinski 1994, S. 23) Als man sie 1993 fragte, wie sie alle diese Situatio-

nen durchstehen konnte, antwortete sie: „Es hat mich nicht gestört. Ich habe immer gewußt, daß ich richtig liege!" (persönliches Gespräch mit Elizabeth A. M. Barrett, Oktober 1993).

An *neuerer Literatur* zum konzeptionellen System von Martha E. Rogers ist zu nennen:

Barrett, E. A. M.: Martha E. Rogers: 80 Years of Excellence. Society of Rogerian Scholars Inc. Press., New York 1994
Barrett, E. A. M./Madrid, M.: Rogers' Scientific Art of Nursing Practice. The National League for Nursing, New York 1994
Barrett, E. A. M.: Visions of Rogers' Science-Based Nursing. National League for Nursing, New York 1990
Barrett, E. A. M./Malinski, V. M.: Martha E. Rogers: Her Life and Her Work. F. A. Davis, Philadelphia 1994
Cowling, W. R.: Unitary Knowing in Nursing Practice. In: Nursing Science Quarterly, 6, 1993, S. 201 ff.
Deloughery, G. L.: Issues and Trends in Nursing. Mosby Year Book, St. Louis, Missouri 1991
Fawcett, J.: Analysis and Evaluation of Conceptual Models of Nursing. F. A. Davis, Philadelphia 1989
Malinski, V. M.: Explorations on Martha Rogers' Science of Unitary Human Beings. Appleton-Century-Crofts, Norwalk Ct. 1986
Newman, M. A.: Health as expanding conciousness. 2. Auflage National League for Nursing Press, New York 1994
Prigogine, I.: From being to becoming. W. H. Freeman, San Francisco 1980
Sarter, B.: The Stream of Becoming: A Study of Martha Rogers' Theory. National League for Nursing, New York 1988.

Berlin, im Oktober 1994   Susanne Wied, Krankenschwester, und Michael Ammende, B. A., Krankenpfleger, Studenten der Pflegepädagogik, Institut für Pflege- und Medizinpädagogik und Pflegewissenschaft, Charité, Humboldt-Universität zu Berlin.

Stichwortverzeichnis

Abiogenese 83
Abstaktion 109, 115
Adaptation 51, 74
Ägyptische Kultur 36
Altsteinzeit 31
Altsteinzeit, jüngere 31, 32
An 35
Anfänge der Menschheit 30–34
Annahmen auf denen die Pflegewissenschaft beruht 72, 79, 86, 93, 100
Aufstieg der modernen Wissenschaft 42-47

Babylonische Gesetze 36
Bacon, Francis 45, 46
Bennett, John G. 70
Bertalanffy, Ludwig von 76
Berthalon, Abbé Pierre Nicolas 57
Black-box Theorie 91
Boyle, Robert 42
Brahe, Tycho 42
Burr, Harold Saxton 58

Cannon, W. B. 90
Carson, Rachel 75
Christentums, das Aufkommen des 39

Darwin, Charles 48–51
Descartes, René 43–45
Dewey, John 50
Doxa 44
Dramatic Universe, The 70
Driesch, Hans 46, 47
duNoüy, Lecomte 70
Dynamisierung des Raums 82

Entwicklungsphasen der Kultur der Menschheit 35–41
Einheitliches Ganzes, der Mensch: ein 68–73
Einstein, Albert 82
Eiszeit 30
Elektrischen Feldes, Theorie des 58, 116

Elektrizität, Theorien über die 57
Elektrodynamische Theorie des Lebens, die 58
Energiefeld 116, 117, 132, 142, 174, 183
Enlil 35
Entelechie 47
Entropie 76
Epistem 44
Equipotentielle Systeme 47
Erneuerungsprozeß der Muster 124, 125, 126
Es, das 56
Eugene-Guye, Charles 70
Evolution, voranschreitende 81, 177
Evolutionsgedanke, der 48–52

Fachsprache 110, 111
Fagen, R. E. 77
Fermat, Pierre de 45
Fließgleichgewicht 51, 74
Formeln der homöodynamischen Prinzipien 126–130
Formulierung überprüfbarer Hypothesen 140–150
Forschung 131–139
Freud, Sigmund 56

Galilei, Galileo 42
Galvani, Luigi 57
Ganzheit des Menschen 68–73, 117, 119
Gefühle 94–101
Gesetzbuch des Hammurabi 36
Gesetzmäßigkeiten, physikalische, von lebenden und nicht-lebenden Systemen 76,77
Gesundheitswesens, Veränderungen des 160–168
Gleichzeitigkeit, Prinzip der 125, 126
Griechischen Kultur, Einfluß der 38, 39

Hall, R. D. 77
Harvey, William 42

197

Hebräischen Kultur, Einfluß der 38
Herrick, Charles Judson 77
Heterogenität 76
Hintergrund der heutigen Pflege 27–64
Hobbes, Thomas 45
Homöodynamik, Prinzipien der 122–130, 185
Homöokinese 51, 90
Homöostase 51, 90
Huxley, Thomas 30
Huygens, Christiaan 42
Hypothesen, überprüfbarer, Formulierung 140–150

Ich, das 56
Input-Output Prozess 91
Integralität 176
Intervention, pflegerische Maßnahmen und 155, 156, 166

Jahrhundert, Der Weg ins zwanzigste 54–60
James, William 50
Jeans, Sir James Hopwood 44
Jungsteinzeit 32

Kartesianischer Dualismus 44
Kepler, Johannes 42
Ki 35
Klangphänomene 144
Koch, Robert 51
Kochs Postulate zum Nachweis von Krankheitserregern 55
Komplexität 76, 81
Konzepte, Verifikation der 131–139
Konzepten, Entwerfen von 98
Konzeptionelles Modell der Pflege 115–121
Konzeptionelles System der Pflege 105–168
Konfiguration der Ereignisse 78
Kontinuität des Lebens 95
Kreativität des Lebens 99
Kultur der Menschheit, Entwicklung der 35–41

Lavoisier, Antoine 42
Leben, Muster und Organisation des 88–93
Leben, Unidirektionalität des 81–87, 90
Lebens, Prozeß des 83, 108, 109, 111, 117–121, 123, 125, 129
Lebens, Modell des 120
Lebende und nicht-lebende Systeme, Anwendung physikalischer Gesetzmäßigkeiten auf 77, 78
Lebensprozeß, Manifestationen von Verhalten im 120
Lewin, Kurt 58
Libby, Williard Frank 30
Linnaeus, Carolus 42
Lister, Joseph 51

Malthus, Thomas R. 48
Mendel, Gregor 49
Mensch, der
 als offenes System 74–82
 ein fühlendes, denkendes Wesen 94–101
 ein einheitliches Ganzes 68–73, 183, 186
 das zentrale Anliegen der Pflege 65–104
Mensch-Umwelt-Interaktion 123–129, 153, 183
Mensch-Umwelt-Beziehung 153, 165, 183
Mensch-Umwelt-Transaktionen 78
Menschen, Selbstregulierungsprozesse im 90, 91
Menschen, Ganzheit des 68–73, 116, 118–120
Menschheit, Anfänge der 30–34
Menschheit, Entwicklung der Kultur der 35–41
Menschliches Feld 116–119
Menschlichen Feldes, Messung des 142
Mesmer, Franz 57
Miller, James G. 69
Mittelalter, spätes 40
Mittelsteinzeit 32
Modell des Lebensprozesses 119, 120
Modernen Pflege, Hintergrund der 27–64
Modernen Wissenschaft, Aufstieg der 42–47
Movius, Hallam L., Jr. 30
Mumford, Louis 69

Muster und Organisation 125, 126, 128, 129, 175, 176, 185, 186
  des Lebens 88–93
Muster, Entstehen neuer 60–64, 78

Negentropie 78
Newton, Sir Isaac 42, 44, 45
Nightingale, Florence 55
Northrop, Filmer Stuart Cuckow 58

Ökosystem 74
Ontogenese 120
Offene Systeme 74
Offenes System, der Mensch: ein 74—80
Organisation, Konzepte der 88—93

Paranormale Phänomene 86, 100, 129
Pascal, Blaise 42
Pasteur, Louis 50, 51, 55
Pflege
  Theoriegebäude der 111–114
  konzeptionelles Modell der 115–121
  konzeptionelles System der 105–168
  Hintergrund der modernen 27–55
  homöodynamische Prinzipien der 122–130
  Personalmangel in der 162
Pflegepraxis 151–159
Pflegewissenschaft
  Ziele der 108–114
  Prinzipien der 122–130
Phänomen Mensch: das zentrale Anliegen der Pflege 65–104
Philosophie des sechzehnten Jahrhunderts 41
Phoenix der Astronomen 42
Phylogenese 120
Physikalische Gesetzmäßigkeiten, Anwendung auf lebende und nichtlebende Systeme 76, 77
Plato 44
Postulate, Robert Kochs 54
Praxis, Umsetzung in die 151–159
Priestley, Joseph 42
Prinzipien
  der Gleichzeitigkeit 125, 126
  der Homöodynamik 122–130
  der Pflegewissenschaft 122–130
  der Resonanz 128, 129
  der Spiralität 126, 127
  der Wechselwirkung 123, 124
Prozeß des Werdens 83, 84
Prozeß des Lebens 83, 84, 108–110, 117–120, 122–130
Protestantische Reformation 40
Psychologische Feldtheorie 58, 59
Purcell, Edward 70

Rapoport, Anatol 77
Raum-Zeit, Interpretation von 81–83
Raum-Zeit-Kontinuum 81–87, 119, 120, 126, 127
Raum-Zeit-Matrix 117, 119, 120, 125, 126
Rad der Zeit 81
Rückkopplungsmechanismen 90, 91
Redi, Francesco 54
Reduktionismus 112
Relativistische Fusion von Raum und Zeit 82
Rensch, Bernhard 50
Resonanz, Prinzip der 128, 129, 175
Rhythmische Phänomene 127
Rhythmik 90
Römischen Kultur, Einfluß der 39, 40

Schlaf-Wach-Zyklus 100
Selbstregulierung 90–92
Silent Spring, The 75
Sinnfindung 97, 98
Skizzen zur Bedeutung des Modells 160–167
Slinky 118, 119, 128
Smith Papyrus 36
Spencer, Herbert 48
Spiralität, Prinzip der 126, 127, 176
Sprache 97–100, 110, 111
Systemtheorie, allgemeine 77
Steinzeit, Perioden der 31, 32
Studien zur Hysterie 56
Sumerer 35
Sumerische Schöpfungsgeschichte 35
Synergie 120
System
  konzeptionelles, der Pflege 105–168
  Definition 115, 174

Theoretisches Formulieren 108, 109
Theoretisches System der Pflege 109, 113, 114
Theorie der voranschreitenden Evolution 81
Theoriegebäude der Pflege 109, 113, 114
Therapeutsche Berührung 178
Trincher, Karl 77

Über-Ich, das 56
Überprüfbarer Hypothesen, Formulierung 140–150
Umwelt 77, 78
Umweltfeld 116–121
Umsetzung in der Praxis 151–159
Unidirektionalität des Lebens 81–87, 90
Unvorhersagbarkeit 184

Velikovsky, Immanuel 37, 38
Veränderungsprozeß 84, 85
Verifizieren der Konzepte 131–139
Verhaltensmuster im Lebensprozeß 120
Verräumlichung der Zeit 82
Versal, Andreas 40
Vierdimensionalität 175
Virchow, Rudolf 70
Vitalismus 46
Vielfalt 81

Wahrnehmung, übersinnliche 86, 100, 129
Wahrnehmung, extrasensorische 100, 129
Wahrscheinlichkeit, Theorie der 84
Wallace, Alfred Russel 49
Wasserman, G. D. 59
Weg ins zwanzigste Jahrhundert, der 54–60
Wechselwirkung, Prinzip der 123, 124
Whiston, William 37
Whitehead, Alfred North 42
Wissenschaft, der Aufstieg der modernen 42–47
Wissenschaft der Pflege
 Ziele der 108–114
 Prinzipien der 122–130
Wissenschaftliches Theoriegebäude 110–114
Wissenschaftssprache, Entwicklung einer 110–111

Zeitwahrnehmung und Uhrzeit 145, 146
Ziele der Pflegewissenschaft 81–86
Zweiter Hauptsatz der Thermodynamik 76, 77
Zwanzigstes Jahrhundert 54–60

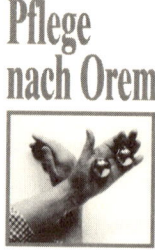

Stephen J. Cavanagh
Pflege nach Orem
Nursing Models
in Action Series, Band 1
Aus dem Englischen übersetzt
von Cornelia Winter
Mit einem Vorwort von
Professorin
Dr. Sabine Bartholomeyczik
1995, ca. 200 Seiten, kart.lam.,
ca. DM 40,– / öS 296,– / sFr 40,–
ISBN 3-7841-0825-3

Zwar ist auch für die wissenschaftliche Fundierung der Pflege zu konstatieren, was jede „junge" Disziplin kennzeichnet: nämlich der noch unzureichende Versuch einer Gegenstandsbestimmung, die Vielfalt unterschiedlicher Forschungsdesigns und die Heterogenität von Theorien und Modellen (Derivate anderer Disziplinen, Verallgemeinerung von Alltagswissen usw.). Dennoch richten sich auch an diese Ansätze schon die Anfragen nach deren Nutzen für die Praxis: Wie ist Pflege und pflegerisches Handeln nach dem Ansatz von Orem zu konzeptualisieren? Welche praktischen Orientierungen bietet das Oremsche Pflegemodell?

Für Dorothea Orem bilden die Selbstpflegeerfordernisse und -fähigkeiten des Menschen die zentralen Ausgangsgrößen der (Kranken- und Alten-)Pflege. Tritt ein therapeutischer Selbstpflegebedarf ein, obliegt es dem Pflegesystem bzw. den Pflegefachkräften, das Defizit an Selbsthilfefähigkeit auszugleichen. Der Autor führt in das Modell von Orem ein, stellt ausführlich an verschiedenen Beispielen seine praktische Anwendung vor und erörtert kritisch die Befunde aus der Evaluation des Ansatzes in der Praxis.

Lambertus-Verlag GmbH, Postfach 1026, D-79010 Freiburg

Charleen Newton
Pflege nach Roper
Nursing Models
in Action Series, Band 2
Aus dem Englischen übersetzt
von Vera Derr
Mit einem Vorwort von
Professorin
Dr. Sabine Bartholomeyczik
1995, ca. 270 Seiten, kart.lam.,
ca. DM 48,– / öS 355,– / sFr 48,–
ISBN 3-7841-0824-5

Auch wenn die vorliegenden Modelle und Theorien der Pflege noch kaum rezipiert sind, richten sich an diese Ansätze schon die Anfragen nach deren Nutzen für die Praxis: Wie ist Pflege und pflegerisches Handeln nach dem Ansatz von Roper zu konzeptualisieren? Welche praktischen Orientierungen bietet das Ropersche Pflegemodell?

Nancy Roper, die ihren Ansatz zusammen mit Winifred W. Logan und Alison J. Tierney entwickelt hat, baut ihre Theorie auf einem Modell des Lebens auf, das sie in zwölf Aktivitäten des täglichen Lebens differenziert. Pflege wird dort erforderlich, wo Menschen Probleme im Zusammenhang mit den Lebensaktivitäten lösen, lindern oder bewältigen müssen. Dazu müsse eine Anamnese durchgeführt, Zielsetzungen formuliert und die Durchführung geplant werden (Pflegeprozeß). Die Autorin führt in die Theorie von Roper ein, stellt ausführlich an verschiedenen Beispielen dessen praktische Anwendung vor und erörtert kritisch die Befunde aus der Evaluation des Ansatzes in der Praxis.

Lambertus-Verlag GmbH, Postfach 1026, D-79010 Freiburg

Madeleine M. Leininger
Kulturelle Dimensionen menschlicher Pflege
Aus dem Amerikanischen
übersetzt von Ute Villwock
mit einem Vorwort
von Elisabeth Drerup
1995, ca. 270 Seiten, kart.lam.,
ca. DM 48,– / öS 355,– / sFr 48,–
ISBN 3-7841-0823-7

Daß die Pflege (nursing) von kranken, alten und behinderten Menschen generell wie auch das Pflegen (care) durch Laien und durch professionelle Kräfte fundamental verwoben ist mit den kulturellen Dimensionen menschlicher Vergemeinschaftungen, ist zwar eine überall geteilte Einsicht. Doch diese hat sich bislang weder in der realen Pflegepraxis noch in den Pflegemodellen und -theorien nachhaltig bemerkbar gemacht. Schon angesichts zunehmender ethnischer Verflechtungen infolge globaler Mobilität und Migration erweist sich dieser Sachverhalt als ein Desiderat. Und als noch dringlicher erscheint der gewissermaßen (trans-)kulturell geschärfte Blick auf die Pflege angesichts der Tatsache, daß in modernen Gesellschaften die Voraussetzungen und Ansprüche der Pflegebedürftigen wie auch Pflegenden von Individuum zu Individuum unterschiedlich sind.

Madeleine Leininger hat in einem gewaltigen, rund 30 Jahre währenden „Forschungsprojekt" diese kulturellen Bedingungen der Pflege in knapp 50 Kulturen empirisch erkundet und die gemeinsamen und verschiedenen Voraussetzungen und Ansprüche der Pflegenden und Pflegebedürftigen zutage gefördert. In diesem Werk legt sie ihre zu einer Pflegetheorie gewonnenen Befunde vor, stellt die für solches Erkunden (ethnonursing) gebotenen Methoden dar und illustriert deren Anwendung an ausgesuchten Beispielen.

Lambertus-Verlag GmbH, Postfach 1026, D-79010 Freiburg